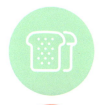

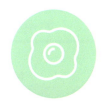

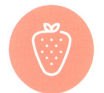
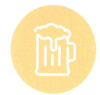
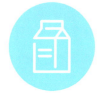
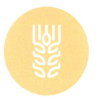

エッセンシャル 食品化学

Essential Food Chemistry

Yoshimasa Nakamura 中村宜督　*Hiroyuki Sakakibara* 榊原啓之　*Kaeko Murota* 室田佳恵子 [編著]

講談社

執筆者一覧 <small>(50音順，カッコ内は担当章・節)</small>

赤川　貢　　　徳島大学　大学院医歯薬学研究部　医科栄養学系
　　　　　　　食品栄養学分野　　　　　　　　　　　　　　　（8.2節，9.2節）

河合　慶親　　元 徳島大学　大学院医歯薬学研究部　栄養科学部門　（4章）

近藤(比江森)　美樹　高知県立大学　健康栄養学部　健康栄養学科　（11章）

榊原　啓之　　神戸大学　大学院農学研究科　生命機能科学専攻
　　　　　　　　　　　　　　　　　（6.2節，8.1節，9.1節，編者）

島本　茂　　　近畿大学　理工学部　生命科学科　（5章）

中村　宜督　　岡山大学　学術研究院環境生命自然科学学域
　　　　　　　　　　　　　　　　　（1章，6.1節，8.1節，編者）

成川　真隆　　京都女子大学　家政学部　食物栄養学科　（7章）

新田　陽子　　お茶の水女子大学　基幹研究院自然科学系　（10章）

三好　規之　　静岡県立大学　食品栄養科学部　栄養生命科学科　（3章）

室田　佳恵子　島根大学　生物資源科学部　生命科学科
　　　　　　　　　　　　　　　　　（8.1節，12章，編者）

保田　倫子　　椙山女学園大学　生活科学部　管理栄養学科　（2章）

まえがき

　食品の安全性や機能性は社会においてきわめて関心の高い事柄であることから，巷には人々の興味や不安に付け込んだ，歪んだ情報が溢れている。また，食品と我々の生活との関係が密接すぎるため，あるいは食品への健康に対する過度の期待から，科学的に不確実な情報が，安易に，まことしやかに語られることも多い。さらに，安全性については，どんな食品・食品成分であっても「リスクゼロ」であることあるいは「リスクゼロ」を達成することはありえないし，逆に食品のもつリスクについて過度におびえる必要もない。しかし，これらの食品と健康や安全性に関する情報は決して単純ではないことから，溢れている複雑な情報を紐解き，うまく利用することは非常に難しい。一方で，こうした情報の中には，食品の成り立ちや中身について科学的な理解があれば，惑わされたり，騙されたりすることはないものも多いように感じる。

　食品は，私たちの体（生体）と同様に多種多様な化合物の集合体であり，それら同士が互いに相互作用し合っている。それゆえ「食品化学」は，生体を構成する化合物を通して体の中で起こる現象を理解する生化学と似た学問であり，食品を構成する化合物が食品の中であるいは生体内で果たす役割を化学的に理解し，それらの物理学的および生物学的な側面を考察する学問である。したがって，「食品化学」は，栄養やおいしさ，安全性や健康機能に優れた食品を社会に供給するための実用的な研究を行ううえでも，基盤的知識として不可欠である。

　いわゆる「化学」とは，化合物の構造や化学反応性を調べることで物質の特徴を理解し，その知識を生かして物質を利用したり，目的の物質を合成したりすることを可能にする学問である。「食品化学」は，食品成分を化学構造という目で見える形でとらえ，食品の性質や機能を理解し，分析化学や合成化学的な技術を用いることで，生物が作る成分を純粋な形で取り出したり，人工的に作り出したりすることを可能にする。また，生体内での食品成分の代謝や情報伝達のメカニズムを，化学の知識や用語を用いて解読・理解することを可能にする。その一方で，この世に存在するすべての物質と同様に，食品成分にも有益と有害の二面性があることを理解しなければならない。さらに，資源は有限であるために再生可能な持続的社会の実現に向けた利用法を考える必要がある。最終的には，経済や環境の問題なども含めて，現代社会における食品の役割を幅広い視野で考察しなければならない。こうしたことも「食品化学」の果たす役割であると考える。

　本書では食品そのものや食品成分の性質・機能を分子レベルから理解できるように，食品成分の情報を網羅的にカバーし，体系的に整理して12の章からなる4つの編（Part）にまとめた。また，現在活躍中でかつ，未来に活躍が期待される新進気鋭の食品科学者を集め，基盤的で「エッセンシャル」な知識を抜粋して詳説するだけでなく，最新の知見や社会的に関心の高い話題を展開するように心掛けた。また，巷にあふれる食と健康に関する情報が確かなものかを確認するうえでも役立つ科学的根拠を数多く提示するだけでなく，できるだけ不確かな健康情報を排除した。本書は，農学部を中心に広く食品科学を学習する学生を対象としてまとめたものであることから，構造式や図表をふんだんに示すだけでなく，重要語句は強調表示し，食品化学以外の分野の語句については欄外に簡単な補足説明をしている。紙面の都合で割愛した科学的な情報も多いが，本書の知識があれば，それらを見つけ出し，理解することは困難なことではないと信じている。

　最後に，本書にご執筆いただいた著者の方々，本書の出版に最初の企画段階から最後までご尽力いただいた講談社サイエンティフィクの五味研二氏に心より御礼申し上げます。

2018年12月

中村　宜督・榊原　啓之・室田　佳恵子

『エッセンシャル 食品化学』 Contents

まえがき ··· iii

Part I 食品化学の基礎

第1章 食品化学とは ······· 001

1.1 食品の定義 ·· 001
1.2 食品の一次，二次，三次機能 ··· 003
1.3 食品にまつわる諸問題 ··· 005
1.4 食品化学の役割 ·· 007

第2章 水 ······· 009

2.1 水の構造と基本的性質 ··· 009
  2.1.1 水分子の構造 ··· 009
  2.1.2 水と水素結合，イオン結合，疎水性相互作用 ········· 010
  2.1.3 水の三態 ··· 013
2.2 食品中の水の状態と性質 ··· 014
  2.2.1 自由水と結合水 ··· 014
  2.2.2 水分活性 ··· 016
2.3 食品中の水分含量の測定法 ··· 021

Part II 栄養性成分の化学

第3章 炭水化物 ······· 023

3.1 単糖・オリゴ糖・多糖の構造と基本的性質 ······················ 023
  3.1.1 単 糖 ··· 024
  3.1.2 二糖，オリゴ糖 ··· 028
  3.1.3 多 糖 ··· 029
3.2 栄養成分としての糖（食品に含まれる糖） ······················ 031
3.3 非栄養成分としての糖 ··· 034
  3.3.1 糖誘導体 ··· 034
  3.3.2 オリゴ糖 ··· 036
  3.3.3 食物繊維 ··· 038

第4章 脂 質 ······· 043

4.1 脂質の構造 ·· 043

4.1.1	脂肪酸	044
4.1.2	単純脂質	047
4.1.3	複合脂質	048
4.1.4	不ケン化物	049

4.2 油脂の性質とその評価・試験法 050
4.2.1	油脂の化学的性質の評価法	050
4.2.2	油脂の物理的性質の評価法	052
4.2.3	油脂の構造と性質を利用した食品の加工	052

4.3 脂質の酸化 054
| 4.3.1 | 脂質の酸化反応機構 | 054 |
| 4.3.2 | 油脂の酸化防止 | 057 |

第5章 アミノ酸とタンパク質 059

5.1 アミノ酸とアミノ酸誘導体 059
5.1.1	アミノ酸の基本構造	059
5.1.2	アミノ酸の分類	060
5.1.3	アミノ酸の解離基とpK_a	060
5.1.4	アミノ酸の解離と等電点	062
5.1.5	その他のアミノ酸	065

5.2 ペプチドとタンパク質 065
5.2.1	タンパク質の構造	066
5.2.2	タンパク質の性質	068
5.2.3	タンパク質の分類	070
5.2.4	食品に含まれる代表的なタンパク質	071

第6章 ビタミンとミネラル 081

6.1 ビタミン 081
6.1.1	ビタミンC	081
6.1.2	ビタミンB_1	084
6.1.3	ビタミンB_2	084
6.1.4	ビタミンB_6	085
6.1.5	ビタミンB_{12}	085
6.1.6	ビオチン	086
6.1.7	パントテン酸	087
6.1.8	葉　酸	087
6.1.9	ナイアシン	088
6.1.10	ビタミンA	088
6.1.11	ビタミンD	089
6.1.12	ビタミンE	090
6.1.13	ビタミンK	091

6.2 ミネラル..................092
6.2.1 ミネラル..................092
6.2.2 摂取基準が定められているミネラル..................094
6.2.3 日本食品標準成分表におけるミネラルの表示..................095
6.2.4 ミネラルを豊富に含む主な食品..................096
6.2.5 多量ミネラル..................096
6.2.6 微量ミネラル..................100

Part III 嗜好性成分の化学

第7章 味覚成分..................103

7.1 味　覚..................103
7.1.1 味覚受容体と辛味受容体..................104
7.1.2 味の閾値..................105
7.1.3 味の相互作用..................105
7.2 甘　味..................107
7.2.1 甘味物質..................107
7.2.2 温度による甘味の変化..................111
7.2.3 砂糖以外の甘味料の機能..................112
7.2.4 甘味の受容..................112
7.3 うま味..................112
7.3.1 うま味物質..................113
7.3.2 熟成によるうま味成分の生成..................115
7.3.3 うま味の相乗効果..................116
7.3.4 うま味の受容..................117
7.4 苦　味..................118
7.4.1 苦味物質..................118
7.4.2 苦味の受容..................121
7.5 酸　味..................121
7.5.1 酸味物質..................121
7.5.2 酸味の強度..................121
7.5.3 酸味の受容..................122
7.6 塩　味..................123
7.6.1 塩味物質..................123
7.6.2 塩分摂取と減塩..................123
7.6.3 塩味の受容..................123
7.7 辛味，渋み，えぐ味..................124
7.7.1 辛　味..................124
7.7.2 渋　味..................127
7.7.3 えぐ味..................128

第8章 視覚成分 129

8.1 天然色素 129
- 8.1.1 ポルフィリン系色素 129
- 8.1.2 カロテノイド 134
- 8.1.3 いわゆる食用色素 137
- 8.1.4 フラボノイド色素と関連化合物 141
- 8.1.5 酵素による褐変 151

8.2 非酵素的褐変 155
- 8.2.1 非酵素的褐変反応 155
- 8.2.2 アミノ―カルボニル反応 155
- 8.2.3 その他の非酵素的褐変反応 162
- 8.2.4 食品の非酵素的褐変による栄養生理学的影響 164
- 8.2.5 非酵素的褐変の防止 165

第9章 嗅覚成分 167

9.1 天然香気成分 167
- 9.1.1 嗅覚と香気成分の関係 167
- 9.1.2 嗅覚順応 169
- 9.1.3 食品に含まれる特徴的な香気成分 169
- 9.1.4 食品の異臭原因 173
- 9.1.5 香　料 174

9.2 食品の加熱香気成分 175
- 9.2.1 食品の加熱香気とは 175
- 9.2.2 アミノ―カルボニル反応による加熱香気の生成 175
- 9.2.3 糖の加熱分解による加熱香気の生成 179
- 9.2.4 アミノ酸の加熱分解による加熱香気の生成 179

第10章 触覚成分（テクスチャー） 181

10.1 コロイド 181
- 10.1.1 サスペンション・エマルション 182
- 10.1.2 ゾル・ゲル 183

10.2 ガラス状態 185

10.3 力学的性質 185
- 10.3.1 弾　性 185
- 10.3.2 粘　性 187
- 10.3.3 粘弾性 189
- 10.3.4 大変形 192

10.4 テクスチャー 193
- 10.4.1 テクスチャーとは 193
- 10.4.2 テクスチャープロファイルアナリシス（TPA） 193

Part IV 食品の機能性と安全性

第11章 食品の機能性 197

11.1 食品の保健的利用を管理する法律 197
- 11.1.1 食品の分類と保健機能食品の位置づけ 197
- 11.1.2 日本における保健機能食品に関する制度の変遷 198
- 11.1.3 保健機能食品 200
- 11.1.4 虚偽・誇大広告などの禁止 212

11.2 生体調節機能を有する成分 214
- 11.2.1 おなかの調子を整える食品 214
- 11.2.2 血糖値が気になる方のための食品 215
- 11.2.3 コレステロールが高めの方のための食品 215
- 11.2.4 血圧が高めの方のための食品 218
- 11.2.5 ミネラルの吸収を助ける食品 219
- 11.2.6 骨の健康が気になる方のための食品 219
- 11.2.7 虫歯の原因になりにくい食品・歯の健康維持に役立つ食品 221
- 11.2.8 食後血中中性脂肪の上昇しにくい・体脂肪がつきにくい食品 221
- 11.2.9 お腹の脂肪，お腹周りやウエストサイズ，体脂肪，
  肥満が気になる方のための食品 223
- 11.2.10 肌が乾燥しがちな方のための食品 223

第12章 食品の安全性 224

12.1 食品の安全性を管理する法律 225
- 12.1.1 我が国における法律と行政機関 225
- 12.1.2 国際的な対応 226
- 12.1.3 リスク分析 227

12.2 食品の安全性に影響を与える食品や化学成分 228
- 12.2.1 有毒動植物に含まれる化学物質 228
- 12.2.2 環境汚染と食品汚染（放射能汚染を含む） 234
- 12.2.3 輸入食品の安全性：農薬の影響と遺伝子組換え食品 235
- 12.2.4 内分泌撹乱物質 238

参考書・参考資料 242

索　引 245

第1章

食品化学とは

1.1 ◆ 食品の定義

　私たちヒトは生命そして健康の維持のために，エネルギー源や生体の構成要素となる物質を，他の生物を食べ物として摂取することで得ている。究極的な食べ物は植物が光合成によって太陽の光エネルギーを化学エネルギーに変換した炭水化物（糖質）であるが，ヒトは生体の恒常性維持のために，自分自身では生合成できないものを，植物だけでなく他の動物からより効率よく摂取してきた。植物から出発する食物連鎖において，ヒトは最終的な捕食者として存在してきたともいえる。食べ物は生物の体そのものであったり，それを加工・調理したものであったりするが，食生活の長い歴史の中で選択され，改良され，進化することによって，その地位が確立し，また，食文化の形成に大きく関わってきた。

　私たちが日ごろから食べている，いわゆる「食べ物」に関係する言葉には，食物，食料（品），食糧，食品などがある。これらの言葉の意味には重複するところもあり，あいまいな部分も多いが，言葉の共通点としては，すべてヒトが食事として摂取する（食べる）ものであること，一部のミネラルなどを除くとほぼ生物由来のものであり，栄養素と非栄養素からなることがあげられる。

　まず「食物」であるが，広く農産物，加工食品，調理品（料理）を含む場合が多い。しかし，直接ヒトが口にするものというニュアンスが強く，農産物そのものよりはむしろ，加工食品や料理を指すことが多いように思われる。「食べ物」も同様に使用されるが，飲み物と区別される場合がある。

　「食料（品）」は，意味的には加工や調理されて食べ物になる原材料であることから，店舗などで販売されている農産物や加工食品を指すことが多い。また，社会科学的な概念を表す場合にもよく用いられる（例：食料政策，食料経済など）。ある特定の品物を指す場合には，食料品と「品」を付けられ，飲料（品）と区別される場合もある。しかし，農産物と加工食品を両方表すことから，商業的によく使われるものの，抽象的な印象を与えるように思われる。

　一方「食糧」は，「糧（かて）」という意味合いから，食料よりも主食（米や麦などの穀類）を意識した言葉になっている。かつては食糧問題や食

表1.1 食品学による食品の分類

起　源	生産形態		食品の形態
植物性食品	農産食品	穀類, 豆類, 種実類, いも類, 野菜類, 果実類	調理加工食品 調理済み食品, 冷凍食品, 缶詰・瓶詰食品, レトルトパウチ食品, インスタント食品, 発酵食品, 醸造食品
	林産食品	きのこ類, 野菜類(山菜類)	
	水産食品	藻類	
動物性食品	畜産食品	肉類, 乳類, 卵類	
	水産食品	魚介類	

糧危機などとしてよく使われる言葉であったが, 飽食の時代を迎えるにあたり, その使用頻度は大きく減少している。

そして「食品」は, 食べることができる品物であることから, 店頭に並ぶ生鮮食品や加工食品などの食べ物全般を指す。厳密には, そのままで食べられない農産物や調理した後の料理とは一線を画するが, それらを含めてあいまいに用いられる場合も多く, 食料とほぼ同義で使われることも多い。また, 他の言葉とは異なり飲料も含める場合が多く, 法律的にはヒトが口にするものの中で, 医薬品(医薬部外品を含む)でないものという意味ももつ。いわゆる薬事法の食薬区分であるが, サプリメントが食品に分類される根拠でもある。したがって, 自然科学の分野だけでなく, 国や法律においても, 食べ物(や飲み物)を表す言葉として, 食品がもっとも高頻度で使われている。

現在, 世界中には多種多様な食品が存在するが, 日本で日常的に食べられる食品だけでも数千種類存在するといわれている。食品の種類は, 気候や風土, 宗教や食習慣, 経済状態によって異なるが, 時代の変遷によっても多く変動する。したがって, 網羅的に個々の食品を調べることは非常に困難であるが, 原材料や生産方法の違い, 加工や保存方法の違いなどの基準を用いて, 体系的に分類されている(**表1.1**)。原材料からは, 大きく植物性食品と動物性食品に分けられ, 植物性食品はさらに, 穀類, いも類, 野菜や果物などの農産食品, きのこや山菜の林産食品, 海藻などの水産食品に分類される。動物性食品も肉類・乳類・卵類の畜産食品と魚介類の水産食品に分類される。さらに, 食品の加工や製造方法による違いから, 調理加工食品として, 調理済み食品, 冷凍食品, 缶詰・瓶詰食品, レトルトパウチ食品, インスタント食品, 発酵食品や醸造食品などに分類される。これら以外にも油脂類, 菓子類, 嗜好飲料, 調味料も加工食品に分類される。食品の詳細については, 日本食品標準成分表を参照していただきたい。

栄養教育への利用を考慮して, 栄養素(炭水化物, タンパク質, 脂質, ビタミン, ミネラル)の組成を基準に, 成分の類似している食品を分類する方法が複数あり, なかでももっとも普及しているのが「6つの基礎食品」の概念である(**表1.2**)。これらをすべてうまく組み合わせて摂取すれば, 栄養素をバランス良く摂取できるように考慮されており, 栄養

1.2 | 食品の一次，二次，三次機能 | 003

| 表1.2 | 6つの基礎食品

食品の類別		食品の例	特　徴
1群	魚，肉，卵	魚，貝，イカ，タコ，かまぼこなど 牛肉，豚肉，鶏肉，ハムなど 鶏卵，うずら卵など	良質タンパク質の供給源 食事の主菜となる 副次的に脂肪，鉄，カルシウム，ビタミンA，B_1，B_2の供給源となる
	大豆	大豆，豆腐，納豆，がんもどきなど	
2群	牛乳・乳製品	牛乳，スキムミルク，チーズなど	主としてカルシウム 良質タンパク質，ビタミンB_2の供給源
	骨ごと食べられる魚	めざし，わかさぎ，しらす干しなど （わかめ，こんぶ，海苔などの海藻を含む）	
3群	緑黄色野菜	ニンジン，ホウレンソウ，コマツナ，カボチャなど	主としてカロテン ビタミンC，B_2，カルシウム，鉄の供給源
4群	その他の野菜	ダイコン，ハクサイ，キャベツ，キュウリ，トマトなど	主としてビタミンC ビタミンB_1，B_2，カルシウムの供給源
	果物	ミカン，リンゴ，ナシ，イチゴなど	
5群	米，パン，めん	飯，パン，うどん，そばなど	糖質性のエネルギー源 いも類は糖質のほかにビタミンB_1，Cを含む
	いも	さつまいも，じゃがいもなど （砂糖，菓子類を含む）	
6群	油脂	天ぷら油，サラダ油，ラード，バター，マーガリンなど（マヨネーズ，ドレッシングなど脂肪の多い食品も含む）	脂肪性のエネルギー源

指導などで用いられている。6つの食品群の中で，より良質なタンパク質や主要なビタミン類，鉄やカルシウムの供給源となる第1群は主菜，糖質性のエネルギー源になる第5群は主食，その他は副菜と定義している。また，2005年に農林水産省と厚生労働省が後述する社会的背景を考慮して策定した「食事バランスガイド」では，それぞれの摂取目安量や摂取の仕方が定められており，バランスのとれた食事に関する啓蒙活動に利用されている。

　また，厚生労働省が，健康な個人または集団を対象として，国民の健康の維持・増進，エネルギー・栄養素欠乏症の予防，生活習慣病の発症と重症化の予防，過剰摂取による健康障害の予防を目的として制定しているエネルギーおよび各栄養素の摂取量の基準が「日本人の食事摂取基準」（最新版は2020年版）である。社会状況の変化を反映しながら5年ごとに改定されているため，次回は2025年に新しい基準が制定される予定になっている。

　近年ではこのような通常の食品に加えて，病人や妊婦，乳幼児や高齢者などの栄養的配慮の必要なヒトを対象とした特別用途食品や人々の健康維持・増進を助ける目的で制度化された保健機能食品が法律で設定されている[*1]。

*1　保健機能食品の詳細については，第11章を参照。

1.2 ◆ 食品の一次，二次，三次機能

　「ヒトはなぜ食品を食べるのか」という問いに対しては，「生命を維持するためである」が究極的な答えであるが，それ以外に異なる観点から

の答えもある。例えば，「より健康で，長寿になるために，その目的にあった食品を選択するため」という答えである。この例でいうと，より栄養価の高い食品を選ぶことや，同じ食品でもよりおいしいものを選択することで満足感を得るという考え方もある。一方，食品は摂取する前に当然安全性が担保されているべきであるが，これについても取捨選択によってより確実になる場合もある。近年は飽食の時代であるため，ヒトは食品を選択する際にさまざまな価値観によって判断していることが伺い知れる。しかし，安全性は，ヒトが長い食経験の中で安全性を確認したり，判断する基準を見つけたりしてきたものである。甘味が少なく，苦味や酸味のある野菜や果物を食用にすることや，植物や動物のどの部位であれば毒性物質が含まれていないかを判断して食品へと利用できるようになるまでには，食経験による試行錯誤が不可欠であったといえる。また，発酵食品が今のように安全性が高く，利用価値の高いものへと昇華されてきたことも特筆に値する。さらに，20世紀の生化学や分析化学などの学問分野の発展から，さまざまな病気がビタミンなどの栄養成分の欠乏症によって起こることが明らかとなり，さらには栄養成分の化学構造も解明されてきた。これらの食品成分に関する研究は，長い歴史の中でヒトが選択・改良し，進化させてきた食品の利点や欠点を科学（化学）的に理解することを可能にしてきた。したがって，近年では，なぜ食品を摂取しないといけないかという疑問については，専門的な言葉を用いて，体系的に答えることができるようになっている。

　以上で述べてきた食品を摂取する意義や食品を選択する根拠となるものが，いわゆる「食品の機能性」であり，食品には生物学的な意味で大きく3つの機能（生体に対する働きかけ）があると理解されている。さまざまな食品成分がこの3つの機能を担っていると考えられているが，実際には1つの成分が1つの機能を担うだけでなく，2つ以上の機能に重複して関わる場合があることも付け加えておく。さらに食品には，社会科学的（経済的あるいは実用的）な機能があるとされているが，ここでは割愛する。

　食品のもつ第一の機能（食品の一次機能）は栄養機能である。すなわち，食品は生命活動のために必要な栄養素を供給するものであり，食品以外にこの機能を担うものはない。炭水化物（糖質）はヒトの体内で消化されて，エネルギー源としてはたらく。脂質の生理機能は後述のように多岐にわたるが，なかでも脂肪は燃焼されると高いエネルギーを産生する貯蔵に適したエネルギー源であり，ある種の脂肪酸やコレステロールは恒常性維持に必須な生理活性脂質の原料になり，リン脂質は生体膜の主要な構成成分で生体を形づくるうえで必須である。タンパク質は筋肉や結合組織などの生体の構造や，酵素などの生体の機能を担う因子を形づくる分子であり，タンパク質を構成するアミノ酸は異化によりエネルギー源にもなりうる。これらの三大栄養素に加えて，生体調節や生体構造の

維持に寄与するビタミン，ミネラルも食品から摂取しなければならない必須成分である。この五大栄養素を，食品からライフステージにあわせてバランス良く摂取する必要があるが，世界的に見ると飢餓と肥満が問題になっているように，最適なバランスで食品の摂取ができていない人の数はきわめて多い。

　食品の二次機能は感覚機能である。ヒトは五感を使って食品からさまざまな情報を得ている。例えば，味覚から食品のさまざまな味を感知していることは明らかであるが，それ以外にも視覚からは食品のなり（形）や色，口腔の触覚からはテクスチャー（食べ物の舌触りや硬さなど），嗅覚からは香気成分やフレーバーを感知しており，時には聴覚から調理中や摂食中の音を聞くことで食品の状態や調理の様子を伺い知ろうとしている。私たちはこれらの感覚的な情報から，摂取することが好ましい食品の情報を得て，おいしさ（deliciousness）や満足感（satisfaction）を感じているものと考えられている。最近ではそのようないわゆる「嗜好性」を高める食品は，脳機能へも好ましい影響を与えている可能性が指摘されており，生体調節にも寄与していると考えられている。例えば，うま味や甘味はタンパク質や糖質などの栄養素に起因するため，栄養学的な側面からもヒトにとって好ましい食品を選択するのに用いられてきたといえる。その一方で，苦味や酸味，渋みはそれぞれアルカロイドなどの毒性物質が存在する，腐敗している，未熟であるなどの忌避すべき食品が発する情報である。また，軟らかすぎるテクスチャーや腐敗臭，色合いの変化なども同様な情報となるため，感覚機能は元来，食品の安全性を確認するためにきわめて重要な機能であったと考えられる。

　食品の三次機能は生体調節機能である。近年の食の欧米化や飽食などの食生活の急激な変化とともに，老年人口の増加と生活習慣病の社会問題化などの背景から，特に注目されている。恒常性維持だけを目的とするのではなく，三次機能を積極的に利用することで，疾病のリスク削減や予防につなげようという研究が盛んに行われている。三次機能を利用した食品として，特定保健用食品や機能性表示食品があるが，詳細については第11章で述べる。三次機能は，古くから中国にある「医食同源」，「薬食同源」という概念に通じるものであるが，体に良くない成分を避けるというよりはむしろ，この機能をもつ成分や食品を積極的に摂取することで生体調節を行おうという側面が強調されている。三次機能は1980年代に日本の研究者が世界に先駆けて強調したものであり，この分野の日本の研究は現在でも世界をリードしているといっても過言ではない。

1.3 ◆ 食品にまつわる諸問題

　食品に関しては世界的な問題があり，食品の機能性だけではなく食品そのものを脅かす存在となっている。

まず，問題となって久しいものとして食糧危機があげられる。食料，特にエネルギー源となる食糧の不足が危機的状況に達することは社会全体に大きな影響を与える。食糧危機の要因としては，世界人口の爆発的な増加，耕地面積や育種技術の拡大の限界，地球温暖化の影響による気候の大幅な変動（砂漠化の拡大，塩害，海面上昇による耕地面積の減少，異常気象による世界的不作など），環境汚染，エネルギー危機に起因するバイオ燃料への過剰な転換，食糧不足を背景とした経済的な問題（商社による寡占と価格の変動，貧困など）などがあげられている。

食糧危機に経済的要因があると述べたが，栄養学的な問題である飢餓と肥満も経済的な問題である。現在，十分に栄養がとれない飢餓の状態にある人は世界の全人口の10%以上とされ，アフリカ南部では30%を超える国もある。貧困がそのもっとも重要な要因であると考えられており，さらに近年の穀物価格の上昇は飢餓人口をさらに増やす要因になったようである。飢餓が単なる食糧不足が原因ではなく，経済的要因が寄与していると考えられる理由として以下のことがあげられる。

(1)世界の食料はエネルギー的には世界中の人々を養うに十分な量生産されている。

(2)貧困国の生産者から穀物を低価格で商社が買い取り，富裕国の家畜飼料にされ，富裕国ではその畜肉を食している。

(3)富裕国は必要以上に食料を輸入している。

(4)世界の食料総生産量の約1/3が廃棄されている。生産・加工・流通での廃棄が多いことに加え，富裕国の販売者・消費者は賞味期限などを基準に廃棄する。

(5)肥満人口が飢餓人口よりも多い。

次に，食品を脅かす世界的な問題として，健康問題があげられる。栄養不足につながる「飢餓」だけでなく，カロリーの摂取過剰が原因の「肥満」も，生活習慣病との関連から，老年人口の増加とともに社会的問題となっている。肥満はそれ自体が死亡リスクを高める要因と認識されているが，生活習慣病をはじめとしたさまざまな疾患の増悪因子である。例えば，肥満と糖尿病は関連があり，脂肪組織におけるインスリン抵抗性の増大が大きく寄与する。さらに，肥満によるレプチン*2やアンジオテンシンII*3の分泌量増加は高血圧症のリスクを高める。そのほか，さまざまな臓器のがんや動脈硬化，脳血管疾患などの発症リスクを高めることも疫学研究から明らかにされている。

日本人の健康に食品が果たしてきた役割は大きい。低い食料自給率ながら，戦後の食糧難による栄養不足を，経済発展による食料輸入などにより克服してきた。その一方で，日本も豊かになって世界中の食品が集まるようになり，飽食の時代を迎え，食生活も大きく変化してきた。現在では，先述のような生活習慣病の問題だけでなく，老年人口の増加から「フレイル」*4が問題となり，ロコモティブシンドローム*5などの予

*2 レプチン：脂肪細胞から飽食時に分泌される，食欲と代謝の調節に関わるホルモン。交感神経活動を活性化してエネルギー消費を増大させるはたらきがあるが，分泌が過剰に増加すると，血圧が上昇するという副作用がある。

*3 アンジオテンシンの作用については，11.2.4項を参照。

*4 フレイル：健常状態から要介護状態に至る中間の状態で，筋力が衰えたサルコペニアを経て，生活機能全体が衰えた状態を指す。

*5 ロコモティブシンドローム：運動器機能不全のこと。骨格や関節，骨格筋の障害や衰えに起因して，歩行や運動が困難になることを指す。

防に興味が高まっている。このように時代の変遷とともに健康問題も変化しているが，すべてのヒトが毎日摂取する食品がこれらに大きく影響を与えるものと信じられており，機能性食品が解決に向けての糸口を与えるものと期待されている。

　その一方で，そのような期待の高まりにより，書籍や雑誌，テレビなどのメディアから食と健康に関する信憑性の低い情報が長年にわたって氾濫しており，フードファディズム（food faddism）[6]を助長していることも問題となっている。フードファディズムとは，食品や食品成分が健康や疾病に与える影響を科学的根拠なしに，過大に評価することである。具体的には，書籍や雑誌における「この食品は健康に良い」「この食品は健康に良くないので食べるべきではない」などの情報を過信する，あるいはその情報を他人に押し付けるなどの行動である。第11章で述べるが，食品のヒトへの影響を検証する唯一の方法は，科学的研究による立証であり，再現性や客観性を検証するために，複数の臨床試験や疫学的研究のメタアナリシス[7]などの研究が不可欠である。

*6　ファディズムとは流行かぶれ，のめり込みといった意味。

*7　メタアナリシス：主観的あるいは恣意的な結論づけを避けるために，複数の研究結果を統合して，俯瞰的に分析すること，またはその手法や統計解析のことを指す。

1.4 ◆ 食品化学の役割

　食品には生産から消費まで大きな流れがある。一次生産物として収穫され，貯蔵や加工，調理を経て，ヒトの口に入り，さらにはヒトの体内で消化・吸収・代謝されて機能する。食品化学はこの流れのすべてにおいて役割がある。一次生産物は生物そのものに由来することから，単一な成分ではなく複雑な物質の集合体であり，構成成分を1つ1つ紐解くことで初めてその性質や量に関する情報を知ることができる。一次生産物に含まれる成分は貯蔵，加工，調理中に変化するが，その様子は化学的に理解することが可能である。さらに，その多様な成分は体内で消化・吸収・代謝されて機能するが，その過程も生化学の知識を助けにしながら理解できる。

　以上のように食品に含まれる成分の化学構造と化学的性質，化学反応を，1.2節で述べた食品の3つの機能性（栄養機能，感覚機能，生体調節機能）に照らし合わせながら理解し，より高い機能をもつ食品を作り出すための基礎知識を集積する学問が食品化学である。したがって，食品化学は食品を科学的に理解するうえで根幹となる学問であり，ヒトが健康で豊かな生活を営むために重要な役割を果たす学問であるといえる。さらに，先述の生化学に加えて，食品の構造や性質を知るための分析化学や有機化学，物理化学，食品のプロセスに関わる保蔵学，加工学や微生物学，健康や生理機能を知るための栄養学，生理学，医学や分子生物学などの関連学問分野の理解もあって初めて食品化学の意義が理解できるものと考えられる。こうした点から，学術的にも非常に魅力のある学問領域である。

Column

日本食品標準成分表

日本食品標準成分表は，文部科学省が公表している日常的な食品の成分に関するデータの一覧である。略して食品成分表ともよばれる。特定の食品成分の可食部100 g当たりの含量が各食品について示されている。栄養素を計算するうえで必須であり，学校や病院などの給食業務においてきわめて重要な資料である。5年ごとに改訂されるので，最新のデータは2020年の八訂版とともに，その後に公表された正誤表である。「日本食品標準成分表2020年版（八訂）」や別冊の「アミノ酸成分表編」，「脂肪酸成分表編」，「炭水化物成分表編」も含め，文部科学省のホームページから「食品成分データベース」で検索できるようになっている。

食品成分表は，国民が日常摂取する食品の成分とその平均的な含量を明らかにすることが目的である。したがって，各訂間の比較は，測定技術の進歩や，通年流通による変化（旬以外の時期では栄養素が減少する可能性がある），品種の変化，名目は同じでも中身が変わっているなど，さまざまな理由で考慮しないことになっている。例えば，ビタミンCは測定技術の進歩により測定データが低くなっており，またビタミンAは改訂ごとに値が減少し，現在では実際の生体利用率を考慮してカ

ロテンの値の1/6（レチノール活性当量（6.1節参照）を計算する場合は1/12）となっている。そのほか，各食品のエネルギー値も工夫されており，炭水化物，脂質，タンパク質の量にそれぞれ定められているエネルギー換算係数をかけ算して算定している。なぜなら，摂取した食品中のこれら三大栄養素は100％消化吸収されるわけではなく，タンパク質は一部が尿素などに代謝され，尿中に排泄されてしまうからである。したがって，食品から生成する全エネルギー（ボンブカロリーメーター装置（燃焼熱を計測する装置で，密閉した容器に試料を入れ，高圧の酸素とともに，ニクロム線などで発火し，容器のまわりの水温上昇から発する熱量を求める）で求めた「物理的燃焼熱」）よりも少なくなるため，エネルギー換算係数により計算で簡易的に見積もることになっている。具体的には，炭水化物とタンパク質は4 kcal/g，脂質では9 kcal/gであるが，きくいも，こんにゃく，藻類，きのこ類，こんぶ茶は食物繊維が多いことから，半分に見積もられている。八訂でも，算出方法の変更によって多くの食品のエネルギー値に改訂があったため，注意が必要である。

図　日本食品標準成分表の例（穀類の一部）

第2章

水

　地球上の生命は海で誕生したため，生物体内で起こる化学反応の反応条件には太古の環境条件が反映されているといわれている。実際，生物の基本的な構成単位である細胞の内部は水で満たされており，細胞内の化学反応のほとんどが水溶液中で起こっている。水は，生体構成成分を溶解させ，分散させる媒体であり，さまざまな酵素反応を含む生化学反応の場である。また，物質の運搬を担う媒体でもあり，体温調節を担っている生命維持に欠かせないものでもある。

　私たちヒトの体の場合，胎児で約90％，新生児で約80％，子どもで約70％，成人で約60％，老人で約50％が水で占められている。このように加齢とともに体内の水分含量は減少していくが，いずれのライフステージでも体の大部分を構成している成分は水である。ヒトは，体内の水分出納を維持するために，1日約2Lの水を摂取しなければならない。通常，ヒトは摂取する水の大部分を，飲料水だけでなく，食べ物（食品）からも摂取している。食品原料の多くは水を含む生物体や生体物質，あるいはそれらを加工したものであり，水を豊富に含む。食品における水は製造・加工，保存・貯蔵，嗜好性などに影響を与え，水の含量だけではなく，存在状態も食品の性状を表す基本的な項目の1つとなる。

2.1 ◆ 水の構造と基本的性質

2.1.1 ◇ 水分子の構造

　水分子（H_2O）は，酸素（O）原子1つと水素（H）原子2つが共有結合で結合したものである。水の酸素原子は，メタン（CH_4）の炭素原子，アンモニア（NH_3）の窒素原子と同様，sp^3混成軌道をとる。酸素原子は6個の最外殻電子をもつため，共有結合を2本しかつくることができず，二組の非共有電子対（孤立電子対）をもつ。したがって，水分子は酸素原子を重心とする四面体の4つの頂点のうち2つに水素原子が，残りの2つに酸素原子の非共通電子対が位置した構造をもつ（**図2.1**）。2つのO-H結合の長さは0.958Å，結合エネルギーは498 kJ/mol（119 kcal/mol）である。2つのO-H結合の間の結合角は104.5°であり，sp^3混成軌道の四面体角109.5°よりやや小さい[*1]。

　電気陰性度がO（3.6）＞H（2.1）であるため，O-H結合の電子は，酸素

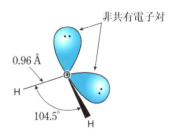

| 図2.1 | 水の構造

[*1] O-H結合の間の結合角がやや小さいのは，酸素原子の混成軌道に存在する非共有電子対の影響と考えられている。結合している電子対は2つの核に引き寄せられているので，非共有電子対よりも有効体積が小さくなることが期待され，非共有電子対は，1つの核だけの引力を受ける。よって，非共有電子対は必要となる空間が大きく，結合している電子対を押しやって，結合角を109°よりわずかに小さくするという説がある。またもう1つの説として，2つの非共有電子対間の反発のため両者がなるべく離れようとし，その結果，H-O-H角を圧縮するとも考えられている。

Memo

水分子の構造

水分子は図2.1に示すような基本構造をとっている。水分子に限らず，あらゆる分子においてそれぞれの原子は固定された状態にあるのではなく，振動運動をしている。

水分子の場合は，図(a)，(b)に示すようなO–H結合に沿った振動（伸縮振動），および図(c)に示すようなO–H結合に垂直な方向への振動（変角振動）を絶えず行っている。これら3つの振動が水分子のあらゆる振動運動の基本となり，水分子の基準振動とよばれる。基準振動はそれぞれ固有の振動数で振動するため，赤外分光（IR）法を用いて検出することができる。

なお，温度が上がるほど振動の振幅は大きくなり，さらに並進運動（平行移動）や回転運動も激しくなる。こうした分子運動が分子間にはたらく相互作用よりも激しくなると不規則さが増し，氷から水へ，水から水蒸気へと変化する。

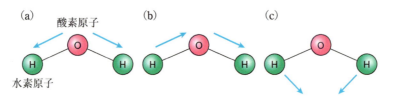

| 図 | 水分子の振動
(a)(b)伸縮振動および(c)変角振動。

原子側に引き寄せられる。そのため，水分子は酸素が負（−）に，水素が正（＋）に帯電した極性分子である。また，この電荷の偏りが，次項に述べる分子間水素結合を含む，水のさまざまな特性を決める要因ともなっている。

2.1.2 ◇ 水と水素結合，イオン結合，疎水性相互作用

A. 水素結合

窒素（N），酸素（O），フッ素（F），塩素（Cl），臭素（Br）などの電気陰性度の大きい原子は，これらに結合した水素原子を介して，同一分子内または他の分子内の電気陰性度の大きい原子と相互作用する。この結合様式を**水素結合**とよぶ。図2.2に示すように，水分子どうしの場合は，液体（水）や固体（氷）中の水分子の負に帯電した（δ−）酸素が，近隣の水分子の正に帯電した（δ＋）水素と水素結合（図中では点線で示す）で結びついている。また，その酸素原子が隣接した2個の水分子の水素原子と水素結合で結びつくと，3次元的な構造を形成する。水素結合は方向性をもち，水素結合で結ばれている3個の原子が一直線上に並んだとき，その結合エネルギーは最大となる。水素結合の強さ（結合エネルギー）は共有結合の5〜10％程度である。それゆえに，温度（熱エネルギー）の影響を受けやすく，小さな温度変化であっても大部分の水素結合が切断されたり，結合様式が変化したりする。そのため，水素結合は水分子どうし，

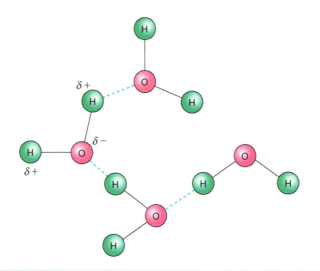

図2.2｜水分子間の水素結合
青い点線が水素結合を表す。

表2.1｜水素化合物の沸点

化合物名	分子式	分子量	沸点(℃)
メタン	CH$_4$	16.0	－161.5
硫化水素	H$_2$S	34.1	－60.7
アンモニア	NH$_3$	17.0	－33.4
フッ化水素	HF	20.0	19.5
水	H$_2$O	18.0	100

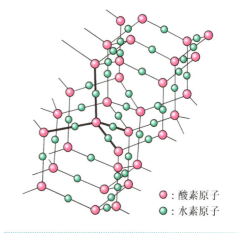

○：酸素原子
○：水素原子

図2.3｜氷の構造
太い線は正四面体のクラスターを表す。この図では，共有結合と水素結合を区別せずに示している。
［野口 駿，食品と水の科学，幸書房(1992), p.7, 図1.3を改変］

　水と生体内の分子，または生体内の分子どうしの相互作用に大きな影響を与えるとともに，食品成分と水の相互作用にも多大な影響を与える。
　水は，水素結合により互いに強固に相互作用している。この結果，分子量の近い他の分子よりも強い分子間力が生じるため，この力に逆らって分子と分子を離すには多くのエネルギーが必要となる。よって，水分子は分子量の近い水素化合物に比べて沸点が著しく上がり（**表2.1**），比熱，気化熱，融解熱も非常に高い。氷では，1つの水分子は水素結合によって結ばれている他の4つの水分子に囲まれた正四面体型のクラスターを基本構造とした結晶状態を保っている（**図2.3**）。この結果，氷の結晶格子は隙間の多い構造をもち，液体の水よりも密度が低くなり，氷は水に浮く。このような水の性質は，凍結，乾燥などの食品加工工程に大きな影響を与える。

B. イオン結合

　水に物質が分子レベルで均一に分散し，そのためにその粒子が見えない状態にあると，物質が水に溶解したとみなす。水に溶解しやすい物質は，分子内で電荷の偏りがある極性物質，または，イオン結合で形成されている物質である。

　イオン結合で形成された化合物は，水中では，陽イオン（カチオン）と陰イオン（アニオン）に解離する。それらのイオンはそれぞれ水分子に取り囲まれる（水和）。すなわち，水分子中の負に帯電した酸素原子が陽イオンに作用して取り囲み，水分子中の正に帯電した水素原子が陰イオンに作用して取り囲むことで，それぞれの電荷が相殺され，水中で陽イオンと陰イオンが再び結合することなく安定な状態で分散する。また，溶質の構造内に極性の偏りが存在する場合，電荷の偏りのある部分を水分子が取り囲み，溶質と溶質との間に生じる相互作用よりも水と溶質との間に生じる相互作用が優先して起こるために溶質どうしの凝集が妨げられ，水中で分散する。

C. 疎水性相互作用

　炭化水素鎖は，炭素と水素の電子親和力にほとんど差がないために，分子内の電荷の偏りがなく極性をもたない非極性物質である。また，水との親和性がないことから，この性質は疎水性ともよばれる。疎水性物質を水に分散させると，疎水性物質のまわりに水分子が秩序立って配列する。この状態を疎水性水和という。この秩序立った配列により，疎水性物質のまわりの水分子のエントロピーが減少する[*2]。水中に分散した疎水性物質は互いに集まることで，疎水性物質の表面に接触する水分子数を極力減らし，エントロピーの減少を抑えようとする（図2.4）。その結果，疎水性相互作用または疎水結合といわれる，疎水性物質，疎水性部位の凝集が起こる。

*2 エントロピー（entropy）：乱雑さの度合いなど，系の統計学的な確率に関係している熱力学量。系が乱雑になればなるほど，系のエントロピーは増大する。例えば，水分子の場合，氷中の水分子の方が液体中の水分子より秩序立っている。液体の水分子と水蒸気の水分子を比べると，液体中の水分子の方が秩序立っている。ギブズの自由エネルギー G，エントロピー S，エンタルピー H，絶対温度 T の間には $G = H - TS$ の関係がある。

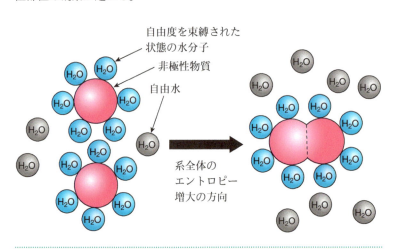

図2.4 水溶液中での非極性物質間の疎水性相互作用
［並木満夫ほか 編，現代の食品化学 第2版，三共出版（1992），p. 9，図2-4］

このように疎水基を多くもつ化合物または疎水性化合物は凝集するため水には溶解しないが，そこに親水性・疎水性両方の官能基をもつ両親媒性物質を加えると，水と疎水性部分との界面に両親媒性物質が吸着し，界面の自由エネルギーを低下させるため，疎水性物質も水中で比較的安定に分散することができるようになる。そのため，こうした機能をもつ両親媒性物質は**界面活性剤**とよばれる。食品中の界面活性剤については，卵に含まれるレシチン（卵黄レシチン）の界面活性によって，油と酢が結びつけられることでできるマヨネーズが例としてあげられる。

2.1.3 ◇ 水の三態

水は，温度が沸点よりも高い場合には気体（水蒸気）となり，逆に温度が融点よりも低いと固体（氷），それらの間の温度では液体（水）となる。大気圧（1気圧 = 1.013×10^5 Pa）下では，100℃で水は沸騰して水蒸気になり，0℃で凍って氷となる。水の状態には温度だけではなく圧力も関係しており，ある圧力・温度において水が三相（固相，液相，気相）のうちどの状態をとるかを示す図を**状態図**という（**図2.5**）。図中の昇華曲線，融解曲線，蒸気圧曲線の3つの曲線が交わる点を**三重点**とよぶ。三重点は気体（水蒸気），液体（水），固体（氷）の3つの相が共存して熱力学的平衡状態にある温度・圧力であり，水の場合，温度が0.01℃，圧力が6.1×10^2 Paである。

図2.3で示したように，氷は水分子が規則的に配列し，各分子が水素結合で互いにつながっている結晶状態である。つまり，氷では，水分子どうしの水素結合の結びつきが強く，水分子の自由度は低い（**図2.6**）。一方，水（液体）は，水分子間での水素結合の形成と切断が動的な平衡を保っている。すなわち，水素結合で水分子がつながった構造と単分子が共存して平衡状態となっているため，液体の水は流動性を示す。また，水蒸気（気体）では，水分子が水素結合することなく，自由に分子運動をしている。

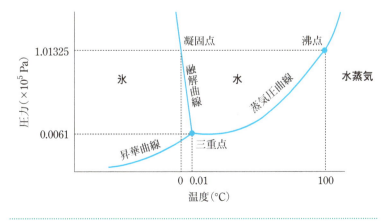

図2.5 水の状態図

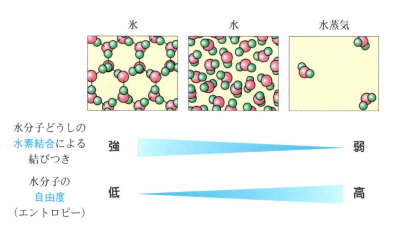

図2.6 水の状態と水分子の自由度

　蒸気圧曲線は，液体の水の蒸気圧が温度で変わる様子，また，沸点が圧力で変化する様子を示している。融解曲線は，圧力による融点の変化を示し，この線が負の傾きをもつため，圧力増加により融点が下がることがわかる。これは，融解の際に体積が減少するためであり，圧力が増加するにつれて固体が液体になりやすくなる。また，水素結合により氷は隙間の多い構造をもつが，融解して液体になると構造が部分的に壊れ，固体よりも水分子が密になるため，固体から液体への変化で水は体積が減少する。蒸気圧曲線からわかるように，圧力が増加すると沸点が上昇する。したがって，圧力鍋や高温加熱殺菌に用いられるオートクレーブなどでは，圧力を上げることで水の沸点を上昇させ，液体状態のまま100℃以上の高温を保って加熱することができる。圧力鍋では，蒸気と液体を鍋内に閉じ込めた状態で加熱することで，圧力鍋の種類によるが，通常，2〜2.45気圧まで鍋内の圧力は上がり，120〜128℃程度まで水の沸点は上昇する。そのため，圧力鍋を使うことにより，通常の鍋を使う場合より短時間で調理可能となり，また高温加熱による殺菌作用のため，保存性が高くなるケースも多い。

2.2 ◆ 食品中の水の状態と性質

2.2.1 ◇ 自由水と結合水

　食品中の水はその食品の性質に大きな影響を与える。**表2.2**に食品の水分含量の例を示す。水分含量のほかにも，以下に述べるような水の存在状態が，食品の性質に影響を与える重要な要素である。生体高分子などの周辺では水分子は層状構造を形成して存在している。これと同様に食品中の水も一様な状態で存在するわけではないことが明らかとなっている。**図2.7**に示すように，食品中の水は大別して**結合水**（bound water, A層）と**準結合水**（semi-bound water, B層），**自由水**（free water, C層）という3つの状態で存在する。A層の水分子は，単分子層を形成するように

表2.2 食品の水分含量
[鬼頭 誠，佐々木隆造 編，食品化学，文永堂出版(1992), p. 6, 表1]

食　　品	水分含量 (%)	食　　品	水分含量 (%)
茶，コーヒー，紅茶の浸出液	99.8〜99.4	さば，さんま，うなぎ	〜62
ところてん	99.1	めざし，ソーセージ	〜55
こんにゃく，キュウリ，大根	97.3〜94.5	卵黄，濃縮果汁，フレンチドレッシング	51
おもゆ，レモン果汁，キャベツ，スイカ	93.5〜91.0	プロセスチーズ，味噌，しらす干し，油揚げ	〜45
サイダー	90.4	食パン	38
食酢	90.1	丸干し，マーマレード，カステラ，もなか	〜30
キュウリ(ぬかみそ漬)	89.8	ジャム，ようかん	〜25
コーラ，コーヒー飲料，牛乳	88.9〜88.7	マヨネーズ，ハチミツ，するめ	〜20
卵白，豆腐	88.8	マーガリン，バター，かつお節，水あめ，小麦粉，米	〜15
あさり，ダイコン(たくあん漬)，リンゴ，はまぐり	86.8〜84.2	穀類，豆類	15〜10
かゆ	83	焼き海苔，カレー粉，落花生，ごま	10〜5
たら，牡蠣，うどん(茹で)，バナナ，全卵，かまぼこ	82.7〜74.7	茶，干菓子類，せんべい類	〜5
牛・鶏肉，しょうゆ，かつお，そうめん・ひやむぎ(茹で)	〜70	あめ玉，焼菓子類，煎りアーモンド	〜2.5
豚肉，中華めん(茹で)，炊飯米，マカロニ・スパゲッティ(茹で)，魚肉ハム・ソーセージ，豚肉ハム，いわし	〜65	チョコレート，チューインガム	2.5〜1
		食塩，角砂糖，ラー油	0.1
ケチャップ	〜63.4	グラニュー糖，氷砂糖，植物油，牛・豚脂	0

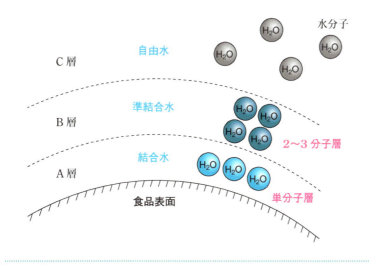

図2.7 結合水と自由水

　食品および食品成分の表面に直接強く吸着している(結合水)。A層の外側に水数分子が数層吸着した，A層よりは弱い結合状態の水分子(準結合水)からなるB層が存在する。一般的には，これらのA層とB層をあわせて結合水とよぶことが多く，食品中の水分のおよそ10〜30％に相当する。その層の外側にC層の水があり，水分子はほとんど束縛を受け

＊3 バルク水：溶質が溶け込んでいない水のことをいう。他の物質が水和していたり分散していたり溶解していたりする場合の水はバルク水ではない。

ず（自由水），バルク水＊3 と同様の挙動を示す。水分子は常に熱運動をしているが，C層の水分子と比較して，A層の水分子の運動速度は約100万分の1，B層の水分子は約1,000分の1である。

　結合水中の水分子は，他の成分中のO原子やN原子と水素結合により結合している。例えば，食品には核酸，多糖類，タンパク質などが含まれ，これらの化合物が有する官能基，例えばヒドロキシ基，アミノ基，カルボニル基のO原子やN原子と結合水中の水分子が水素結合を形成する。結合水には流動性がなく，容易に取り除くことができない。また，0℃では凍結せず，加熱や減圧に対して安定である。また，結合水中では，化学反応や酵素反応が起こりにくく，微生物が繁殖しにくい。一方，自由水は，水分子どうしだけが水素結合でつながっており，1気圧下では通常の水と同様に0℃で凝固し，加熱や減圧で容易に蒸発するので，食品から容易に取り除くことができる。また自由水中では，化学反応や酵素反応が起こり，微生物も生息する。こうした特徴があるため，食品中の結合水と自由水の存在割合を調節することは食品の変質防止のために重要である。

2.2.2◇ 水分活性
A. 水分活性の定義

　水分活性（water activity）A_w は，食品中の結合水と自由水の割合を示す尺度であり，次式で表される。

$$水分活性 \ A_w = \frac{食品の蒸気圧 \ P}{純水の蒸気圧 \ P_0} \qquad (2.1)$$

　水分活性は，一定の温度下で純水と食品をそれぞれ密閉容器内に入れて静置し，平衡状態になったときに測定した蒸気圧から求められる。水を含む物質や水溶液では，水分子が熱運動によって系外に飛び出そうとするので，これらを狭い空間内に静置すると，一定の水蒸気圧 P を示す。P は，含水量および構成成分と水とが引きあう強さに加えて，温度の影響を受ける。ラウールの法則＊4 からわかるように，水に何らかの成分が溶解すると水分子が束縛を受けて蒸発しにくくなるため，その量に比例して蒸気圧が下がる。食品の場合，理想溶液ではないので，厳密にはラウールの法則による予想値とは異なる値を示すが，P は同じ温度における純水の蒸気圧 P_0 よりも小さくなるため，水分活性 A_w は0～1の間の値をとる。

　上記のように，食品の水分活性を求めるには，食品試料と平衡状態になっている密閉された雰囲気中の水蒸気圧を測定するが，実際には平衡状態に達するのにかなりの時間を要する。そのため，さまざまな相対湿度になるように湿度を保った容器に試料を入れて一定時間（およそ1～2時間）後の試料の水分の増減を秤量し，縦軸を水分量の増減，横軸を A_w としたグラフを作成し，水分変化量0に外挿することで試料の A_w を求

＊4 ラウールの法則：希薄溶液において，不揮発性の溶質が溶けた溶液では，その蒸気圧は純溶媒の蒸気圧より小さくなる。$P=xP_0$（P：溶液の蒸気圧，P_0：純溶媒の蒸気圧，x：溶質のモル分率）。

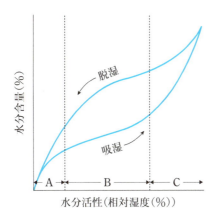

図2.8 等温吸湿脱湿曲線（模式図）

める（コンウェイ法）ことが多い。相対湿度は外部環境の特性であるのに対し，水分活性は食品の特性であるので，食品の貯蔵，加工などについて考える場合は，水分活性値を用いるのが一般的である。

B. 等温吸湿脱湿曲線（収着等温線）

ある食品を一定温度で吸湿させ，再び乾燥した後の，一定温度における水分含量と A_w との関係をプロットすると，**等温吸湿脱湿曲線**（収着等温線）が得られる（図2.8）。一般的に，吸湿過程と脱湿過程を表す2つの曲線は異なっており，食品が相対湿度の高い環境下で水分を吸収（吸湿）するときに比べ，食品が相対湿度の低い環境下で水分を失う（脱湿）ときの方が，同一の A_w における水分含量は高くなる[*5]。図の吸湿等温線と脱湿等温線に囲まれた閉じた部分の大きさや形は，食品の種類により大きく異なる。

図2.7の模式図に従って考えると，食品中の水分子の一部はすでに食品成分と強く吸着した単分子層を形成し，結合水として存在している。続いて，結合水の単分子層に水分子が吸着し，準結合水の多分子層が形成される。次に，細孔や毛管部に水が取り込まれる。この水は毛細管凝縮水とよばれ，食品の微細な組織構造中で水分子が吸着することなく単に保持されている状態である。毛細管凝縮水は束縛されておらず，自由水に相当するとみなされる。

C. 水分の移動

水分活性が異なる食品が共存すると，食品間で水分が移動する。また，水分は蒸気圧が高い食品から低い食品に移動する。そのため，水分活性の高い食品から低い食品へと水分が移動し，同じ水分活性となる水分含量に達し，平衡状態となるはずである。例えば，図2.9に示すような異なる水分含量と水分活性（グラフのa1, b1）を示す食品aと食品bを共存させる場合，もし水分含量（M_a, M_b）が等しくなるように水分が移動する

[*5] この吸湿過程と脱湿過程における水分含量の違いのように，相互に関係ある2つの量が，一方の状態が同じであるにもかかわらず，履歴の違いにより異なる現象を履歴現象（ヒステリシス）とよぶ。

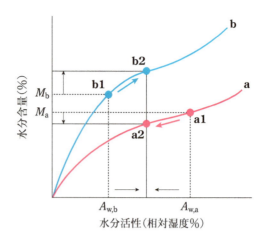

図2.9 水分活性値が異なる食品を共存させた場合の水分移動（典型例）

ならば，水分含量が2つの食品の水分含量の平均値になるように水分が移動するはずである。しかし，実際には，水分含量が等しくなるように移動するのではなく，水分活性が等しくなるように水分活性が高い($A_{w,a}$)食品aから低い($A_{w,b}$)食品bへと水分が移動する。よって，水分含量については，図のようなケースの場合，水分含量の高い食品bではさらに高く（b1からb2），水分含量の低い食品aではさらに低く（a1からa2）なり，a2とb2の水分活性は等しい値になる。つまり，水分活性が等しくなるように水分が移動するため，水分含量の多い食品が吸湿してさらに水分が多くなり，水分含量の少ない食品がより乾燥する，という一見逆のような現象が起こる。よって，水分含量の異なる食品を共存させる場合は，水分含量を測定するよりも，それぞれの水分活性（相対湿度）を測定することが重要である。

D. 水分活性と食品の品質変化

水分活性は，食品中の水分子の動きやすさを示しており，この値を用いることで，溶質の活量係数[*6]や水和量が決まり，溶質の性質を理解することができる。また，水分活性は，水分子の活動性を考えるうえでの目安でもあり，比較的容易に測定できるため，食品の保存性の指標として用いられる。食品中で生じる脂質酸化反応，非酵素的褐変，酵素活性，カビ・酵母・細菌の増殖など，食品の変質にかかわる化学・生物学反応速度が，水分活性と高い相関をもつことが経験的によく知られている（**図2.10**）。特に食品の保存に深くかかわる微生物の生育と水分活性との関係を**表2.3**に示す。

生鮮食品，食肉，鮮魚，卵，牛乳，果実，果汁，野菜などは，0.98以上の高い水分活性値をもつことが多く，変質や腐敗を防ぐために低温貯蔵（冷凍もしくは冷蔵保存）が必要である。水分活性0.93〜0.98の食品である練り物，魚の干物，チーズなどについても，冷蔵保存が必要である。

*6 活量係数：実際の溶液系を理想溶液として近似するための係数。

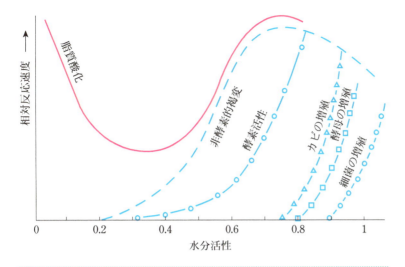

図2.10 | 食品に起こるさまざまな変化と水分活性の関係
[T. P. Labuza, "Kinetics of lipid oxidation in foods", CRC Critical Reviews in Food Technology, 2, 355–405(1971)を一部改変]

表2.3 | 水分活性と微生物の生育との関係
[鬼頭 誠, 佐々木隆造 編, 食品化学, 文永堂出版(1992), p.12, 表2]

微生物の種類	生育に必要な最低水分活性
胞子の発芽	0.98
ボツリヌス菌	0.93
普通細菌	0.90
普通酵母	0.88
普通カビ	0.80
好塩細菌	0.75
耐乾性カビ	0.65
耐浸透圧性酵母	0.61

一方，水分活性が0.60～0.65以下の食品はいわゆる乾燥食品あるいは乾物であり，米，小麦粉，乾燥豆，ビスケット，クラッカーなどがある。これらは，冷凍，冷蔵しなくても長期間保存できるという特徴をもつ。クラッカーなどは，その高い保存性ゆえに非常食としてもよく用いられる。水分を10～40%程度含み，A_wが0.65～0.85である食品は，中間水分食品(intermediate moisture foods, IMF)とよばれる。中間水分食品は，腐敗にかかわるほとんどの微生物の増殖が抑制されるため，保存に適しており，かつ食感が良好となる。例えば，ジャム，ドライソーセージ，レーズン，ゼリー，ようかん，ケーキ，つくだ煮などがこれに当てはまるが，脂質の酸化，酵素反応や非酵素的褐変は進行しやすくなる。食品の劣化の指標である酸化脂質の生成はA_wが0.3付近でもっとも低い。A_wが0.3程度の食品では水分子はすべて食品成分に吸着されて単分子層をつくっていると考えられ(図2.7のA層)，このときの含水率を単分子含水率という。一般に，食品を単分子含水率以下まで乾燥すると，脂質酸化反応はむしろ起こりやすくなる(図2.10)。

加工食品の場合，水分活性を調整し，その食品の変質をある程度制御することができるため，「食品衛生法」および「食品，添加物等の規格基準」(昭和34年厚生省告示第370号)において，水分活性が規格または基準に取り入れられている。食品の水分活性を適切にコントロールする方法には，①脱水，②溶質の増減，③冷凍，④包装があげられる。①については，加熱あるいは減圧，凍結乾燥などにより水分含量を減少させる方法がある。②は加える食塩やショ糖を増減させることで，水分活性を調節できる。③は凍結により，食品中の水の蒸気圧が下がり，水分活性を下げることができる(表2.4)。④は包装により，物理的に水との接触を遮断することができる。

表2.4 | 温度による水と氷の蒸気圧および水分活性の変化
[鬼頭 誠, 佐々木隆造 編, 食品化学, 文永堂出版(1992), p.13, 表3]

温度(°C)	蒸気圧(mmHg) 液体の水	蒸気圧(mmHg) 氷	水分活性
0	4.579	4.579	1.000
−10	2.149	1.950	0.907
−20	0.943	0.776	0.823
−30	0.383	0.286	0.747
−40	0.142	0.097	0.683
−50	0.048	0.030	0.625

Column

氷結晶生成の食品の品質への影響

現代の食生活では，時間の経過にともない変質する食品を，長期保存する必要性がある。その手段の1つとして，食品の冷凍保存は家庭でも工業的にもたいへん重要である。2.1.3項で示したように，氷は水よりも密度が低く，水が凝固して氷になるとき，体積が約9％増加する。水と水溶液が凍結する際は，氷の核ができる氷晶核生成過程と，その核が周辺の小さな氷や水分を抱え込み体積を増やしてし氷の結晶となる氷晶核成長過程が連続的に起こる。氷晶核は，水溶液の中の化合物やほかの物質と界面との間で水分子が会合することで生じやすいため，水が純水に近いほど氷晶核は生成しにくくなる。

生鮮食品などのように，細胞内に多量の水が存在する食品をゆっくりと冷却した場合には，細胞内で氷晶核が成長しやすくなり，大きな氷の結晶が生じる。水が氷になるときには，膨張による圧力上昇により組織が潰されたり，細胞内の水が大きな氷の結晶となることで細胞膜を突き破ったりすることにより，物理的に組織の損傷が起こる。この状態で解凍すると，食品中の細胞間隙の水や細胞内の水が流れ出る。この水分のことをドリップという。ドリップにより，栄養素や嗜好成分を含むさまざまな水溶性の成分が失われるとともに，食感も変化する。特に植物性細胞の場合は，細胞壁の弾力性が乏しいため損傷を受けやすく，ドリップを生じやすい。さらに，解凍時に酵素反応をともなって軟化することもある。したがって，一般的に凍結－融解した野菜はみずみずしさが失われ，歯ごたえの喪失や色の変質が生じ，肉や魚介類については，食感が軟らかくなり，うま味も落ちることが多い。

氷の結晶の大きさには，凍る温度と速度も関与する。図は食品凍結の際の温度と時間の関係を示す典型的な食品凍結曲線である。図中の−5～0℃（−5～−1℃とする文献もある）の温度帯は氷の結晶がもっとも大きく成長しやすい温度帯で，最大氷結晶生成温度帯(zone of maximal ice crystal formation)とよばれる。この温度帯中で食品中のすべての水分が固体化してからはじめて温度がさらに低下する。よって，冷却能力が弱い家庭用の冷凍庫で食品を凍結するときは図の緩慢凍結のような温度変化を示し，一般的に最大氷結晶生成温度帯にとどまる時間が長くなる。この場合，融解時にドリップが多く生じてしまう。したがって，ドリップを避けるためには，最大氷結晶生成温度帯に食品がとどまる時間を短縮することが重要である。そのため，産業的には，−40℃以下の冷凍庫内で急速凍結することで，最大氷結晶生成温度帯を素早く通過させ，ドリップの生成を防いでいる。近年は急速冷凍機能を備えた家庭用冷蔵冷凍庫も市販されている。

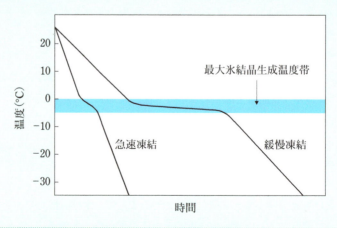

図 冷却時間と温度の関係性を示す食品凍結曲線（典型例）
［O. Miyawaki, *Food Sci. Technol. Res.*, **7**, 1 (2001), Fig. 5を一部改変］

E. 食品中の水分活性の測定

上で述べたように，水分活性は，密閉空間に置かれた食品がある温度において示す蒸気圧と，その温度の水の飽和水蒸気圧との比で求められる。水分活性の測定法には，電気抵抗式湿度測定法，コンウェイ法などを用いたグラフ内挿法，毛髪湿度測定法などがある。

2.3 ◆ 食品中の水分含量の測定法

ほとんどの食品は水分を含んでいるが，同じ食品でも水分含量は保存状態などで変動がある。したがって，飲料，液体調味料，酒類など，明らかに液状であるもの以外は，その食品に含まれる各成分の含有量は，食品の乾燥重量当たりの値として表示する場合が多い。食品中の水分は，上にも述べたように，自由水，準結合水，結合水の3つの存在状態で存在するため，水分測定の際には，それぞれの方法の正確性，実用性について十分に理解しておく必要がある（**表2.5**）。

一般に，食品中の水分含量は空気中の湿度に応じて変化するため，定量操作を行うまでは密閉されたできるだけ小さな容器に試料を保存しておくことが重要である。

表2.5 **食品中の水分含量についての代表的な測定法**

分析方法	特　　徴
加熱乾燥法	• 加熱乾燥後の重量測定により蒸発した水分量を求める。 • 簡便であり，多くの食品に基準法として適用される。 • 常圧加熱乾燥法と減圧加熱乾燥法があり，温度により変質しやすい食品の場合は減圧加熱乾燥法が適している。 • 水以外の揮発成分の存在と揮散量を考慮できない場合が多く，得られた値は真の水分の近似値である。
カールフィッシャー法	• 低級アルコールおよびピリジンなどの塩基存在下で，ヨウ素と二酸化硫黄が水と選択的かつ定量的に反応することを利用した方法 • 水以外の揮発成分を多く含む食品の水分測定には加熱乾燥法よりも適している。 • 反応溶媒に溶解しない食品，試薬と反応する食品，不均質で水分の多い食品には向かない。

Column

氷結晶の生成と解凍の有効利用

高野豆腐，または凍り豆腐，凍み豆腐は，屋外に豆腐を放置したことで偶然に製法が発見されたといわれており，古くから私たちの食卓に並んでいる。歴史としては，和歌山県の高野山の僧侶の手によって精進料理として用いられていた豆腐をある寒い冬の日に誤って凍らせてしまったのが始まりという説，中国から弘法大師が高野豆腐の文化を持ち帰ったという説，あるいは寒冷地である長野県や東北地方の冬場の食材から始まった説，などがある。

伝統製法では，寒冷地の冬に，かたく水切りした豆腐を寒い屋外に置くことで，夜間は凍結し，日中にはそれが融ける。これを繰り返すことで，水分が豆腐から抜ける。現在では機械製法が用いられ，豆腐を機械で凍結し，乾燥させている。大量の水に溶解している，もしくはゲル（第10章参照）として存在する大豆タンパク質の分子間距離は大きく，製造時の温度も低いため，分子間の反応はほぼ起こらないが，これを凍結すると，「コラム

氷結晶生成の食品の品質への影響」で述べたように，豆腐内の水は体積を増して氷の結晶となる。この氷の結晶は豆腐全体で形成されるが，水に溶け込んでいた大豆タンパク質は，氷の結晶の間にある凍結していない少量の水中に濃縮された状態で溶け込む。これが解凍されることで，氷の結晶部分が小さな穴として残るため，豆腐がスポンジ状の多孔質となる。高野豆腐を調理すると，このスポンジ状の空隙に出汁などの水溶液を含みやすく，大豆タンパクが濃縮されたスポンジ部分の独特の食感とともに楽しむことができる。

このように，凍結による氷の結晶の生成と解凍による水分の流出を，ドリップのようなデメリットととらえず，加工に活かした食品には，寒天やはるさめなどもあげられる。はるさめは，3.1節でも触れるように，デンプンの老化を利用した加工食品である。凍結により糊化したデンプンが老化することにより，煮崩れしにくいなどといった特徴がある。

第3章

炭水化物

炭水化物(carbohydrate)はタンパク質，脂質とともに三大栄養素の1つであり，地球上でもっとも多量に存在する有機化合物である。動物におけるグリコーゲンや，植物におけるデンプンはエネルギー源の貯蔵物質である。糖やデンプンなどの糖質は世界中のほとんどの地域で人間の主たる食糧であり，ヒトなど非光合成生物では糖質の酸化がエネルギー産生経路の中心である。また，植物が生産する代表的な炭水化物であるセルロースは，CO_2とH_2Oから光合成により毎年1,000億トン以上も変換・産生されている。セルロースやキチン・キトサンのような糖質ポリマー(グリカン)は，構造組織物として細菌や植物の細胞壁，動物の結合組織で機能している。さらに，細胞表面糖鎖には，タンパク質や脂質と共有結合して複雑な構造を形成し，細胞内や細胞間の情報伝達などにかかわるシグナルとしてはたらくものもある。また，食物繊維のように，直接的にエネルギー源とはならないものの，腸内細菌叢の改善作用や糖の吸収遅延による食後高血糖の上昇抑制作用などの機能性をもつものもある。なお，ヒトの消化酵素で分解されてエネルギー源となる炭水化物を利用可能炭水化物[*1]とよぶ。

炭水化物は基本的に炭素(C)，水素(H)，酸素(O)で構成されている。窒素，リン，硫黄を含有する場合もある。すべてではないが多くの場合，組成式は$C_m(H_2O)_n$，つまり炭素(carbon)の水和物(hydrate)として表される。ただし，実際には乳酸($C_3H_6O_3$)や酢酸($C_2H_4O_2$)のように，この式に当てはまるにもかかわらず炭水化物の仲間ではないもの，あるいはデオキシリボースのように核酸の構成成分として重要であるにもかかわらずこの式に当てはまらないものも存在する。そのため，伝統的には炭水化物という用語も用いられるが，脂質やタンパク質と同様に**糖質**(saccharide)というよび方が一般的である。

3.1 ◆ 単糖・オリゴ糖・多糖の構造と基本的性質

糖質は，構成単位である単糖，それらが数個つながったオリゴ糖，多数つながった多糖に大きく分類される。単糖は基本的には複数のヒドロキシ基(−OH)と，1つのアルデヒド基(−CHO)あるいはケトン基(>C=O)をもつポリヒドロキシカルボニル化合物である。ヒドロキシ基とカルボ

> [*1] 利用可能炭水化物と食物繊維はいずれも炭水化物であるが，栄養学的意味が異なる。そのため，主要な食品については，エネルギー計算をより正確にするために従来の差引き法ではなく分析や推計により求めた含量が，利用可能炭水化物(単糖等量)として食品成分表2020年版(八訂)に収載されている。なお，食品成分表には食物繊維についての値も記載されている。

アルデヒド基

D-グリセルアルデヒド
（アルドトリオース）

ケトン基

ジヒドロキシアセトン
（ケトトリオース）

| 図3.1 | アルドースとケトース

フィッシャー投影式

D-グルコース

ハワース投影式

アノマー炭素

α-D-グルコース

| 図3.2 | D-グルコースのフィッシャー
投影式とハワース投影式

＊2 比旋光度：溶液に平面偏光を通過させた際に偏光面を回転させる性質のこと。時計回りに回転する性質を右旋性（比旋光度はプラス（＋））、反時計回りに回転する性質を左旋性（比旋光度はマイナス（－））とよぶ。例えばD-グリセルアルデヒドは右旋性であり、L-グリセルアルデヒドは左旋性である。

ニル基は、炭水化物、とりわけ単糖が示す水溶性、生体親和性、高い反応性を決める重要な官能基である。

3.1.1◇単　糖

単糖（monosaccharide）は、加水分解によってそれ以上に単純な糖にならない基本単位である。自然界にもっとも多く存在する単糖は、ブドウ糖（グルコース、glucose）である。糖はグルコースのように語尾に-oseを付けて命名される。単糖は無色で、水によく溶け、ほとんどの単糖は甘味を呈する。骨格をなす炭素原子は単結合で連結されており、アルデヒド基をもつ糖を**アルドース**（aldose）、ケトン基をもつ糖を**ケトース**（ketose）とよぶ（**図3.1**）。アルドースとしてはグルコースやガラクトース、ケトースとしてはフルクトースが代表的である（図3.3）。加えて、アミノ基をもったグルコサミン、カルボキシ基をもったグルクロン酸などの単糖誘導体が生体内で合成されている。

また、単糖は構成する炭素の数によって、三炭糖（トリオース、triose）、四炭糖（テトロース、tetrose）、五炭糖（ペントース、pentose）、六炭糖（ヘキソース、hexose）、七炭糖（ヘプトース、heptose）のように分類される。食品成分に存在する炭水化物のほとんどは、グルコースおよびその立体異性体からつくられている。つまり、アルドース型の六炭糖（アルドヘキソース）が単糖とその重合体であるオリゴ糖や多糖の基本構造である。多糖や核酸はペントースも多く含む。

A. 鏡像異性体

ケトース型の三炭糖（ケトトリオース）であるジヒドロキシアセトンを除くすべての単糖は1個以上の不斉炭素原子を有する。もっとも炭素数の少ないアルドース（アルドトリオース）はグリセルアルデヒドであり、2位の炭素は不斉炭素（キラル中心）である。糖の構造の表記法として、炭素原子の4つの結合手のうち横に書いた結合手を紙面の手前側とする**フィッシャー投影式**（Fischer projectionあるいはFischer projection formula, **図3.2**）がよく用いられる。フィッシャー投影式で表した際に、カルボニル基（アルデヒド基またはケトン基）からもっとも遠い不斉炭素原子（標準炭素原子）にあるヒドロキシ基が右にある場合をD型、左にある場合をL型とよぶ。これらは右手と左手のように重ねあわせることができない**鏡像異性体**（**エナンチオマー**、enantiomer）であり、それぞれがD-グリセルアルデヒド、L-グリセルアルデヒドのように表記される。不斉炭素を2個以上もつ四炭糖以上の場合は、鏡像異性体以外の立体異性体（ジアステレオマー、diastereomer）も存在する。

天然の単糖の大部分はD型であるが、L-アラビノースや複合糖質の一般的な構成成分である糖誘導体（後述）のいくつかは天然でL型として存在する。各単糖の鏡像異性体間では比旋光度＊2を除くほとんどの物理

的，化学的性質は等しいが，生物学的性質は大きく異なることが多い。D型のヘキソースには，D-グルコースを含め，アノマー異性体（後述）を除いて8種類の中性糖の異性体（2位，3位，4位の立体異性，$2^3＝8$種類）が存在する。

B. 環状構造

単糖の化学構造は**図3.3**のようにフィッシャー投影式による鎖状構造で描かれることが多いが，アルドテトロースや骨格に5個以上の炭素原子をもつ単糖のほとんどは，水溶液中においてカルボニル基とヒドロキシ基が分子内でヘミアセタール（ヘミケタール）結合を形成することで（**図3.4**），五員環（フラノース）あるいは六員環（ピラノース）の環状構造をとっている（**図3.5**）。三員環や四員環は立体的なひずみが大きく不安定であるため存在しない。環状構造の表記法としては**ハワース投影式**（Haworth projectionあるいはHaworth perspective formula）がよく用いられる（図3.2）。環状構造ではヘミアセタール性ヒドロキシ基は環の上側と下側のいずれにも配置しうるため，1位の炭素原子は新たな不斉炭素となり，2種類の構造異性体ができる。これを**アノマー**（anomer）という。アノマーはヘミアセタールやヘミケタールを形成する炭素原子（アノマー炭素）に関する立体配置のみが異なる単糖の異性体である。アノマー炭素の立体異性体は，標準炭素原子（グルコースでは5位）のヒドロキシ基（開環状態）と同じ方向にアノマー炭素のヒドロキシ基が出ていればα型，逆の方向に出ていればβ型とよぶ。すなわち，D型の糖では環状構造の下側にヘミアセタール性ヒドロキシ基があるものがα型である。

D-グルコースのアノマーであるα-D-グルコースとβ-D-グルコースの比旋光度はそれぞれ＋112.2°，＋18.7°であるが，それぞれの水溶液を放置すると時間とともに変化し，どちらの溶液の比旋光度も＋52.7°で一定になる。この現象を変旋光とよぶ。これは，環状構造におけるα型，β型が直鎖状構造を介して相互変換できるためであり，温度によって存在比は変化する。例えば，グルコースは20℃の水溶液中でα型のα-D-グルコピラノースが38％，β型のβ-D-グルコピラノースが62％である[*3]。β型の比率がα型より高いのは，D-グルコピラノースが舟型コンホメーション（boat conformation）よりもイス型コンホメーション（chiar conformation）をとる傾向があり，アノマー炭素のヒドロキシ基と近接するヒドロキシ基の距離の違いからα-D-グルコピラノースよりもβ-D-グルコピラノースの方が安定性で勝るためである。果実に含まれるフルクトースの場合は少し複雑で，ピラノースのアノマー異性体に加えて五員環構造をとるフラノースのアノマー異性体も存在する（**図3.6**）。それぞれのアノマー異性体と鎖状構造を加えると計5種類の異なる化合物が水溶液中に存在することになる。フルクトースの甘味は強く，グルコースの2.3倍，スクロースの1.7倍の甘味を示す。フルクトースの強い甘味

*3 水溶液中では，フラノース型のグルコースはほとんど存在しない。

D-アルドース

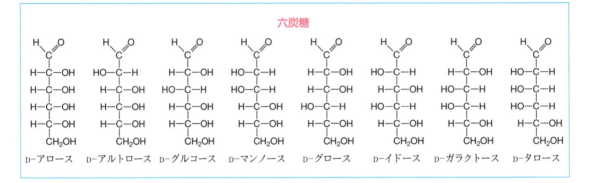

D-ケトース

図3.3 炭素原子が3〜6個のD-アルドースとD-ケトース

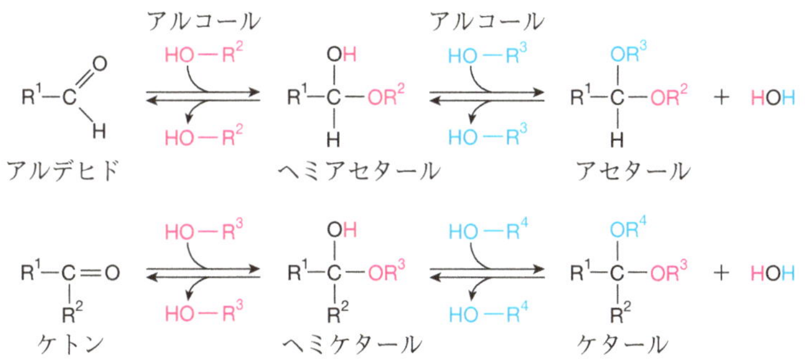

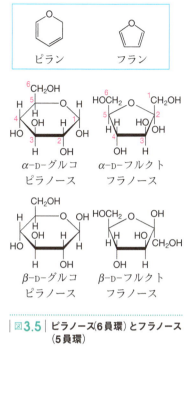

図3.4 ヘミアセタールとヘミケタール結合の結合形成
アノマー炭素のヒドロキシ基は酸性条件あるいは酵素反応によって，アルコール類やフェノール類のヒドロキシ基と縮合して，化学的に安定なグリコシド結合を形成する。

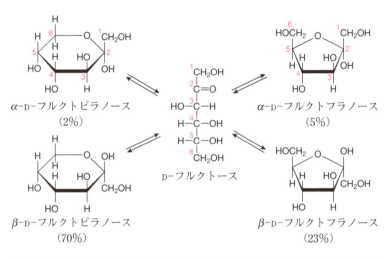

図3.5 ピラノース（6員環）とフラノース（5員環）

図3.6 水溶液中（20°C）におけるD-フルクトースの構造変化

は，ピラノース構造をもつ異性体によるもので，β型はα型よりも3倍程度強い甘味を示す*4。フルクトース水溶液を低温にすると，異性体比率が変化し，β-D-フルクトピラノースの割合が増加するので甘味が増すことが知られている。

C. 還元性

単糖の環状構造の分子内ヘミアセタール結合は，水溶液中で解離して直鎖状構造となり，アルデヒド基やケトン基となる（図3.6）。これらのカルボニル基は還元性を示し，カルボニル炭素は酸化されてカルボキシ基となる*5。こうした還元性をもつ糖は**還元糖**（reducing sugar）とよばれる。二糖やオリゴ糖，多糖において，環状構造を形成しているヘミアセタール性ヒドロキシ基が他の糖のヒドロキシ基などと結合してアセタール結合（グリコシド結合）を形成すると，還元性は消失する（図3.7）。すなわち，単糖が複数つながったオリゴ糖や多糖では還元性は末端の糖のみが示すため，単糖とは異なり還元性はほとんどない。還元性を示す

*4 各種糖類の甘味度については7.2節を参照。

*5 フルクトースのケトン基はα-ヒドロキシケトンである。そのため，フルクトースはアルカリ条件下でアルドースへと異性化し，還元性を示す。

> **Memo**
>
> ### 単糖の略号および二糖やオリゴ糖の結合様式の表記
>
> 二糖やオリゴ糖の結合様式は，単糖の略号を用いて表すことができる。例えば，ラクトースはD-ガラクトース(Gal)とD-グルコース(Glc)がβ-1,4結合した二糖なので，β-Gal-(1→4)-Glc，マルトースは2つのD-グルコースがα-1,4結合した二糖なので，α-Glc-(1→4)-Glcのように表す。DL型を示す場合は，略号の前に「D-」または「L-」を付ける。例えば，D-アラビノースはD-Araである。
>
> 環構造（ピラノースとフラノース）を示す必要がある場合は，略号の後にイタリックで「p」（ピラノース）または「f」（フラノース）を付ける。例えば，D-リボフラノースはD-Rib$f$，D-リボピラノースはD-Rib$p$となる。オリゴ糖や多糖を構成するペントースとヘキソースはD型でピラノース構造をとることが多いため，「D-」と「p」は省略されることが多い。

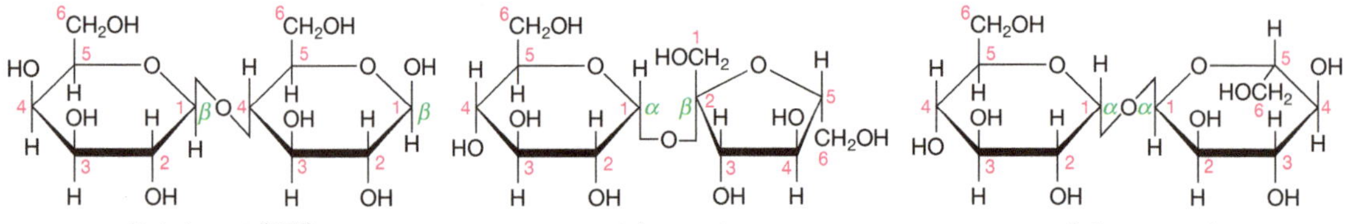

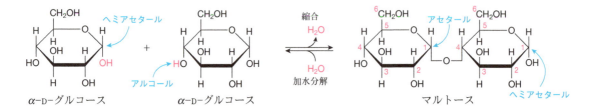

図3.7 主要な二糖類

図3.8 マルトースの生成

末端を還元末端，還元性を示さない末端を非還元末端とよぶ。還元性を示しうるヒドロキシ基が結合に関与しているために，還元性をもたない糖を非還元糖とよぶ。代表的な非還元糖として二糖類のスクロースやトレハロースがある。

糖の還元性による反応として，アルカリ性条件下でのCu^{2+}の還元により赤褐色の沈殿が生じるフェーリング反応や，アンモニア塩基性下でのAg^+の還元により試験管壁に銀鏡ができる銀鏡反応などがある。

3.1.2 ◇ 二糖，オリゴ糖

マルトース，ラクトース，スクロース，トレハロースなどの**二糖**（disaccharide，図3.7）は，一方の糖（通常は環化している）のヒドロキシ基ともう一方の糖のアノマー炭素との反応により形成されるO-グリコシド結合によって連結されている2分子の単糖からなる（図3.8）。二糖

をつなぐグリコシド結合は一般的には酸素原子(O)で結合したO–グリコシド結合であるが，糖タンパク質では窒素(N)に結合したN–グリコシド結合があり，そのほかに硫黄(S)に結合したS–グリコシド結合も天然には存在する。二糖をつなぐ一般的なO–グリコシド結合では，アノマー位の立体配置や結合の位置によってα–1,4結合，β–1,6結合のようなさまざまな結合が存在する。また，3～10個程度の単糖がグリコシド結合でつながったものを**オリゴ糖**(少糖)という[6]。

*6 二糖をオリゴ糖に含める場合もある。

3.1.3 ◇ 多 糖

　食品を含む天然の糖質の多くは，単糖がグリコシド結合で重合した中～高分子量(分子量20,000以上)のポリマーであり，**多糖**あるいは**グリカン**(glycan)とよばれる。多糖は還元末端がほとんどないために還元性を示さず，また甘味などの味もない。一方で，食品中の多糖は，栄養成分としてのみならず食品の物性に関与する成分として重要である。単一の糖が結合した多糖を単純多糖あるいはホモ多糖という。デンプン，グリコーゲン，セルロースなどは，グルコースからなるホモ多糖で，グルカン(glucan)とよばれる。グルカン(glucan)はglucoseの語尾-oseを-anに変えた呼び名である。イヌリンは，フルクトース(fructose)からなるホモ多糖で，フルクタン(fructan)とよばれる。一方，複数種の単糖や単糖以外の成分が結合した多糖は複合多糖あるいはヘテロ多糖といい，寒天やグルコマンナンなどがある。グルコマンナン(glucomannan)は，グルコース(glucose)とマンノース(mannnose)からなるヘテロ多糖である。多糖には，グリコーゲンやイヌリンのように水溶性のものや，セルロースやキチンのように水に不溶性のものがある。

A. デンプン(starch)

　デンプン[7]は，米，麦，トウモロコシなどの穀類，いも類(じゃがいも，さつまいもなど)，豆類などに多く含まれる多糖であり，植物細胞内にデンプン粒として貯蔵されている。デンプンは，ヒトの消化酵素であるアミラーゼ(唾液，膵臓)やα–グルコシダーゼ(小腸)などによる加水分解反応を受け，最終的にグルコースにまで分解されて利用される。そのためデンプンは，エネルギー源として重要な食品成分である。

　デンプンは，グルコースの結合様式(構造)が異なるアミロース(amylose)とアミロペクチン(amylopectin)という2種類の単純多糖を主成分としている。アミロースはグルコースがα–1,4結合で直鎖状につながった構造の多糖である。グルコースの重合度は1,000～2,000程度で，分子量はアミロペクチンよりも小さく数万～数十万程度である。アミロースのグルコース鎖は，グルコース6分子で1回転するらせん構造をとりやすい。このらせん構造中にヨウ素が取り込まれると，青色を呈する(ヨウ素－デンプン反応)。アミロペクチンは大きいもので分子量が数千万(糖

*7 デンプンは冷水中で沈殿することから「澱粉」と名づけられた。

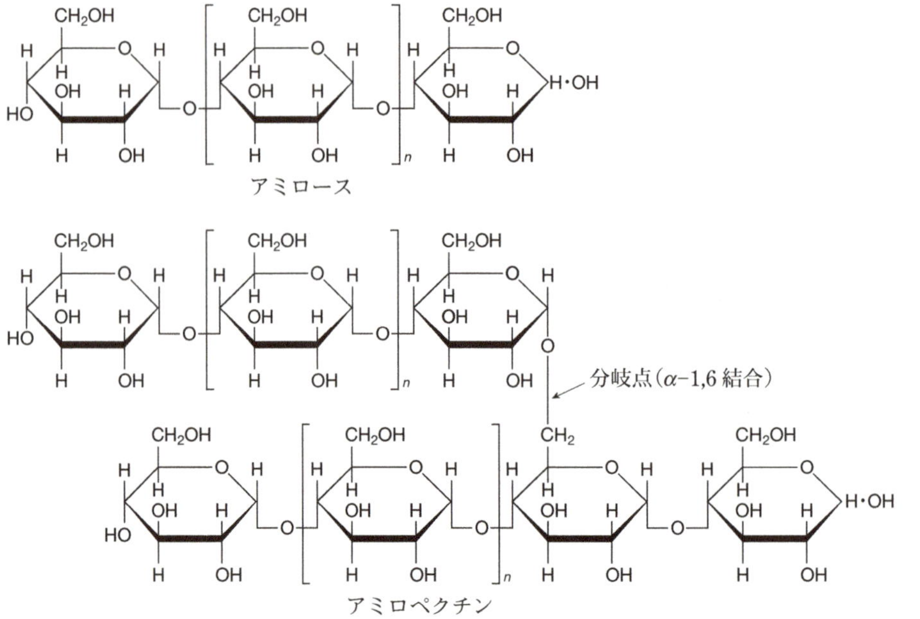

図3.9 アミロースとアミロペクチンの化学構造

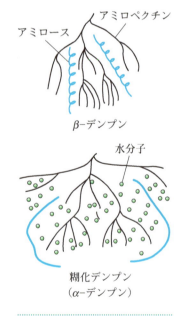

図3.10 デンプンの糊化（模式図）

残基が〜数十万個）の巨大分子である。アミロペクチンはアミロースのところどころでグルコースがα-1,6結合により枝分かれした構造である（図3.9）。アミロペクチンは多くの分枝を有するが、還元末端は1つであり、他のすべての末端は非還元末端である。アミロペクチン分子内でα-1,6結合しているアミロース鎖はグルコース残基が20〜25個と短いため、そのヨウ素－デンプン反応はアミロースよりも弱く、青紫〜赤紫色を呈する。ヨウ素－デンプン反応による発色は加熱により可逆的に消える。これは加熱によるらせん構造のゆるみが原因であると考えられている。また、不飽和度の高い脂肪酸などの存在下では、ヨウ素が不飽和脂肪酸の二重結合に結合することにより、呈色が阻害される。

　アミロースとアミロペクチンの割合は食品ごとに異なるが、一般的な穀物、いも類、豆類にはアミロースが15〜30％、アミロペクチンが70〜85％程度の割合で存在する。うるち米デンプンにはアミロースが20％、アミロペクチンが80％程度の割合で存在するが、粘りの強いもち米デンプンはほぼ100％アミロペクチンからなる。

　植物の細胞内や、単離されたデンプン粒内にあるような生の状態のデンプンは、アミロースとアミロペクチンが規則的に集合し、分子間力（水素結合）で密に結合したミセル構造をとっている。この状態をβ-デンプンとよぶ（図3.10）。水素結合で密に結合したミセル構造には水分子が入り込みにくいため、β-デンプンは固く消化酵素による加水分解を受けにくい。しかし、デンプンに水を加えて加熱するとミセルを形成する水素結合の安定性が壊れ、次第に水が侵入する。デンプン分子が水和す

3.2 | 栄養成分としての糖（食品に含まれる糖） | 031

Memo

グリコーゲン

グリコーゲンは動物のもつデンプン様の単純多糖（グルカン）である。動物は過剰の糖を摂取した場合，糖をグリコーゲンに変換して，主に肝臓と筋肉に貯蔵する。グリコーゲンは水に溶け酵素の作用も受けやすいため，エネルギーの必要に応じて即座に分解され，生成したグルコース（厳密にはグルコース一リン酸）が解糖系に入り，エネルギー産生に利用される。グリコーゲンの構造はアミロペクチンに類似しており，グルコースがα-1,4結合でつながった直鎖状構造からα-1,6結合により多数枝分かれした構造である。アミロペクチンより

も枝分かれの頻度が多く，直鎖状部分がグルコース10残基程度と短い（アミロペクチンは24～30残基）ため，ヨウ素デンプン反応は弱く，赤褐色を呈する。グリコーゲン合成の最初のステップは，UDP-グルコースからグリコゲニン（タンパク質）の194番目のチロシン残基のヒドロキシ基へのグルコース残基の転移である。それゆえ，グリコーゲン分子全体の構造は，グリコゲニンを中心に樹状に広がった球状の構造体となる。食品では，かきなどの貝類や，うに，レバーなどに多く含まれる。

ると，膨張して半透明の糊状に変化する。この状態のデンプンをα-デンプンといい，この現象を**糊化**（アルファ化）という。糊化したα-デンプンは軟らかく粘りも出るため，物性が大幅に変わり，また消化酵素の作用も受けやすくなる。α-デンプンを室温あるいは冷却放置すると，水が分離（離水）することで，デンプン分子内で再びミセル構造が形成され，β-デンプン様の状態になる。この現象をデンプンの**老化**という。米のデンプンが老化すると，口当たりがわるいだけでなく，消化酵素も作用しにくくなる。水和量の多いスクロースなどの糖を加えると，老化を防ぐために有効である。また，非常食や登山用食品などに利用されているアルファ化米の製造工程においては，炊飯後のα-デンプンを高温のまま乾燥させ水分を除去するなど米のデンプン老化を防止する食品加工法が利用されている。一方，はるさめは老化を利用した食品である。

3.2 ◆ 栄養成分としての糖（食品に含まれる糖）

アミノ基やカルボキシ基などをもたない一般的な単糖類を中性糖といい，天然や食品中には五炭糖（ペントース）と六炭糖（ヘキソース）が主に存在する（図3.2）。

食品中ペントースの中性糖としては，D-キシロース，L-アラビノース，D-リボースなどのアルドースやリブロースなどのケトースが多く存在している。多くの単糖はD型であるが，アラビノースとリブロースにはD型とL型の両方の光学異性体が存在し，生物種によりD型とL型のどちらかを使い分けているようである[*8]。ペントースは食品中に単糖として存在することは少ない。例えば，L-アラビノース（自然界においてD体よりもL体のほうが多いという特徴をもつ）は大豆多糖の構成糖とし

[*8] L-アラビノースは植物界に広く存在するが，D-アラビノースはマイコバクテリア（結核菌）のペントース成分である。大腸菌は，L-アラビノースをL-リブロースへと異性化し，さらなる代謝（異化反応）に利用する。D-リブロースの二リン酸型であるD-リブロース-1,5-二リン酸は，植物の光合成でもっとも重要なカルビン回路で炭素固定を担う糖である。

て，D-キシロースは植物細胞壁ヘミセルロースの構成糖として重要である。また，D-リボースは核酸系うま味成分（イノシン酸，グアニル酸）やRNAの構成糖であり，D-リボースから酸素原子がとれた2-デオキシ-D-リボースはDNAの構成糖として重要である。

　食品中に多いD型のヘキソースは，D-グルコース，D-ガラクトース，D-フルクトース，D-マンノースである[*9]。デンプン，セルロース，スクロースなどの構成成分であるD-グルコースは果実類やハチミツ中に存在する。代表的なケトースであるD-フルクトースもスクロースやイヌリンの構成成分として重要である。D-ガラクトースは遊離の状態ではほとんど存在しないが，ラクトースやラフィノース，スタキオースなどのオリゴ糖，寒天などの多糖の構成成分として重要である。以下に，これら食品中の主要な単糖，二糖，オリゴ糖について説明する。

A. グルコース（glucose, ブドウ糖：略号Glc）

　天然にもっとも多く存在する代表的なアルドース。二糖類のスクロースやマルトース，多糖類のデンプン，グリコーゲンを構成する。血液中に0.1%含まれ，生物のエネルギー源として重要な役割を担う。

B. ガラクトース（galactose：略号Gal）

　グルコースの4位の炭素のエピマー。単糖としては存在せず，二糖のラクトース（乳糖）や三糖のラフィノースのほか，寒天，糖タンパク質や糖脂質の構成成分として存在する。代謝不全はガラクトース血症の原因になる。

C. マンノース（mannose：略号Man）

　グルコースの2位の炭素のエピマー。単糖としては存在せず，植物や海藻などの多糖類の構成成分として存在する。特に，こんにゃくではグルコマンナン（多糖）として存在し，食物繊維として利用される。

D. フルクトース（fructose, 果糖：略号Fru）

　天然にもっとも多く存在するケトースで，中性糖の一種。果実やハチミツに多く，甘味を呈する。二糖のラクトース（乳糖）や三糖のラフィノースのほか，多糖のイヌリンの構成糖である。

E. マルトース（maltose, 麦芽糖：略号Mal）

　グルコース2分子がα-1,4結合によりつながった還元性二糖[*10]。麦芽などに多く含まれるため麦芽糖ともよばれ，ビールやウイスキー製造の原料となる。デンプンにアミラーゼ，特にβ-アミラーゼを作用させると主にマルトースが生成する。スクロースの50%程度の甘味をもち，水あめの主成分である。そのほか，甘酒，さつまいも（焼きいも）などに

---

*9　複数ある不斉炭素のうち，1ヶ所の立体だけが異なった異性体をエピマーという。例えば，D-ガラクトースはD-グルコースの4位の炭素のエピマー，D-マンノースは2位炭素のエピマーに相当する。

*10　略式名では，アノマー炭素とその立体配置を示す記号どうしを矢印で結び，α-Glc-（1→4）-GlcやGlc（α1→4）Glcのように表される。

3.2 | 栄養成分としての糖（食品に含まれる糖） | 033

も含まれ，和菓子やつくだ煮などの甘味料としても用いられる[*11]。

F. スクロース（sucrose, ショ糖：略号Suc）

　グルコースの1位（α）のヒドロキシ基とフルクトースの2位（β）のヒドロキシ基がグリコシド結合によりつながった二糖[*12]。ショ糖ともよばれる砂糖の主成分で，サトウキビや甜菜（ビート）に多く含まれる。アノマー炭素どうしが結合しているため，非還元糖であり酸化に対して安定である。そのため，スクロースは植物においてエネルギーの貯蔵や運搬に適している。天然の糖質の中では，フルクトースに次いで強い甘味をもつ。菓子や飲料をはじめ，多くの食品に利用されている非常に重要な糖質である。消化酵素であるスクラーゼは，スクロースを加水分解し，グルコースとフルクトースを産生する。転化糖はスクロースを酸あるいは酵素的に加水分解した甘味料であり，上白糖に数％含まれる。

G. ラクトース（lactose, 乳糖：略号Lac）

　ガラクトースとグルコースがβ-1,4結合した還元性二糖[*13]。乳児の発育に重要な栄養素であり，哺乳類の乳のみに含まれているため乳糖ともよばれる。ラクトースは，人乳に約6.7%，牛乳に約4.5%含まれており，甘味がスクロースの30%程度である。ラクトースには腸内細菌叢の改善作用やカルシウムの吸収促進作用などが報告されている。ラクトース分解酵素であるラクターゼは，小腸粘膜上皮細胞でラクトースをガラクトースとグルコースに加水分解（消化）する。ラクターゼ量が少ない（活性が低い）人はラクトースの消化吸収がわるく，牛乳を飲むことで下痢や胃腸障害などの症状を起こす。これを乳糖不耐症という。

H. トレハロース（trehalose：略号Tre）

　2分子のグルコースが互いのアノマー位で縮合（α-1,1結合）した非還元性の二糖[*14]。シイタケやしめじなどのきのこ類や酵母，昆虫などに存在する。消化酵素（トレハラーゼ）で分解される。高い保水性が特徴である。デンプンを原料とし，マルトオリゴシルトレハロースシンターゼとマルトオリゴシルトレハローストレハロヒドロラーゼを用いた酵素的な工業生産が可能である。スクロースと同じく非還元糖で安定なので，デンプン老化防止などに利用される。保水性，デンプン老化抑制，低甘味，マスキング作用などトレハロースの多様な機能特性は，和・洋菓子類，飲料，冷凍食品，パン，ごはん，めん類，調味料など，さまざまな食品の加工に利用されている。

[*11] 焼きいもでは，内部の温度を65～75℃くらいに加熱することで糊化したデンプンにβ-アミラーゼが作用し，加水分解されてマルトースが生じる。

[*12] 略式名ではGlc（α1↔2β）FruまたはFru（2β↔α1）Glcのように表される。

[*13] 略式名ではGal（β1→4）Glcのように表される。

[*14] 略式名ではGlc（α1↔1α）Glcのように表される。

3.3 ◆ 非栄養成分としての糖

3.3.1 ◇ 糖誘導体

酸化還元などにより糖のアルデヒド基，ケト基，ヒドロキシ基など構造の一部が変化したものが糖誘導体である（**図3.11**）。糖の還元により糖アルコールやデオキシ糖が，酸化によりウロン酸やアルドン酸が，ヒドロキシ基がアミノ基に置換されることによりアミノ糖が得られる。糖誘導体には，糖アルコールのように単独で食品に含まれるものや，オリゴ糖や多糖の構成成分として存在するものがある。

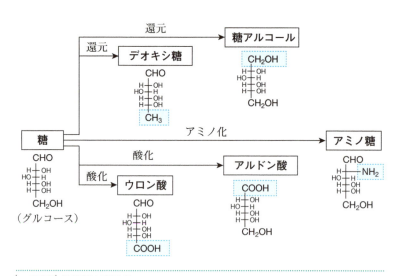

図3.11 単糖類の誘導体

A. 糖アルコール

糖アルコールは，還元糖のアルデヒド基やケト基などのカルボニル基がアルコールに還元された糖であり（**図3.12**），糖の語尾(-ose)を(-itol)あるいは(-it)に変えて命名される。グルコース(glucose)のカルボニル基の還元によって産生される糖アルコールはグルシトール(glucitol)であるが，ソルビトール(sorbitol)という名称の方が一般的である。糖アルコールは工業的に糖の還元で製造されるが，天然にも植物や微生物に存在する。D-ソルビトールは，天然ではリンゴの蜜やナシの成分である。その他の糖アルコールとして，五炭糖（ペントース）のD-キシリトースが還元されたD-キシリトールはペンチトールの一種であり，六炭糖（ヘキソース）のD-マンノースが還元されたD-マンニトールはヘキシトールの一種である。四炭糖のD-エリトロースの糖アルコール（テトリトール）であるD-エリトリトール（エリスリトール）は，グルコースの発酵により生成する。D-キシリトールやD-エリトリトールは水に溶解すると熱を奪うため，清涼感のあるさわやかな甘みをもつ。これらの糖アルコー

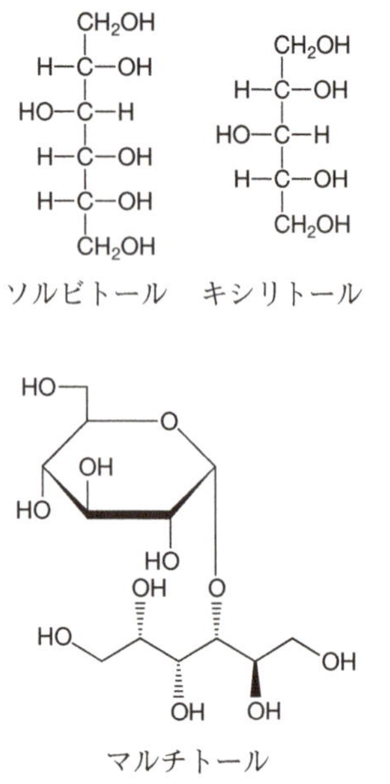

図3.12 糖アルコールの化学構造

3.3 | 非栄養成分としての糖 | 035

> ### Column
>
> ## 希少糖
>
> 希少糖(rare sugar)とは，自然界に存在量が少ない単糖とその誘導体の総称である。比較的新しい概念ではあるが，「希少糖」および希少糖の1つである「プシコース」が広辞苑 第七版(2018年)に記載されたことからに，社会に定着した新しい言葉・概念の1つとなりつつあるようである。D-タガトース，D-プシコース，キシリトールなど50種類以上が知られ，食後の血糖値上昇や脂肪蓄積の抑制効果をもつものがあるとされている。D-フルク
>
> トースをD-プシコースに変換する酵素の発見で大量生産が可能となった。D-プシコースはD-フラクトースのC3位エピマー，D-アロースはD-グルコースのC3位エピマー，D-タガトースはD-ソルボースのC3位エピマーである。D-グルコースやD-フルクトースなど天然に大量に存在する糖とは異なり，希少糖は代謝されにくく，例えばD-プシコースのエネルギー換算係数は0 kcal/gである。現在世界中で希少糖に関する研究が進められている。

ルは，カルボニル基がないためにヘミアセタール結合による環状構造はとらない。さらに，還元性二糖であるマルトースが還元された糖アルコールはマルチトールである。

糖アルコールは甘味を呈するが，微生物に資化されにくく，難消化性ゆえ，抗う蝕(虫歯)性，低カロリーで血糖上昇のない機能性甘味料として広く利用されている。他方，多量摂取すると浸透圧上昇による下痢や腸内でのガス発生が誘発されやすい。糖アルコールの消化性は還元糖と異なるため，食品の栄養表示では糖類と区別して表示される。

B. デオキシ糖

接頭語「de」(＝離れる)と酸素を表す「oxy」からなるデオキシ(deoxy)糖は，ヒドロキシ基の酸素が「離れ」(還元され)て水素原子に置き換わった糖である。もっとも重要なデオキシ糖は2-デオキシ-D-リボースであり，DNA(デオキシリボ核酸)を構成する。そのほか，L-ラムノースはL-マンノースの6位のヒドロキシ基が還元されたデオキシ体(6-デオキシ-L-マンノース)であり，そばの成分ルチンや自然薯の成分ジオシンの構成糖である。L-ガラクトースの6位のヒドロキシ基が還元されたデオキシ体であるL-フコース(6-デオキシ-L-ガラクトース)は，こんぶなどの海藻のネバネバ成分である細胞壁多糖類フコイダンなどの構成糖である。

C. アミノ糖

アミノ糖は2位のヒドロキシ基がアミノ基($-NH_2$)に置換された糖である。代表的なアミノ糖は，D-グルコースのアミノ糖であるD-グルコサミンや，D-ガラクトースのアミノ糖であるD-ガラクトサミンである。これらのアミノ糖は，エビやカニの殻を構成するキチン(構造は図3.19参照)や，軟骨や腱に含まれるムコ多糖(ヒアルロン酸やコンドロイチン硫酸など)の構成成分である。キチンやムコ多糖を構成するアミノ糖は，

036 | 第3章 | 炭水化物

N–アセチル–D–グルコサミンやN–アセチル–D–ガラクトサミンのように そのアミノ基がアセチル化されている。コンドロイチン硫酸のN–ア セチル–D–ガラクトサミンは4位や6位が硫酸化されている。

D. 糖　酸

糖酸は，単糖のヒドロキシ基やアルデヒド基がカルボキシ基に酸化さ れた有機化合物である。アルドース末端（ヘキソースでは6位）の第一級 アルコールが酸化されて生成する糖酸をウロン酸とよぶ。グルコースか らはグルクロン酸，ガラクトースからはガラクツロン酸が生成する。グ ルクロン酸やガラクツロン酸は，植物細胞壁のヘミセルロースペクチン， 動物性のムコ多糖などの構成糖である。D–グルクロン酸はヒトの体内 の不要物（ビリルビン[*15]など）と結合し，水溶性化合物として体外に排 出するはたらきも担っている。一方，アルドースのアノマー炭素がカル ボキシ基にまで酸化された誘導体をアルドン酸という。D–グルコース からはD–グルコン酸が生成する。アルドン酸はラクトン（分子内エステ ル）を形成する傾向があり，D–グルコン酸は水溶液中ではグルコン酸と グルコノ–δ–ラクトンの平衡状態となる。グルコノ–δ–ラクトンは，豆 腐の凝固剤に利用されている。

*15　ビリルビン：ヘム由来の代謝分解物。ヘムオキシゲナーゼの作用によりヘムから生成したビリベルジンが酵素的に還元されてビリルビンが生成する。ビリルビンは黄色の胆汁色素で黄疸の原因物質である。

3.3.2 ◇ オリゴ糖

オリゴ糖の中には，低カロリー，抗う蝕作用，腸内細菌叢改善作用， 保水効果，化合物の包接など，特定の機能を介しヒトの健康維持へ貢献 することが期待できるものがある。それゆえ多数のオリゴ糖の開発が進 み，菓子，ガムや飲料などをはじめとしたさまざまな食品に広く利用さ れている。後述するオリゴ糖の中には，特定保健用食品の関与成分とし て許可されているものもある。

A. ガラクトオリゴ糖

ガラクトースを成分とするオリゴ糖をガラクトオリゴ糖とよぶ。特に， ラクトースに複数のガラクトースが結合したガラクトオリゴ糖は，大腸 でビフィズス菌を増加させるプレバイオティクス[*16]である。工業的に はラクトースにβ–ガラクトシダーゼを作用させ，ガラクトースを付加 することで製造される。ラクトースの非還元末端にガラクトースが1つ 結合した三糖の4′–ガラクトシルラクトース（4′–GL）などは，ヒト母乳 や牛乳などにも含まれている。低カロリー，低う蝕性であり，腸内細菌 叢の改善効果が認められている。菓子類，乳酸菌飲料や乳児用・育児用 調製乳などに用いられている。

*16　プレバイオティクスについては，11.2.1項も参照。

B. フラクトオリゴ糖

スクロースのフルクトース部分に1分子のフルクトースを酵素的に結

合させたケストース(GF2)，2分子結合させたニストース(GF3)，3分子結合させたフルクトシルニストース(GF4)などをフラクトオリゴ糖とよぶ。また，フルクトースがβ-2,1結合で重合した構造をもつイヌリンの分解物であるイヌロビオース(2分子重合体)，イヌロトリオース(3分子重合体)，イヌロテトラオース(4分子重合体)などもフラクトオリゴ糖に含まれる。ヒトの消化酵素の作用を受けず，ガラクトオリゴ糖と同様に低カロリー，低う蝕性であり，腸内環境を整える効果が知られている。

C. ラフィノース(raffinose：略号Raf)とスタキオース(stachyose：略号Stc)

ラフィノースはスクロースのグルコース残基の6位にガラクトースが結合した構造の非還元性三糖である[17]。大豆や甜菜(ビート)などに多く含まれ，吸収性が低く，低カロリーであり，また甘味はスクロースの20%程度である。スタキオースはラフィノースのガラクトース残基にさらにガラクトースが1分子結合した構造の非還元性四糖であり[18]，ラフィノースとともに大豆オリゴ糖の主成分である。これらの糖は消化酵素によって分解されない。そのため，大腸内でビフィズス菌の栄養源となり，ビフィズス菌の増殖促進(腸内環境改善)作用を示す。また納豆の発酵効率に影響する重要な糖質でもある。

[17] 略式名ではGal(α1→6)Glc(α1↔2β)Fru$f$のように表される。

[18] 略式名ではGal(α1→6)Gal(α1→6)Glc(α1↔2β)Fru$f$のように表される。

D. イソマルトオリゴ糖

イソマルトース(Glc(α1→6)Glc)，イソマルトトリオース(Glc(α1→6)Glc(α1→6)Glc)，パノース(Glc(α1→6)Glc(α1→4)Glc)などグルコースを構成糖とした分枝構造(α-1,6結合)をもつ糖類。味噌，しょうゆなどの発酵食品やハチミツなどに含まれている。

E. カップリングシュガー

グルコオリゴ糖ともよばれる。グリコシルトランスフェラーゼを作用させたデンプンとスクロースの混液中では，デンプン由来のグルコース(数個)がスクロースに転移する。このようにして，スクロースのグルコース残基にグルコースやマルトースを結合させたオリゴ糖(グルコシルスクロースG2F，マルトシルスクロースG3Fなど)である。甘味度はスクロースの50%程度であり，消化吸収されるため，カロリーは通常の糖質と同等である。低う蝕性であるので菓子類などに利用されている。

F. シクロデキストリン

シクロ(環状)デキストリンは，グルコースがα-1,4結合で環状につながったオリゴ糖であり，グルコース6分子からなるα-シクロデキストリン(α-CD)，7分子からなるβ-シクロデキストリン(β-CD)，8分子からなるγ-シクロデキストリン(γ-CD)などがある(図3.13)。デンプンを

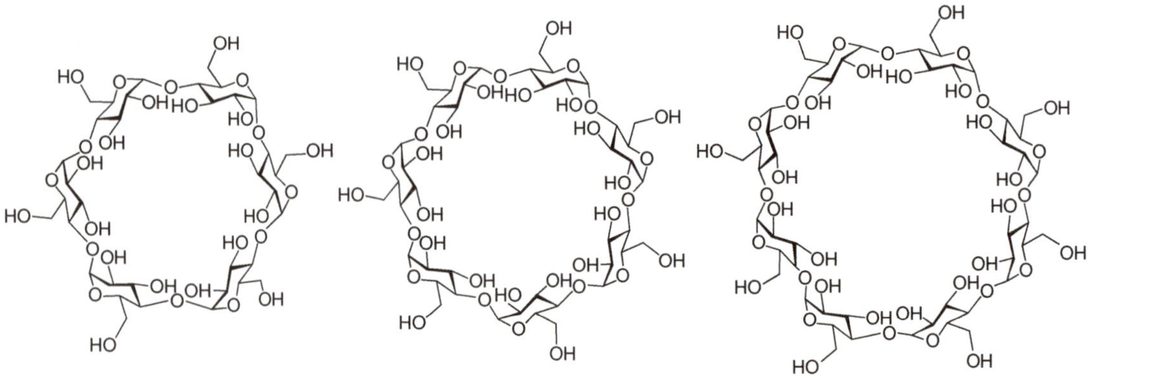

α-シクロデキストリン	β-シクロデキストリン	γ-シクロデキストリン

│図3.13│シクロデキストリンの化学構造

原料として酵素的に生産される。ドーナツ状のシクロデキストリンの外側は親水性であるため水によく溶ける。シクロデキストリンの内部構造（空洞：直径が1ナノメートル弱）は疎水的であり，そこにさまざまな化合物（例えばビタミンEなどの脂溶性化合物）を取り込み，包接化合物を形成する。包接化は，水に対する溶解作用のみならず，揮発性成分の安定化や紫外線による分解からの保護，苦味成分のマスキングなどの目的で用途に応じて使い分けられている。

3.3.3 ◇ 食物繊維

食物繊維とはヒトの消化酵素で分解されない難消化性多糖であり，食品では野菜，海藻，きのこ類などに多く含まれる。非栄養成分であるものの，糖質代謝改善効果，脂質代謝改善効果，排便・便性改善効果，腸疾患の予防効果などさまざまな生理機能が注目されている。これらの生理活性の多くは，食物繊維の摂取による腸内細菌叢改善作用や，その代謝物による効果であることが明らかになりつつある。食物繊維の摂取不足に起因するさまざまな体調不良を予防するためにも，野菜，海藻，きのこ類など，食物繊維を多く含む食品の摂取が望ましい[19]。食物繊維は水溶性と不溶性，植物性と動物性，あるいはデンプン性と非デンプン性などに大別される。デンプン性食物繊維には難消化性デキストリンとレジスタントスターチが，非デンプン性食物繊維にはセルロース，ヘミセルロース，リグニン[20]，ペクチン，イヌリン，グルコマンナン，寒天，カラギーナン，アルギン酸，キチン，フコイダン，ガラクタン[21]，β-グルカンなどがある。

A. 難消化性デキストリンとレジスタントスターチ

デキストリン（dextrin）はデンプンを酸，酵素などで加水分解して低分子化したものであり，水に溶けやすく老化しない特徴がある。難消化

[19] 食物繊維については，第11章も参照。

[20] リグニン：植物中の木化繊維の一種。*p*-クマリルアルコール，コニフェリルアルコール，シナピルアルコールなどのフェノール性化合物が高度に重合して網目状構造を形成した巨大な高分子である。

[21] ガラクタン：ガラクトースで構成される水溶性多糖の総称。カラギーナンは硫酸基を含むガラクタンの一種である。

性デキストリンはデンプンの加熱，酵素加水分解の分解残渣（難消化性成分）であり，水溶性食物繊維の一種である。デンプンにはない1,2結合や1,3結合などの構造もあわせもつ，アミラーゼで消化されにくい画分の総称であり，平均分子量が約2,000のグルコース重合体である。糖や脂肪の吸収速度を下げる作用，整腸作用などから特定保健用食品の関与成分として利用されている。レジスタントスターチは消化されにくいデンプンであり，化学構造はデンプンと同じである。硬い組織で覆われているため，あるいは糊化していないためなどの理由で物理的に酵素が作用しにくく，十分に消化されずに大腸へ届く。

B. セルロース（cellulose）

セルロースは，グルコースがβ-1,4結合でつながったホモ多糖である。二糖類であるセロビオースを基本構造（セロビオース単位）とする直鎖状分子である（図3.14）。植物細胞壁の主成分であり，野菜やきのこ類などに多く含まれる。アミロースと類似した構造であるがアミロースのようならせん構造はとらないため，ヨウ素によって呈色しない。また直鎖状分子同士が水素結合によって強固に結合しているため，水だけでなくあらゆる有機溶媒に不溶であり，加熱しても水には溶けない。セルロースはヒトがもっとも大量に摂取する不溶性食物繊維であるが，ヒトはセルロース分解酵素（セルラーゼ）をもたないために分解できない。

セルロースを水酸化ナトリウム，クロロ酢酸などで処理することで，カルボキシメチルセルロース（CMC）が製造される。これはセルロースの6位のヒドロキシ基にカルボキシメチル基（CH_3COOH）が結合したもので，CMCのナトリウム塩は水溶性の増粘剤や安定剤などの用途としてアイスクリームやジャム，ソースなどに利用されている。

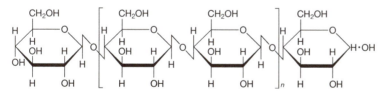

図3.14 セルロースの化学構造

C. ペクチン（pectin）

ペクチンはリンゴや柑橘類の果実に多く含まれる水溶性の多糖である。ガラクトースのウロン酸であるガラクツロン酸がα-1,4結合でつながった直鎖状分子が基本構造であり，カルボキシ基が部分的にある程度メチルエステル化された多糖をペクチンという（図3.15）。天然ペクチンは構成糖（ガラクツロン酸）の50％以上がメチルエステル化された高メトキシルペクチン（HMP）である。ペクチンのメチルエステルが酸や

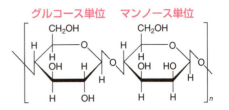

| 図3.15 | ペクチンの化学構造 | 図3.16 | グルコマンナンの化学構造 |

酵素で部分的に分解された低メトキシルペクチン(LMP)をペクチニン酸, エステルを含まないものをペクチン酸とよぶ。ペクチンは, ガラクツロン酸以外にラムノースやガラクトース, アラビノースなどが主鎖, 側鎖に結合したヘテロ多糖である。HMPをpH 3.0, 60%以上のスクロース水溶液中で加熱するとゲル化※22するので, ジャムの製造に利用される。LMPは2価の陽イオン(Ca^{2+}など)を加えると糖がなくてもゲル化するため, 低糖ジャムの製造に用いられる。このほか, 化粧品や医薬品においても安定剤, ゲル化剤, 増粘剤として利用される。

※22 「ゲル化」の原理については, 10.1.2項を参照。

D. イヌリン(inulin)

イヌリンはフルクトースがβ-2,1結合で30個程度つながったホモ多糖(フルクタン)である。ごぼう, きくいもの根茎に含まれる貯蔵多糖としてよく知られているほか, ニンニク, たまねぎなどの植物にも含まれる。水溶性食物繊維でありヒトは消化できないが, 腸内細菌によって分解されてフラクトオリゴ糖を生成するため, 腸内細菌叢の改善効果が期待できる。フルクトースの工業的な製造の原料でもある。

E. グルコマンナン(glucomannan)

グルコマンナンは, こんにゃくいもに多く含まれる多糖であるため, こんにゃくマンナンともよばれる。グルコースとマンノースがβ-1,4結合でつながった水溶性のヘテロ多糖である(図3.16)。グルコースとマンノースは約2:3の割合で含まれる。こんにゃくいもから抽出したグルコマンナンに水を加えて加熱し, 水酸化カルシウム($Ca(OH)_2$)を加えて不溶性のゲル状に固めたものがこんにゃくである。いったんゲル化したものは加熱しても元に戻らない。

F. 寒天(agar)

寒天は紅藻類のテングサやオゴノリなどの細胞壁多糖であり, 中性多糖類のアガロースと酸性多糖類のアガロペクチンを主成分とするヘテロ多糖である。アガロースはD-ガラクトースとL-ガラクトース誘導体である3,6-アンヒドロ-L-ガラクトース(分子内で脱水環化)がβ-1,4と

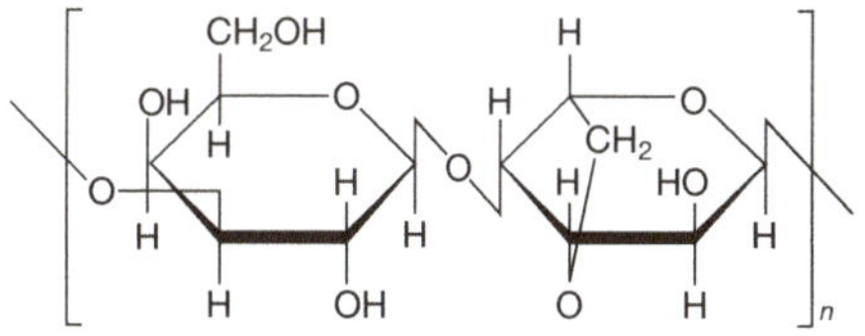

図3.17 アガロースの化学構造

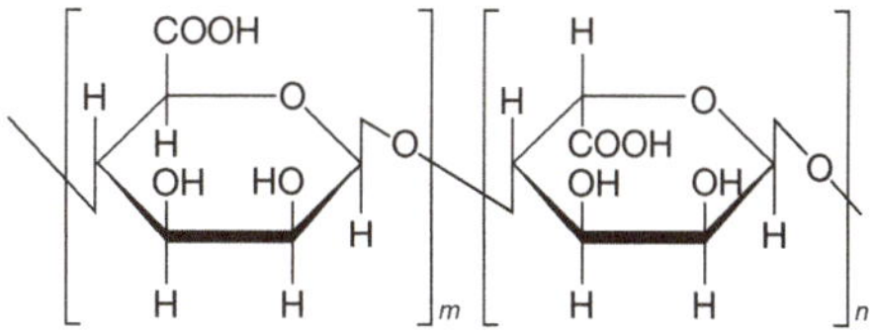

図3.18 アルギン酸の化学構造

α-1,3結合で交互につながった直鎖状分子であり（**図3.17**），アガロペクチンはアガロースが硫酸化，メトキシ化，ピルビン酸付加などの修飾を受けた構造である。テングサ寒天の場合は，70%程度のアガロースと30%程度のアガロペクチンで構成されている。寒天は水に不溶であるが，80℃程度の加熱により可逆的にゾル化し，冷却するとゲル化する。そのため，ゲル化剤としてゼリー，ようかんなどに用いられ，紅藻類の抽出液（寒天を含む）を冷却してゲル化したものがところてんである。細菌培養用寒天培地や電気泳動用アガロースゲルなどは研究用にもよく使われている。

G. カラギーナン（carageenan）

スギノリ（紅藻類）などの細胞壁構成多糖であるカラギーナンは，D-ガラクトースと3,6-アンヒドロ-D-ガラクトースがβ-1,4とα-1,3結合で交互に重合したヘテロ多糖である。寒天と類似した構造であるが，硫酸基をより多く含み，硫酸基の数や位置の違いなどによりι（イオタ），κ（カッパ），λ（ラムダ）型のカラギーナンに分類される。寒天よりも低温で溶解し，冷却により弾力性に富んだゲルを形成する。保水性が強く，凍結解凍による離水性が低いので，ゼリーに用いられる。またカラギーナンには，正に荷電したミルクカゼインと複合体を形成して粘度を増す，あるいは，1価または2価の陽イオンの添加によりゲル形成能が著しく増すという特徴がある。特にκ-カラギーナンとミルクカゼインの組み合わせはミルクデザートに多用される。またゲル化剤，増粘剤，安定剤としてアイスクリーム，チョコレート，プロセスチーズなどに利用される。

H. アルギン酸（alginic acid）

こんぶやわかめ，ひじきなどの褐藻類の細胞壁に多く含まれるアルギン酸は，これらのぬめり成分である。マンノースのウロン酸であるD-マンヌロン酸とグロースのウロン酸であるL-グルロン酸がβ-1,4結合でつながったヘテロ多糖であり，2つの糖が交互につながった領域と，1つの糖が連続する領域が存在する（**図3.18**）。アルギン酸は水に溶けないが，アルカリ条件下で処理したアルギン酸のナトリウム塩やカリウム塩は水に可溶である。アルギン酸ナトリウムに2価イオン（Ca^{2+}など）を

> **Column**
>
> ## 海苔を食べる日本人
>
> 　小腸粘膜のラクトース分解酵素（ラクターゼ）活性が少ない人はラクトースの消化吸収がわるく，牛乳を飲むことで下痢などの症状が起こる乳糖不耐症について本文中で紹介した。これは健康であっても哺乳類であれば起こりうる現象で，ラクターゼ活性には個人差があり，ヒトの一生のうちでも活性は変動するため，ラクターゼ活性と乳糖の摂取量のバランスに依存して症状が現れるようである。
>
> 　一方，糖質分解酵素に関して，最近興味深い論文が報告されている。糖質分解酵素であるポルフィラナーゼ（porphyranase, EC 3.2.1.178）は，海苔（アマノリ紅藻類 *Porphyra*）の細胞壁を構成するポルフィラン（porphyran）を分解する。ポルフィランの骨格の約2/3はβ-D-ガラクトピラノースがα-L-ガラクトピラノース-6-硫酸と結合した構造をしている。ポルフィラナーゼはβ-D-ガラクトピラノース-(1→4)-α-L-ガラクトピラノース-6-硫酸4-グリカノヒドロラーゼであるので，ポルフィラン骨格のβ-D-ガラクトピラノース-(1→4)-α-L-ガラクトピラノース-6-硫酸のO-グリコシド結合を加水分解する酵素である。論文では，ポルフィラナーゼ遺伝子をアマノリ共生菌の海洋微生物であるガラクタニヴォーランス（*Zobellia galactanivorans*）から新規に発見したことが報告されている。意外なことに，このポルフィラナーゼ遺伝子は日本人の腸内細菌（*Bacteroides plebeius*）には存在するが，北米人には存在しなかった。アマノリの仲間の海苔を食する日本人の食文化・食習慣のどこかの時点で糖質分解酵素ポルフィラナーゼをコードする遺伝子が腸内細菌に入り込んだと考察されている。

加えてゲル化させ，これを着色することで「人工いくら」や「人工ふかひれ」などが作られている。また，増粘剤，ゲル化剤，安定剤としても広く利用されている。なお，アルギン酸と前述したペクチンなどの多糖は，ウロン酸を構成成分とするため，ポリウロニドとよばれる。

I. キチン（chitin）

　エビやカニなどの甲殻類の殻やきのこ類に含まれるキチンは，N-アセチル-β-D-グルコサミンがβ-1,4結合でつながった直鎖状のホモ多糖である（図3.19）。ヒト消化酵素では分解されない。キチンをアルカリ処理で脱アセチル化したキトサン（chitosan）は，抗菌性を示す。キチンが酸・塩基水溶液に不溶であるのに対し，キトサンはアミノ基をもつので希酸に溶ける。

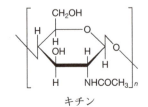 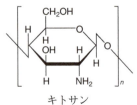

図3.19 キチン，キトサンの化学構造

第4章

脂　質

　脂質（lipid）とは，水に不溶であり，クロロホルム，ベンゼン，エーテルのような有機溶媒に溶ける生物由来の有機化合物と定義されているが，この定義に当てはめると，非常に幅広い疎水性化合物が含まれてしまう。また，後述するレシチンのようにいくらか水に分散する脂質もある。そのため，一般的には長鎖の脂肪酸や炭化水素鎖をもつ生物由来の化合物，またはその誘導体を脂質として扱うことが多い。また，脂質の多くは脂肪酸がエステル結合した分子であることから，ケン化[*1]により脂肪酸を遊離するものを脂質と定義する場合もある。この定義では，ステロール類，炭化水素，脂溶性ビタミン，脂肪族アルコールなど，脂肪酸エステルを含まない脂溶性成分はケン化反応を受けないことから不ケン化物として別途分類される。このように，脂質の定義は少々不完全ではあるが，水に不溶あるいはほとんど溶けないという共通の性質は，その70％程度が水からなる生物において特徴的かつ重要な役割を担っていることは容易に予想できる。

　脂質は体内で1g当たり9kcalのエネルギーに変換される。これは，炭水化物やタンパク質（それぞれ1g当たり4kcal）と比べて2倍以上と，三大栄養素の中でもっとも高い。また，リノール酸やα–リノレン酸のように，体内で合成できないため，食事から摂取しなくてはならない必須脂肪酸もある。このように，脂質は重要なエネルギー源であるとともに，体内のさまざまな機能にかかわる重要な食品成分である。近年の食の欧米化により，日本人の脂質摂取量は昔に比べて増加している。脂質の過剰な摂取は，生活習慣病の発症に深く関与することが指摘されていることから，食事からの適切な脂質の摂取が望まれる。

[*1]　ケン化：アルカリによる脂肪酸エステルの加水分解。4.2.1項も参照。

4.1 ◆ 脂質の構造

　生物において脂質は，**単純脂質**と**複合脂質**およびその他に大別される（**表4.1**）。単純脂質とは，脂肪酸とアルコール類（グリセロール，ステロール，高級アルコールなど）のみがエステル結合したものであり，炭素，水素，酸素のみで構成される。脂肪酸とグリセロールとのエステルはアシルグリセロールまたはグリセリドとよばれる。複合脂質もまた，脂肪酸とアルコール類のエステルであるが，さらにリン酸，窒素化合物，糖

044 | 第4章 | 脂　質

表**4.1**	脂質の分類	
単純脂質	トリアシルグリセロール，ジアシルグリセロール，モノアシルグリセロール，ステロールエステル，ワックス(ろう)
複合脂質	グリセロリン脂質，スフィンゴリン脂質，グリセロ糖脂質，スフィンゴ糖脂質
不ケン化物	ステロール，脂肪族アルコール，脂溶性ビタミン，炭化水素，テルペノイド，カロテノイド

類などの水溶性化合物が結合したものである。よって，複合脂質は単純脂質に比べて極性が高い。その他の脂質には前述の不ケン化物があり，脂肪酸エステルを含まないためにケン化反応を受けない脂溶性成分である。以下ではまず，脂質の構成成分である脂肪酸について説明した後，これら3つの脂質について説明する。

4.1.1 ◇ 脂肪酸

　脂肪酸は，脂質(脂肪)を構成する重要な化合物である。脂溶性に大きく関係する長い炭化水素鎖と酸性の官能基であるカルボキシ基をもつことからこのように命名されている。脂肪酸は，生合成される際に炭素数2個の単位(アセチルCoA)で増えていくため，その炭化水素鎖は偶数のものが大半である。脂肪酸の炭素数はさまざまであるが，炭素数4から10のものを低級脂肪酸，8から12のものを中級脂肪酸，12以上の場合は高級脂肪酸という[*2]。一般的に食品中に含まれる脂肪酸は炭素数12以上の長鎖で，かつ枝分かれしていない直鎖構造を基本としている。

　炭化水素鎖の中に炭素－炭素二重結合をもつ脂肪酸を**不飽和脂肪酸**，すべて単結合であり二重結合をもたないものを**飽和脂肪酸**とよぶ。不飽和脂肪酸は，さらに二重結合の数によっても分類され，1個であればモノエン酸(あるいはモノ不飽和脂肪酸)，2個以上のものはポリエン酸(あるいは多価不飽和脂肪酸)とよばれる。さらに二重結合が多いものは高度不飽和脂肪酸ともよばれ，魚油に含まれる**ドコサヘキサエン酸**(docosahexaenoic acid, **DHA**)や**イコサペンタエン酸**(eicosapentaenoic acid, **EPA**)は代表的な高度不飽和脂肪酸である。二重結合が複数ある場合は，メチレン基($-CH_2-$)を1つ挟んで配置されている場合がほとんどであるが，メチレン基を挟まず連続的に二重結合が並んだ共役二重結合をもつ脂肪酸も存在し，これらは共役脂肪酸とよばれる。天然に存在する脂肪酸では，二重結合はほぼすべてシス(*cis*)型であり，分子は折れ曲がった構造をとる。二重結合の数が多くなるほど分子どうしの空間が大きくなるため，脂肪酸の融点は低くなり，室温でも液体として存在する。一方で，二重結合をもたない飽和脂肪酸は直鎖状の構造であるため融点が高く，室温で通常は固体である(**図4.1**)。二重結合を多くもつ油脂は酸化反応を受けやすいという欠点もある。

　脂肪酸の異性体には，構造異性体と幾何異性体が存在する。構造異性

*2　生化学や栄養学の分野では，炭素数2～6のものを短鎖脂肪酸，炭素数8～10のものを中鎖脂肪酸，炭素数12以上のものを長鎖脂肪酸とする分類が主に使われる。11.2.8項も参照。

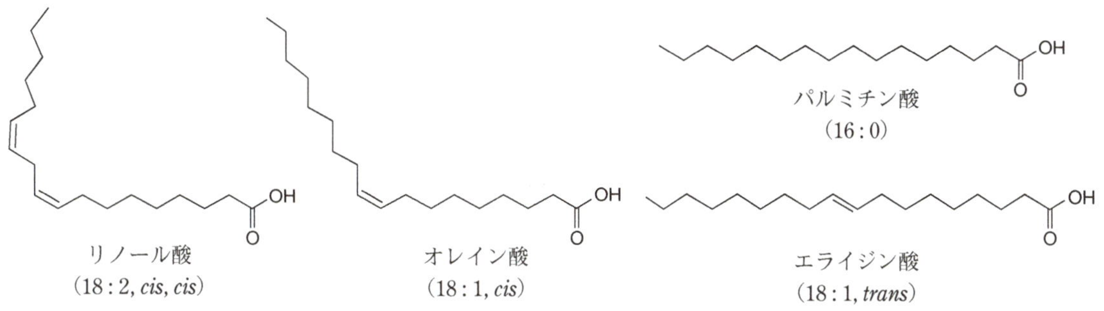

4.1 | 脂質の構造 | 045

| 図4.1 | 脂肪酸の化学構造

体としては，炭化水素鎖が枝分かれしているものや，二重結合位置の異
なるものがある。幾何異性体は，二重結合がシス型のものとトランス
（*trans*）型のものがある。前述のように，天然の不飽和脂肪酸の二重結
合はほとんどがシス型であるが，トランス型の二重結合をもつ不飽和脂
肪酸もまれに存在する。また，後述するが，マーガリンやショートニン
グの製造過程において，副反応としてシス型からトランス型への変換が
一部生じる。トランス型の不飽和脂肪酸では，シス型に比べて分子の折
れ曲がりが少ないので一般に融点は高い。例えば，シス型の二重結合を
1つもつオレイン酸の融点は13℃であるのに対して，トランス型の異性
体であるエライジン酸では44℃である。

　食品中に含まれる主な脂肪酸の系統名，慣用名，および構造について
表4.2に示した。多種多様な脂肪酸を系統的に分類するうえで，脂肪酸
の炭素数と二重結合の有無・位置が重要であり，その表記法が国際的に
定められている。脂肪酸に含まれる炭素には，カルボキシ基の炭素を
1位として番号が順に付けられており，IUPAC（国際純正・応用化学連合，
International Union of Pure and Applied Chemistry）命名法ではカルボキ
シ基をメチル基に置き換えた場合の炭化水素名の語尾を-oic acidとして
命名する。しかし，主要な天然の脂肪酸の多くには慣用名が付けられて
おり，炭素数16の飽和脂肪酸はIUPAC命名法ではヘキサデカン酸（hex-
adecanoic acid）であるが，慣用的にパルミチン酸とよばれ，炭素数と二
重結合の数から16:0と表記される。不飽和脂肪酸については，例えば
9-10位間と12-13位間に2つの二重結合をもつリノール酸は炭素数が18
であることから，18:2（Δ9, 12）と表記される（**図4.2**）。このように，炭
素数と二重結合の数・位置を表記することで，その脂肪酸の構造を表す
ことができる。

　さらに，不飽和脂肪酸の特徴をよりわかりやすく分類する方法として，
カルボキシ基と反対側のメチル基の炭素から二重結合までの炭素数を数
える表記法が便利であり広く用いられている。*n*–X法では，その脂肪酸
の炭素数を示す*n*およびメチル基末端から数えていくつ離れた炭素にメ
チル基末端ともっとも近い二重結合位置があるかを示すXを用いて，「カ

表4.2 食品中に含まれる主な脂肪酸

	IUPAC命名法による系統名	慣用名	構造 (略号)	融点 (℃)	主な所在
飽和脂肪酸	ブタン酸（butanoic acid）	酪酸（butyric acid）	4：0	−8	バター
	ヘキサン酸（hexanoic acid）	カプロン酸（caproic acid）	6：0	−4	バター，やし油
	オクタン酸（octanoic acid）	カプリル酸（caprylic acid）	8：0	17	バター，やし油
	デカン酸（decanoic acid）	カプリン酸（capric acid）	10：0	32	バター，やし油
	ドデカン酸（dodecanoic acid）	ラウリン酸（lauric acid）	12：0	45	やし油
	テトラデカン酸（tetradecanoic acid）	ミリスチン酸（myristic acid）	14：0	55	バター，やし油
	ヘキサデカン酸（hexadecanoic acid）	パルミチン酸（palmitic acid）	16：0	63	一般動植物油
	オクタデカン酸（octadecanoic acid）	ステアリン酸（stearic acid）	18：0	69	一般動植物油
	イコサン酸（eicosanoic acid）	アラキジン酸（arachidic acid）	20：0	76	落花生油
モノエン酸	9-ヘキサデセン酸 （9-cis-hexadecenoic acid）	パルミトオレイン酸 （palmitoleic acid）	16：1, n-7	0.5	一般動植物油
	9-cis-オクタデセン酸 （9-cis-octadecenoic acid）	オレイン酸 （oleic acid）	18：1, n-9	13	一般動植物油
	9-trans-オクタデセン酸 （9-trans-octadecenoic acid）	エライジン酸 （elaidic acid）	18：1, n-9	44	ヤギ・ウシ乳
	13-ドコセン酸 （13-cis-docosenoic acid）	エルシン酸 （erucic acid）	22：1, n-9	34	なたね油
ポリエン酸	9,12-オクタデカジエン酸 （9,12-all-cis-octadecadienoic acid）	リノール酸 （linoleic acid）	18：2, n-6	−5	一般植物油
	9,12,15-オクタデカトリエン酸 （9,12,15-all-cis-octadecatrienoic acid）	α-リノレン酸 （α-linolenic acid）	18：3, n-3	−11	あまに油, えごま油
	5,8,11,14-イコサテトラエン酸 （5,8,11,14-all-cis-eicosatetraenoic acid）	アラキドン酸 （arachidonic acid）	20：4, n-6	−49	肝臓，卵黄
	5,8,11,14,17-イコサペンタエン酸 （5,8,11,14,17-eicosapentaenoic acid）	イコサペンタエン酸 （eicosapentaenoic acid, EPA）	20：5, n-3	−54	魚油
	4,7,10,13,16,19-ドコサヘキサエン酸 （4,7,10,13,16,19-docosahexaenoic acid）	ドコサヘキサエン酸 （docosahexaenoic acid, DHA）	22：6, n-3	−44	魚油

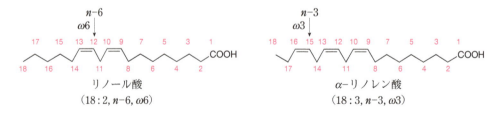

図4.2 不飽和脂肪酸の二重結合位置の表記法

ルボキシ基から数えた」二重結合位置を n-X で表記する（リノール酸であれば12位）。つまり，炭素数18のリノール酸では，末端のメチル基から数えて6（＝18−12）番目の炭素に末端メチル基にもっとも近い二重結合が存在することになるため，「n-6」に分類される。また，炭素数にとらわれずに，末端メチル基（ω位）からメチル基の炭素も含めて何番目の炭素に最初の二重結合があるかを示すのがω表記であり，ω3やω6な

どと表される（図4.2）。魚油に含まれるEPAやDHAの機能性が注目されるなかで，n–3系あるいはω3系脂肪酸というよび名も広く知られるようになっている。いずれの表記法においても，結果的に同じ数字で表記されることになるので混同しやすいが，上述の通りn–X表記とω表記はその定義が異なることを理解しておくべきである。

4.1.2 ◇ 単純脂質

　単純脂質は，脂肪酸とアルコール類のみがエステル結合したものである。このうち，アルコールがグリセロール（グリセリン）であり，グリセロールの3つのヒドロキシ基すべてに脂肪酸がエステル結合したものはトリアシルグリセロール（あるいはトリグリセリド）とよばれる（**図4.3**）。2つのヒドロキシ基に脂肪酸がエステル結合したものはジアシルグリセロール，1つの場合はモノアシルグリセロールとなる。トリアシルグリセロールは食用油脂の大部分を占める。生体内ではごくわずかであるがジアシルグリセロールとモノアシルグリセロールも存在する。これらは食品では**脂肪**（fat）や**油脂**（oil）とよばれることが多い。また，これらは中性分子であることから**中性脂質**あるいは**中性脂肪**ともよばれる。油脂の物性は構成する脂肪酸の種類によって大きく異なる。動物性油脂（バターやラードなど）では飽和脂肪酸が多く含まれるため常温で固体であるが，植物性油脂（コーン油や大豆油など）では不飽和脂肪酸が多いため常温で液体となる。また，構成脂肪酸の組成やグリセロールへの結合位置によっても融点が異なる。魚油にはn–3系の高度不飽和脂肪酸であるEPAやDHAが特徴的に多く含まれる。

　グリセロールの3つの炭素のうち中央の炭素は，両側の炭素のヒドロキシ基が異なる脂肪酸に置換されることで不斉炭素となり鏡像異性体を生じる。そこで，グリセロール誘導体の立体化学は立体特異的な番号付け（stereospecifically numbered, sn）により区別している。つまり，フィッシャー投影式で中央の炭素（sn–2位）に結合するヒドロキシ基を左に置いたときに，上の炭素をsn–1位，下の炭素をsn–3位とする（**図4.4**）。後述する複合脂質も含め，グリセロール誘導体がかかわる生体反応のほ

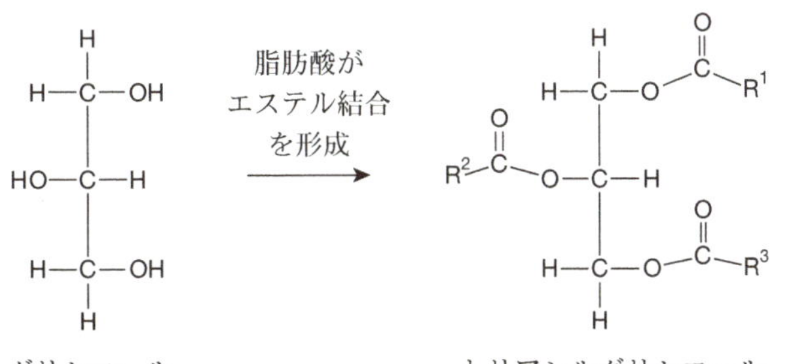

図4.3 グリセロールとトリアシルグリセロールの化学構造

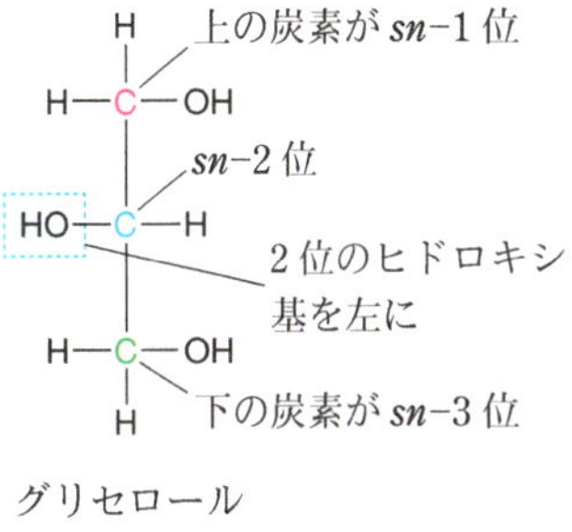

図4.4 グリセロール誘導体の立体特異的番号付け（フィッシャー投影式）

048 | 第4章 | 脂 質

> ## Column
>
> # ワックス
>
> ワックス（ろう）は，室温では軟らかい固体で，加熱により比較的低い温度で融解し，気化したものは燃焼しやすいため，ロウソクとして古くから用いられてきた。また，ワックスを含む動物も一部存在する。ヒトの消化酵素はワックスを加水分解できないため，これらの動物を食べると下痢を
>
> してしまう恐れがある。バラムツ，アブラソコムツなどの深海魚は肉質部に多量のワックスを含み，食べると激しい下痢を起こすことから，食品衛生法（食品衛生法については，12.1節を参照）で流通が禁止となっている。

とんどの場合においてこれらの立体化学は区別されるため，グリセロールの立体化学を区別することは生物学的にもとても重要である。

ワックスは，脂肪族アルコールに脂肪酸がエステル結合したものであり，植物の葉や果皮などに含まれる。

ステロール類は不ケン化物に分類されるが（4.1.4項），ステロール類に脂肪酸がエステル結合したステロールエステルは，単純脂質に分類される。動物体内の主要なステロールはコレステロールであり，血液中のコレステロールは大部分がコレステロールエステルとしてリポタンパク質に存在している。植物中のステロール（植物ステロールあるいはフィトステロールという）に脂肪酸がエステル結合したものも存在し，食用植物油として日常的に摂取している。

4.1.3 ◇ 複合脂質

アルコールと脂肪酸だけでなく，リン酸，窒素，糖などを含む脂質を複合脂質とよぶ。このうち，リン酸を含むものをリン脂質，糖を含むものを糖脂質と大別している。また，アルコール部分がグリセロールの場合と，長鎖のアミノアルコールであるスフィンゴシンの場合を区別して，グリセロリン脂質やグリセロ糖脂質，スフィンゴリン脂質やスフィンゴ糖脂質とも分類する（**図4.5**）。これらのうち，食品中にはグリセロリン脂質が多く含まれ，その構造はグリセロールのsn-3位にリン酸が結合し，さらに塩基やアミノ酸などが結合している。リン酸にコリンが結合したホスファチジルコリン，エタノールアミンが結合したホスファチジルエタノールアミン，ホスファチジルイノシトールなどは代表的なグリセロリン脂質である（**図4.6**）。ホスファチジルコリンは別名レシチンともよばれてきたが，最近ではリン脂質を多く含む脂質製品をレシチンと総称することも多くなってきたため注意が必要である。大豆や卵黄に多く含まれるため，それぞれに由来するものを大豆レシチン，卵黄レシチンなどともよんでいる。グリセロ糖脂質はジアシルグリセロールに単糖やオリゴ糖が結合したものである。

複合脂質は，疎水性の脂肪酸部分と親水性のリン酸，塩基，糖などを

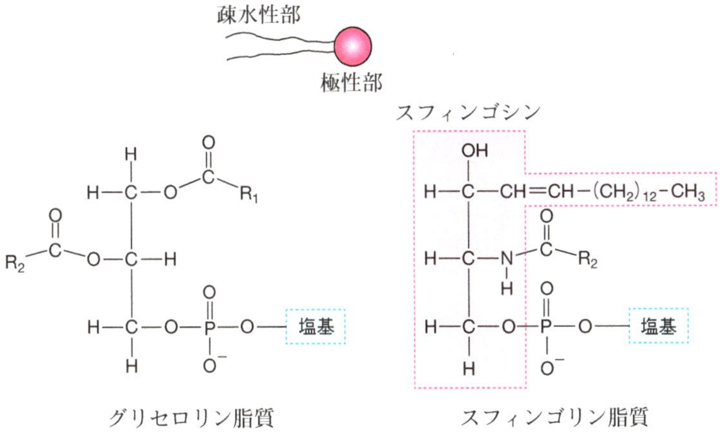

図4.5 グリセロリン脂質とスフィンゴリン脂質の化学構造

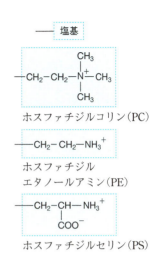

図4.6 主要なグリセロリン脂質の極性塩基

もつため，両親媒性である（図4.5）。このため本来は混じりあわない水と油の境界面ではたらいて均一な状態とする乳化作用をもつ。特にレシチンは，乳化剤として広く用いられている。

4.1.4 ◇ 不ケン化物

不ケン化物とは，ケン化反応を受けない，すなわち分子内に脂肪酸エステル結合をもたない脂溶性成分の総称であり，ステロール，炭化水素，テルペノイド，脂肪族アルコール，脂溶性ビタミン，カロテノイドなどがこれに当てはまる。ステロールとは，ステロイド核とよばれる基本構造の3位にヒドロキシ基をもった化合物の総称であり，動物，植物，菌類でその種類がさまざまに異なる。動物がもつステロール類はほとんどがコレステロールであり，植物ではβ-シトステロール，カンペステロール，スチグマステロールなどである。菌類には，ビタミンD_2の前駆体（プ

Column

コレステロール摂取と健康

血液中のコレステロール量が多くなると，血管の内側に蓄積して動脈硬化が進行し，脳卒中や心筋梗塞などの危険度が高まるといわれている。このため，コレステロールを摂取しすぎない方がよいと考えられ，コレステロールの吸収を抑えるような食品の開発なども行われてきた。しかし，近年になって，血液中のコレステロールの70～80%は体内で合成されており，食事から摂取するコレステロールの直接的な影響は大きくないことが明らかになってきた。これを受けて，最新の「日本人の食事摂取基準（2015年版）」（厚生労働省）ではコレステロール上限値は撤廃されている。今後，さらなる研究の進展により，食事からのコレステロールの摂取と健康との関連性について，より明らかになっていくだろう。

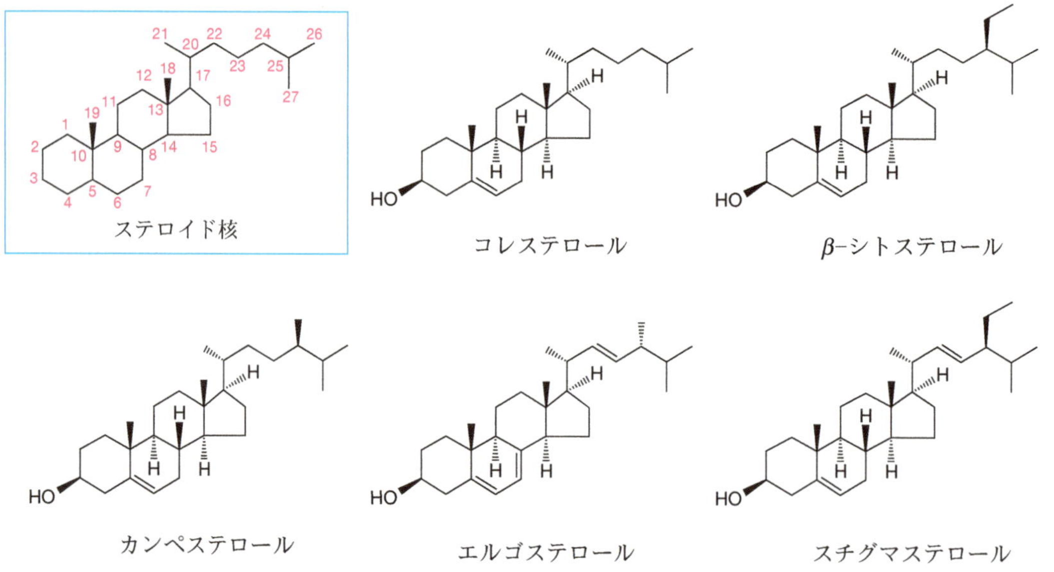

050 | 第4章 | 脂 質

ステロイド核

21　20　22　24　26
23　25
27
18
12　17
11　19　13　16
1　9　8　14　15
2　10
3　5　6　7
4
19

コレステロール

HO

β-シトステロール

HO

カンペステロール

HO

エルゴステロール

HO

スチグマステロール

HO

|図4.7| 主要なステロールの化学構造

ロビタミン）となるエルゴステロールが含まれる（**図4.7**）。植物ステロールは摂取してもヒトの消化管からほとんど吸収されない。また，植物ステロールはコレステロールと構造が類似しているため，同時に摂取するとコレステロールの吸収が阻害されることが知られており，植物ステロールは機能性食品としても活用されている[*3]。

*3　機能性食品としての植物ステロールについては，11.2.3項を参照。

4.2 ◆ 油脂の性質とその評価・試験法

　油脂の主成分であるトリアシルグリセロールには，構成する脂肪酸の種類や組み合わせによってさまざまな分子種が存在する。油脂に含まれる分子種の組成は，油脂の原料によって異なり，これにともなって油脂の化学的および物理的性質も変化する。このような油脂の性質は，油脂を活用した加工や調理，油脂の保存において重要であり，これらの性質を評価するために以下に示すさまざまな評価法が用いられている。

4.2.1 ◇ 油脂の化学的性質の評価法

A. ケン化価（saponification value, SV）

　水酸化カリウムや水酸化ナトリウム溶液中で油脂を加熱すると，エステル結合が加水分解されて脂肪酸塩（石鹸）を遊離する。これをケン（鹸）化という。油脂1gを完全にケン化するために必要な水酸化カリウムのミリグラム数をケン化価（SV）と定義する。つまり，SVは単位重量当たりの油脂に含まれるエステル結合数に比例するため，構成脂肪酸の分子量が小さければグリセリドの分子量も小さくなるため，SVは大きくなる。つまり，SVは油脂の構成脂肪酸の平均分子量の目安となる。

B. ヨウ素価（iodine value, IV）

不飽和脂肪酸の二重結合はハロゲン分子と結合する性質をもつ。この反応を利用して油脂を構成する脂肪酸の不飽和度を示す指標がヨウ素価（IV）である。ヨウ素価は，油脂100 gに吸収されるヨウ素の量をグラム数として定義される。一般に，IVが130以上の油脂を乾性油，100から130のものを半乾性油，100以下のものを不乾性油に分類している。乾性油は二重結合が多いため，空気中の酸素によって酸化されやすく，さらに分子どうしが重合することで流動性を失い硬くなる。乾燥して皮膜を形成することから，乾性油は油絵具や唐傘の防水加工などに用いられている。

C. 過酸化物価（peroxide value, PVあるいはPOV）

油脂を構成する脂肪酸のうち，不飽和脂肪酸は空気中の酸素によって徐々に酸化され過酸化物を生じる。酸化が進行すると変敗とよばれる油脂の酸化的劣化が生じる。過酸化物価（PVあるいはPOV）は油脂の自動酸化の程度を知るための指標である。過酸化物は，ヨウ化カリウムと反応してヨウ素分子を生じるので，この反応を利用して油脂1 kgとヨウ化カリウムとの反応で生成するヨウ素のミリ当量数を表したものが過酸化物価である。めん（麺）を油脂で処理した即席めんや，油脂を用いた菓子類では，過酸化物価が30を超えないように食品衛生法で定められている。

D. カルボニル価（carbonyl value, CVあるいはCOV）

カルボニル価（CVあるいはCOV）は油脂1 kgに含まれるカルボニル化合物のミリグラム数として示される。過酸化物価とともに，加熱や長期保存による油脂の酸化的劣化の指標となる。油脂の酸化によって生じた過酸化物はさらに分解されてアルデヒドやケトン類などのカルボニル化合物を生じ，2,4-ジニトロフェニルヒドラジンと反応して発色するため，この反応を利用してカルボニル価が測定されている。

E. TBA反応陽性物質値（thiobarbituric acid-reactive substances, TBARS）

油脂の酸化劣化によって生じた分解物であるアルデヒド類は，チオバルビツール酸（TBA）と反応して波長530 nm付近の光を吸収する赤色色素を生じる（**図4.8**）。TBA反応陽性物質値（TBARS）はこの反応を利用して，油脂中に含まれるアルデヒド類を測定した値である。マロンジアルデヒド当量で求めることが多いが，酸化劣化した油脂中にはマロンジアルデヒド以外にも多種多様なアルデヒド類が存在していることから，求めた値は「TBAと反応しうる物質量（TBARS）」として示す。また，含まれるアルデヒド類の種類によってはTBAとの反応によって450 nm付

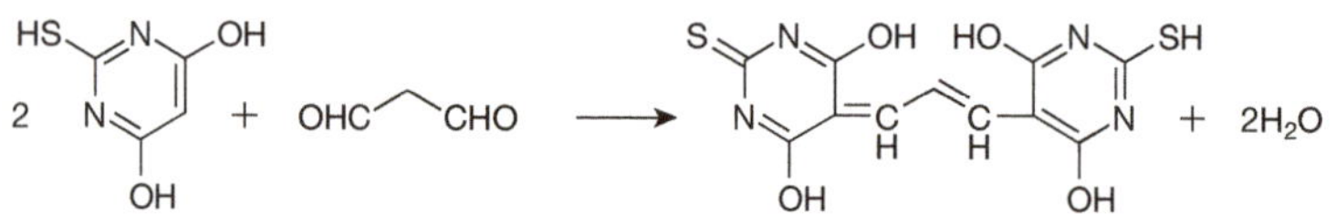

図4.8 | **TBA反応の概略**

近の光を吸収する黄色色素を生成するものもある。

F. 酸価（acid value, AV）

　酸価（AV）は，油脂1 gに含まれる遊離脂肪酸を中和するために必要な水酸化カリウムのミリグラム数と定義される。新鮮な油脂では酸価はきわめて低い値であるが，長期保存したものやフライなど加熱したものでは，脂肪酸エステルが加水分解されて遊離脂肪酸が生じるため，その値は顕著に増加する。過酸化物価と同様に，油脂の鮮度や品質を示すための指標となる。即席めんや菓子類では3.0以下とするように定められている。

4.2.2 ◇ 油脂の物理的性質の評価法

A. 融　点

　固体油脂を加熱したときに，液体となる温度を**融点**という。油脂の融点は毛細管を用いた方法で測定される。一般的に油脂の融点は，構成脂肪酸の分子量（炭素数）が大きいほど高く，不飽和度が高いほど低くなる。

B. 発煙点

　油脂を加熱していったときに発煙が始まる温度を**発煙点**という。通常の油脂の発煙点は200℃以上であり，純度の高い油脂では240℃程度となる。加熱などにより酸化劣化が進行すると発煙点が低下する。よって，フライ調理中に発煙するなどフライ油の発煙点が170℃を下回った場合は新しい油と交換することが厚生労働省通知で求められている。

4.2.3 ◇ 油脂の構造と性質を利用した食品の加工

　脂肪酸組成は油脂によって異なる。また，脂肪酸組成が同じでもグリセロールの3つのヒドロキシ基への結合位置の違いによって，油脂の性質に違いがみられる。このような油脂の構造と性質との関係は，食品の製造や加工にも広く利用されている。

A. 油脂の結晶型

　油脂は異なる脂肪酸から構成されるため，例えば固体状の油脂は条件によって異なる結晶型をつくる。チョコレートの原料となるカカオバ

ターは，大部分がパルミチン酸（16 : 0），ステアリン酸（18 : 0），オレイン酸（18 : 1）の3種類の脂肪酸で構成されている。組成が単純であるため特定の温度域で急激に融解するという特徴があり，常温で保管でき，体温付近で速やかに溶けるチョコレート特有の性質を示す。カカオバターの場合，分子の配向性によって数種類の異なる結晶構造が存在し，それぞれ融点が異なる。温度を調節しながら融解と結晶化を繰り返すことで均一な結晶状態にするテンパリングという作業は，チョコレートの程よい口どけや食感を生み出すために重要となる工程である。

B. 乳　化

疎水性と親水性を両方もつ両親媒性物質が適度に存在すると，ミセルという会合した球状構造を形成し，溶媒に分散して乳濁状の液体（エマルション）となる[4]。分離する2つの液体をエマルションにすることを**乳化**といい，乳化作用をもつ両親媒性物質のことを**乳化剤**という。ホスファチジルコリン（レシチン）に代表される複合脂質は，疎水性を示す脂肪酸部分と，親水性を示すリン酸や糖部分を両方もつ。そのため，大豆や卵黄のレシチンなどは乳化剤として広く用いられている。

[4]　エマルションの形成原理については，10.1.1項を参照。

C. エステル交換

トリアシルグリセロールの分子種組成が変われば融点も変化する。そのため，トリアシルグリセロールの構成脂肪酸を入れ替えることで，既存の食用油脂の食感を改良することが可能となる。この作業を**エステル交換**といい，この反応にはナトリウムメトキシドなどを用いる化学的な方法と，酵素触媒による方法などがある[5]。反応条件によって，ランダムに脂肪酸を交換させることも特定の脂肪酸のみを交換させることもできる。エステル交換を利用して，中鎖脂肪酸を多く含んだ油脂が機能性食品として応用されている。また，エステル交換はチョコレートの口溶け温度の調節にも用いられる。

[5]　植物油からのバイオ燃料の製造にも使われている。

D. 水素添加

マーガリンやショートニングは，液体状の植物油がもつ不飽和脂肪酸を飽和脂肪酸へと変換して作られた加工油脂である。飽和脂肪酸が多くなることによって融点が高くなり常温で固体状となる。不飽和脂肪酸から飽和脂肪酸への変換には二重結合への**水素添加**を行う。この反応は完全には進行せず，一部が二重結合へと戻ってしまう際に，シス型二重結合がトランス型に変わってしまい，副産物としてトランス型の脂肪酸（**トランス脂肪酸**）が生じる。天然油脂に含まれる不飽和脂肪酸のほとんどがシス型であるが，ウシなどの反芻動物では胃に存在する微生物のはたらきによってトランス脂肪酸が生じるため[6]，これらの肉や乳・乳製品にはトランス脂肪酸が一部存在する。

[6]　反芻動物の肉や乳に存在するトランス脂肪酸は共役リノール酸とよばれるリノール酸の異性体が含まれる。2つの炭素－炭素二重結合が共役しており，いずれかあるいは両方がトランス型の異性体が存在する。

Column

トランス脂肪酸

トランス脂肪酸の安全性はかねてより指摘されており，トランス脂肪酸の摂取は，心血管疾患のリスクを高めることが懸念されている。米国では加工食品に含まれるトランス脂肪酸量の表示が2006年より義務付けられている。WHO/FAO専門委員会はトランス脂肪酸の摂取量を1日当たりの総エネルギー摂取量の最大1％未満とするよう勧告している。日本では，欧米諸国と比べてトランス脂肪酸摂取量が少なく，この基準を大きく下回っていることから，通常の食生活においてトランス脂肪酸の健康への影響は小さいと考えられている。一方で，2011年に消費者庁は，食品事業者によるトランス脂肪酸の情報開示に関して「トランス脂肪酸の情報開示に関する指針」を公表しており，今後積極的な情報開示が進むものと考えられる。

4.3 ◆ 脂質の酸化

4.3.1 ◇ 脂質の酸化反応機構

不飽和脂肪酸を構成脂肪酸として含む脂質は，長期保存や加工・調理の際に空気中の酸素と接触することによって酸化される。不飽和脂肪酸が酸化されると，不快な臭い，味の変化，粘度の増加などによって油脂の品質が低下してしまう。これを油脂の**酸化劣化**あるいは**変敗**という。脂質の酸化には非酵素的に生じる場合と，酵素によって生じる場合がある[*7]。

*7 油脂の酸化測定法について：近年では，各種クロマトグラフィーによって，油脂が酸化された際に生じるさまざまな分子種を直接測定することも可能となってきている。例えば，ガスクロマトグラフィーによるアルデヒド類の測定や，質量分析計を用いた各種酸化物の解析が行われている。

A. 自動酸化

不飽和脂肪酸が，非酵素的に空気中の酸素によって酸化される反応を**自動酸化**という。この反応は，不対電子をもち反応性に富むラジカル分子[*8]によって連鎖的に進行するため，ラジカル連鎖反応ともよばれる。ラジカル反応は，開始反応（initiation），進行（連鎖）反応（propagation），停止反応（termination）の3段階に大きく分けられ，不飽和脂肪酸の自動酸化反応もこれら3段階により進行する（**図4.9**）。開始反応は，2つの二重結合に挟まれたメチレン基の水素原子が空気中の酸素により引き抜かれることでラジカルとなって開始される。よって，二重結合を2つ以上もつ多価不飽和脂肪酸が自動酸化を受けやすく，二重結合の数が多いほどラジカルが生じやすいため酸化されやすくなる。すなわち，魚油に含まれるEPAやDHAなどの高度不飽和脂肪酸はきわめて酸化されやすい。一方で，不飽和脂肪酸であっても二重結合を1つしかもたないオレイン酸などは自動酸化されにくい。この開始反応は，光や放射線，金属

*8 ラジカル分子（フリーラジカル）：不対電子をもち，周辺の分子を容易に酸化することができる分子種。生体内にも，ヒドロキシラジカル（・OH）やスーパーオキシドアニオンラジカル（O_2^-）など，数多くの種類が存在する。

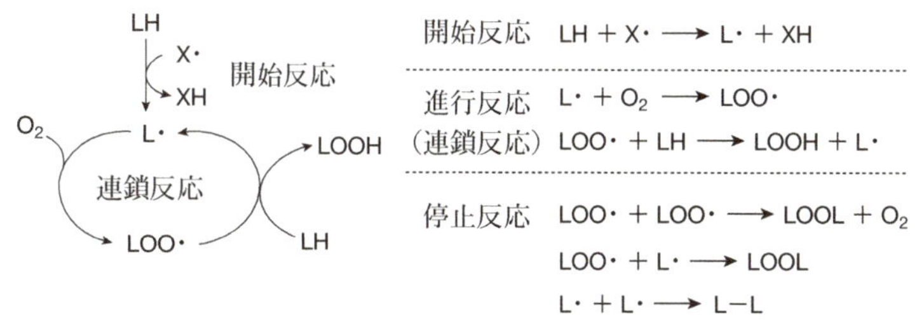

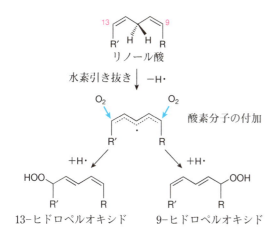

図4.9 不飽和脂肪酸の自動酸化反応機構
LHは不飽和脂肪酸

図4.10 リノール酸の自動酸化反応機構
R=(CH$_2$)$_7$COOH, R'=(CH$_2$)$_4$CH$_3$

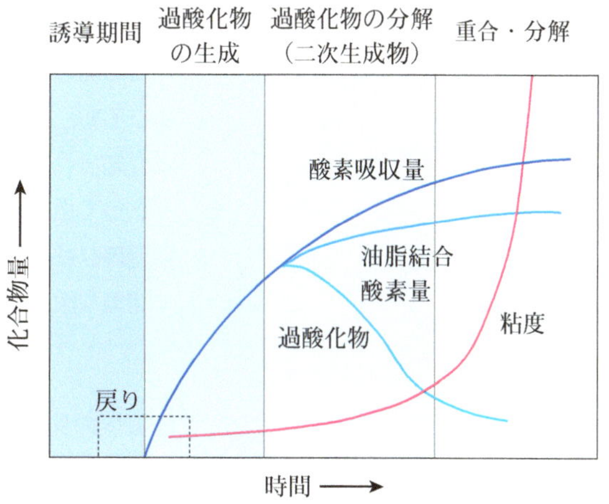

図4.11 油脂の自動酸化反応の時間的変化
[太田静行, 油脂の食品の劣化とその防止, 幸書房(1977)]

などの要因によって生じた活性酸素種(酸素ラジカル)[*9]とよばれる反応性の高い酸素種などによって生じるものと考えられている。

　進行反応においては，開始反応で生じた脂質ラジカル(L·)に周辺の酸素分子が結合することにより，脂質ペルオキシラジカル(LOO·)が生成する。脂質ラジカルは，両側の二重結合と共鳴し，例えばリノール酸であれば9位あるいは13位にラジカルを与え，この位置に酸素分子が結合する(図4.10)。LOO·は，他の不飽和脂肪酸のメチレン基から水素原子を引き抜くことで，一次生成物である脂質ヒドロペルオキシド(LOOH，日本語では脂質過酸化物とよばれる)となるが，一方で新たに脂質ラジカルが生じるため，この反応は連鎖的に進行することとなる。一連の連鎖反応はラジカル分子どうしが反応(停止反応)することで非ラジカル分子になると停止する。

　油脂の自動酸化反応の時間的変化を見ると(図4.11)，誘導期間とよばれる脂質過酸化物がほとんど生成していない一定の期間を経て，ラジカル連鎖反応にともなう過酸化物の生成量が徐々に上昇し始める。これらの初期段階においては「戻り」とよばれる特徴的な酸化臭が生じる。

[*9] 活性酸素種：酸素分子が変化した反応性の高い化合物の総称。スーパーオキシドアニオンラジカル(O$_2^-$)，ヒドロキシルラジカル(·OH)，過酸化水素(H$_2$O$_2$)，一重項酸素(56頁*11参照)などが含まれる。過剰に発生するとDNA，脂質，タンパク質などの生体成分を酸化して損傷させるため，老化現象や生活習慣病に関与することが示されている。

Column

脂質の酸化と健康

食品中の不飽和脂肪酸は，加工や調理あるいは保存中に酸化され，初期産物として過酸化物（脂質ヒドロペルオキシド）を生じる。過酸化物はさらに分解されてさまざまなアルデヒド類を生じる。アルデヒド類は特有の臭いをもつため，酸化にともなう食用油脂の品質低下の大きな要因となる。近年の研究により，老化や肥満などの要因によって生体内に存在する不飽和脂肪酸も酸化され，生じたアルデヒド類が周辺のタンパク質やDNAを傷つけることで，生活習慣病をはじめとするさまざまな疾病の原因になりうることがわかってきた。また，肺がんとの関連も指摘されているタバコの煙や排気ガスなどの環境要因によっても，脂質の酸化によるものと同様のアルデヒド類が生成することが知られている。アルデヒド類を含むような酸化劣化した油脂を食品として摂取することが直接的な疾病の原因になるかどうかについては明確な結論が得られていないが，食品衛生の観点からも油脂の酸化を可能な限り防止することはとても大切である。

これは魚の臭いに似ているためで，「魚に戻った」ということから戻りとよばれている。生じた過酸化物（LOOH）は，微量金属などの影響によりさらに酸化反応を受けながら分解し，アルデヒドやケトンなどのカルボニル化合物を二次生成物として生成する[*10]。また，過酸化物どうしでの重合反応も生じ，油脂の粘度も著しく上昇する。

*10 脂質の二次生成分の匂いについては，9.1.3項Gも参照。

B. 光酸化

油脂が酸化される要因の1つとして光があげられる。低波長紫外線（〜315 nm）は，高いエネルギーをもち自動酸化を誘導する。一方で，油脂中にクロロフィルや色素などの光増感剤[*11]が混在していると，長波長紫外線（315〜400 nm）や可視光（400 nm以上）のエネルギーを受け取った増感剤が，三重項状態にある通常の酸素分子（$^3O_2$）を一重項酸素（$^1O_2$）へと変換する[*12]。一重項酸素は，二重結合への反応性がきわめて高く，不飽和脂肪酸へ速やかに付加して脂質ヒドロペルオキシドを生じる。リノール酸の自動酸化では，9あるいは13位に酸素が結合した脂質ヒドロペルオキシド異性体が生成するが，一重項酸素は二重結合の両端に直接作用するため，9, 10, 12, 13位にそれぞれ酸素が付加した各異性体が同程度生成する（図4.12）。

*11 光増感剤：吸収した光のエネルギーを他の分子に渡し，その分子の反応を助ける役割をもつ物質のこと。

*12 通常の酸素分子は三重項状態にある。一重項酸素は光増感剤の光吸収などにより励起された酸素分子であり，高い反応性をもつ。空になった電子軌道をもつことから，求電子性が強く，二重結合と反応しやすい。また酸化力も強い。

C. リポキシゲナーゼ酸化

リポキシゲナーゼ（リポキシダーゼともいう）は不飽和脂肪酸に酸素分子を添加して脂質ヒドロペルオキシドを生成する酸化酵素であり，動植

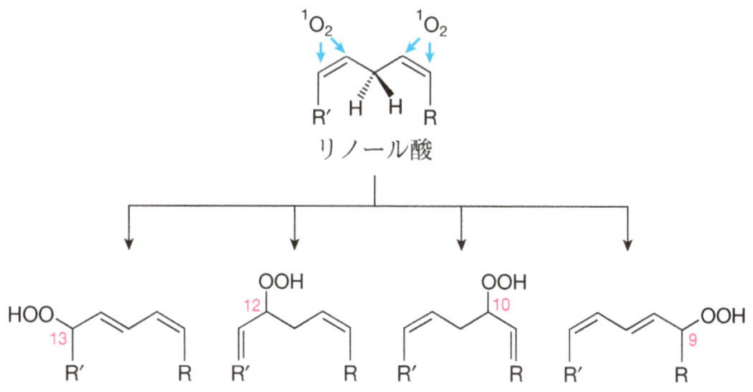

図4.12 一重項酸素によるリノール酸ヒドロペルオキシド異性体の生成
$R = (CH_2)_7COOH, R' = (CH_2)_4CH_3$

物に広く含まれている。豆類をはじめとする植物性食品において，リポキシゲナーゼによってリノール酸やリノレン酸が酸化されると，青臭さの原因となるアルデヒド類が生じる。リポキシゲナーゼにはさまざまなアイソザイム[*13]が存在し，酸素を添加する二重結合位置や立体構造に特異性があるため，動植物内で多様な機能性をもつ脂質酸化物を生じる。

*13　アイソザイム：酵素活性がほぼ同じであるが，タンパク質分子としては異なる（アミノ酸配列が異なる）酵素。

D. 熱酸化

　食品の加熱調理において油脂を高温で熱することがある。例えば，揚げ物では食用油脂を160～180℃などの高温に加熱する。このような高温での加熱を長時間あるいは繰り返し続けていくと，泡立ち，着色，不快臭などをともなう油脂の劣化が起きる。油脂の加熱においても自動酸化と同様の連鎖的な酸化反応が進行し，脂質ヒドロペルオキシドが生成するが，高温条件ではアルデヒドやケトンへの分解や重合が進行するため，加熱後の油脂中には脂質ヒドロペルオキシドはほとんど蓄積しない。また，実際に揚げ物をする際には，食品中の水分と一緒に高温で加熱するため，脂肪酸エステルの加水分解が起こり，遊離脂肪酸が生成する。油脂の物性を評価する酸価は，このようにして生成した遊離脂肪酸の量を反映する。

4.3.2 ◇ 油脂の酸化防止

　ここまで述べてきたように，不飽和脂肪酸の酸化によって油脂は劣化する。よって，食品の加工・調理や保存においては油脂の酸化を防ぐことが重要である。油脂の酸化を防ぐためには，物理的な方法と化学的な方法が用いられる。物理的な方法では，酸化反応を引き起こす原因物質を物理的に取り除く。具体的には，低温貯蔵を行うことで熱による酸化を防止する方法や，包装（真空パック，光の遮断，脱酸素剤）の工夫により酸化の原因となる酸素や光を遮断する方法が用いられる。また，水分活性は0.3付近でもっとも酸化反応は低くなる[*14]。化学的な方法では，

*14　水分活性については，2.2.2項を参照。

058 | 第4章 | 脂 質

> **Column**
>
> ## 脂質の生化学的・栄養学的重要性
>
> 　脂質は，細胞膜をはじめとする生体膜を構成することで細胞内外を適切に仕切っており，生体を形づくるうえで重要な役割を担っている。また，脂質はエネルギー源として体内に効率よく蓄えられるほか，さまざまな生理活性をもった脂質成分（生理活性脂質）の原料となるなど，私たちが生きていくうえでなくてはならない成分である。一方で，日々の食事をおいしく豊かなものにするためにも食品の調理・加工における脂質の存在は重要である。近年，肥満とさまざまな疾患との関与が明らかになりつつあり，食事からの脂質の過剰摂取には注意が必要であるが，脂質のもつ重要な役割を理解しながら日々の食事を考えることが重要である。

抗酸化剤が広く用いられる。酸化により生じたラジカル分子に自らの水素原子を与え安定化させる作用をもつものはラジカル捕捉型の抗酸化剤となる。ビタミンC（L–アスコルビン酸）やビタミンE（トコフェロールとトコトリエノール）は食品中にも含まれる代表的な天然抗酸化剤である。エリソルビン酸は，ビタミンCの立体異性体であり，酸化防止剤として食品添加物に用いられている。ブチルヒドロキシトルエン（BHT）やブチルヒドロキシアニソール（BHA）は，ラジカル捕捉型の合成抗酸化剤である。

　ラジカル捕捉型の抗酸化剤は，一般的に一重項酸素に対する消去能はきわめて弱い。一方で，ビタミンEやβ–カロテン，リコペンなどのカロテノイド色素は，一重項酸素に対する消去能が非常に高い[15]。また，油脂の酸化反応を促進させる金属をキレートする作用をもつクエン酸なども広義の抗酸化剤としてはたらく。

*15　カロテノイドについては，8.1.2項を参照。

第5章

アミノ酸とタンパク質

　タンパク質の英名「Protein」は「生命にとって根源的な物質」を意味するギリシャ語πρστειω(prima materia)に由来する。親から子へ，代々受け継がれる遺伝子にはタンパク質の設計図がコードされている。そのことからも想像できるように，タンパク質は生命現象の担い手としてもっとも重要な分子である。また，生体内には，多数の重要な生理活性ペプチド(アミノ酸の重合体)が存在し，タンパク質を構成するアミノ酸だけでなくそれ以外のアミノ酸もそこに含まれる。つまり，食品の原料となる動植物には，タンパク質，そしてその構成成分であるアミノ酸が，含有量の差はあっても，必ず含まれている。そのことから，食品の貯蔵や加工を考えるうえで，アミノ酸やタンパク質の化学的性質を知っておくことは非常に重要である。

5.1 ◆ アミノ酸とアミノ酸誘導体

　生体内にはさまざまな種類のアミノ酸が存在するが，タンパク質の材料として使われるアミノ酸は主に20種類である。タンパク質には20種類以外のアミノ酸が含まれることがあるが，その多くはタンパク質が合成された後に酵素などによって修飾されたものである(翻訳後修飾)。また，これらのタンパク質に含まれるアミノ酸以外にも，オルニチンやγ-アミノ酪酸のような生命現象において重要な役割を担うアミノ酸も多数存在する。

5.1.1 ◇ アミノ酸の基本構造

　アミノ酸とは，1つの分子内にカルボキシ基とアミノ基をもつ化合物の総称である。天然に存在するタンパク質の構成成分であるアミノ酸は，すべてα-アミノ酸である。ここで，アミノ酸の接頭語として付いているαは図5.1に示すようにアミノ酸のカルボキシ基(-COOH)から見て隣の炭素から$\alpha, \beta, \gamma, \delta, \varepsilon, \cdots$というように名づけたとき[*1]，α位の炭素にアミノ基(-NH$_2$)が付いていることを表す。ちなみに，生体内の神経伝達物質として知られるγ-アミノ酪酸(γ(gamma)-aminobutyric acid, GABA，構造は図5.8参照)はγ-アミノ酸であり，γ位の炭素にアミノ基が付いている。ただし，アミノ基の代わりにイミノ基(-NH-)をもつプ

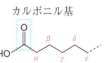

図5.1 カルボニル基などの官能基に結合する炭素の相対的位置とよび方

*1 IUPACによる規則ではカルボキシ基の炭素が番号1になることと異なっている点に注意。

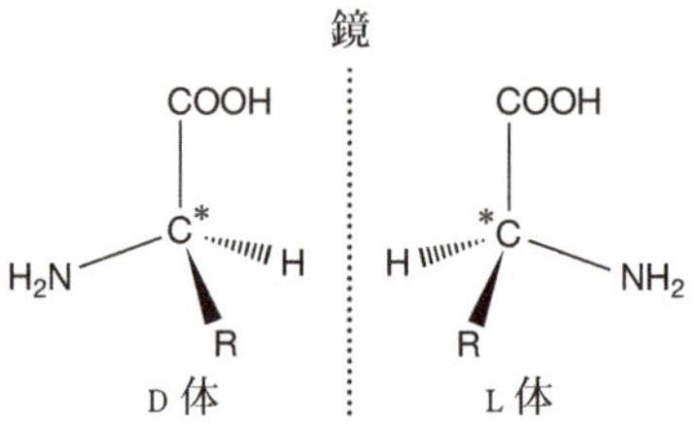

図5.2 | アミノ酸の基本構造
アミノ酸の鏡像異性体(D体とL体)

*2 近年では，加齢によって発症する白内障などのタンパク質凝集部位においてタンパク質結合型のD体のアミノ酸が発見されている。それらは主にD体のアスパラギン酸(D–Asp)であり，例えば，水晶体主要構成タンパク質であるクリスタリンの中などで見つかっている。こうしたタンパク質結合型のD体のアミノ酸は水晶体などの生体内で代謝が非常に遅い器官において，非酵素的な異性化反応によって生じていると考えられている。生体内で偶発的にできるD体のアミノ酸はタンパク質の立体構造に影響を与え，機能低下を引き起こし，疾患の原因となる。

ロリンや，カルボキシ基の代わりにスルホン基($-SO_3H$)をもつタウリンやリン酸基($-PO_3H$)をもつ2-アミノエチルホスホン酸などもアミノ酸に含まれる。

20種類のアミノ酸それぞれに固有の原子団の部分を側鎖(図中R)とよぶ。グリシンを除くアミノ酸のα位の炭素(C_α)は不斉炭素であり，鏡像異性体が存在する(**図5.2**)。鏡像異性体はL体とD体に区別されるが，タンパク質を構成するアミノ酸はすべてL体である[*2]。

5.1.2 ◇ アミノ酸の分類

アミノ酸は，その側鎖の疎水性・親水性や酸性・塩基性によりいくつかのグループに分類できる。**図5.3**に20種類のアミノ酸の名称と略号および構造式と分類を示した。

図5.3に示した疎水性・親水性あるいは酸性・中性・塩基性以外の分類として，バリン・ロイシン・イソロイシンなどの側鎖が分岐しているものを分岐鎖アミノ酸，システインやメチオニンなどの側鎖に硫黄原子をもつものを含硫アミノ酸，フェニルアラニン・チロシン・トリプトファンなどの側鎖にベンゼン環をもつものを芳香族アミノ酸とよぶ。側鎖の性質は，タンパク質の構造や性質を考えるうえで非常に重要な要素である(5.2節参照)。

また，タンパク質を構成するアミノ酸のうち，ヒトの体内で合成できないバリン・ロイシン・イソロイシン・メチオニン・スレオニン・フェニルアラニン・トリプトファン・リシン・ヒスチジンを**必須アミノ酸**とよぶ。さらに，体内で合成可能であるが合成量が十分でなく不足しやすいなどの理由でアルギニン・システイン・チロシンが**準必須アミノ酸**とよばれることもある。

5.1.3 ◇ アミノ酸の解離基とpK_a

アミノ酸は，**表5.1**にまとめたように，カルボキシ基とアミノ基に加え，側鎖にもカルボキシ基やアミノ基，システインではチオール基，チロシンではフェノール基，アルギニンではグアニジノ基，ヒスチジンではイミダゾール基をもつ。これらの解離基が，溶液のpHなどの条件に

5.1 アミノ酸とアミノ酸誘導体 | 061

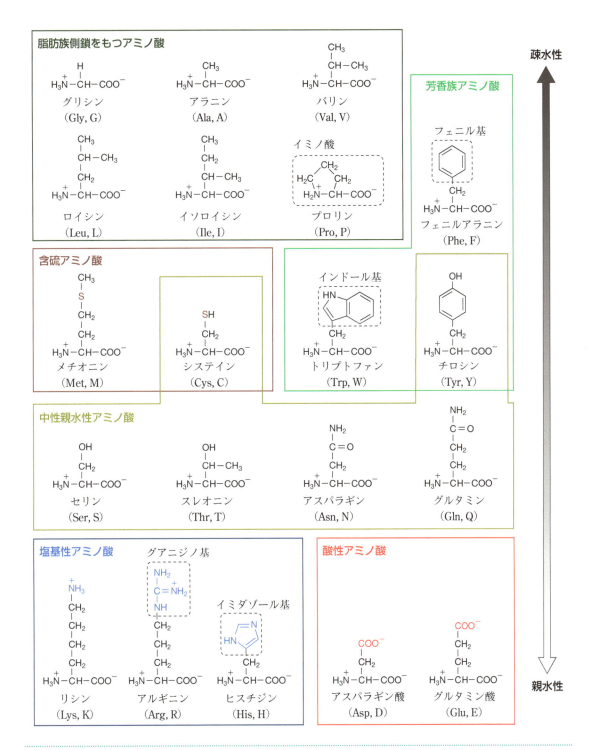

図5.3 | 20種類のアミノ酸の構造と分類
構造式の解離基は生理的条件（pH 7.0）における状態を示した。ヒスチジン側鎖のイミダゾール基のpK_aは6.04であり，pH 7.0ではプロトン付加型（共役酸型という）にはなっていない。

062 | 第5章 | アミノ酸とタンパク質

| 表5.1 | アミノ酸に含まれる解離基

名　称	官能基の酸性／塩基性	アミノ酸	pK_a
カルボキシ基	酸性	アスパラギン酸	3.90
		グルタミン酸	4.07
イミダゾール基	塩基性	ヒスチジン	6.04
チオール基	—	システイン	8.37
フェノール性ヒドロキシ基	—	チロシン	10.46
アミノ基	塩基性	リシン	10.54
グアニジノ基	塩基性	アルギニン	12.48

アミノ酸側鎖のpK_aの値は溶液条件やタンパク質内部の環境によって変わることに注意。

よって解離し，電荷を帯びることは，タンパク質の構造や性質と密接にかかわっている。さらに，解離基のイオン化などの電気的性質はその分子の生体内への吸収にも影響するため，食品中の栄養素や薬剤の吸収を考えるうえで重要である。

　解離基のプロトン解離の平衡反応の平衡定数を酸解離定数(K_a)とよび，解離基によって固有の値をもつ。また，酸解離定数の対数に負の符号を付けたもの($-\log K_a$)がpK_aであり，酸性度の尺度として用いられる。pK_aと溶液のpHを結びつける下式をヘンダーソン−ハッセルバルヒ(Henderson-Hasselbalch)の式とよび，あるpHの溶液における解離基の解離状態を調べたり，緩衝液のpHを見積もったりするのに用いる。

$$AH \; \underset{\longleftarrow}{\overset{K_a}{\longrightarrow}} \; A^- \; + \; H^+$$

$$pH = pK_a + \log\left(\frac{[A^-]}{[AH]}\right) \tag{5.1}$$

ここで，pHは解離基が存在する水溶液のpHである。いま，解離基の半分が解離する条件，つまり$[AH]=[A^-]$となるときを考えると，ヘンダーソン−ハッセルバルヒの式から，$pH=pK_a$である。すなわち，その解離基のpK_aと等しいpHの溶液中では解離基の半分が解離していることを意味している(図5.4)。pK_aが小さいほど，低いpHでも解離できる強い酸である。また，酸性官能基ではpK_aより高いpHで負電荷を帯び(陰イオン)，塩基性官能基では(共役酸の)pK_aより低いpHで正電荷を帯びる(陽イオン)ことを覚えておこう[3]。

*3　前述の生理的条件での電荷のあり方とつながってくる。

5.1.4 ◇ アミノ酸の解離と等電点

　前項で述べたように，アミノ酸は主鎖にカルボキシ基(-COOH)とアミノ基(-NH$_2$)をもち，中性付近の水溶液中ではプロトン(H$^+$)の解離または会合により，これらの官能基は-COO$^-$および-NH$_3^+$になっている。このような，1つの分子内に陰イオンと陽イオンをもつ構造を双性イオン(両性イオンともいう)構造という。ここで，まずアラニン(Ala)のよ

> **Column**
>
> ## pK_aと緩衝液
>
> 　緩衝液は，希釈したり，酸や塩基を添加したりしてもpHにあまり影響が出ない溶液のことである。生化学実験などにおいて，試薬の追加などでpHが変化しないようにするためのpH調整剤として使われる。弱酸と強塩基の塩または強酸と弱塩基の塩の混合溶液であり，前者は弱酸のpK_a付近のpH帯，後者は弱塩基の共役酸のpK_a付近のpH帯でもっとも緩衝能が高い（pHが変わりにくい）。緩衝液のpHは，ヘンダーソン−ハッセルバルヒの式から見積もることが可能である。例えば，酢酸と水酸化ナトリウムの塩の緩衝液の系では，酢酸（CH_3COOH）溶液と酢酸ナトリウム（CH_3COONa）溶液の混合でpH調整をする。このとき，酢酸は弱酸であるため，ほぼプロトン解離しないと仮定する（酢酸濃度を[AH]とする）。一方，酢酸ナトリウムは塩なので溶液中でほぼ解離していると仮定する（酢酸ナトリウム濃度が[A^-]になる）。0.1 M酢酸，0.2 M酢酸ナトリウム溶液の緩衝液のpHは，（酢酸のpK_a≒4.8とすると）ヘンダーソン−ハッセルバルヒの式から，pH＝4.8＋log（0.2/0.1）≒5.1と概算できる。

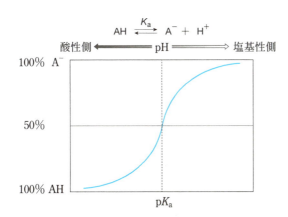

図5.4 pK_aと滴定曲線
縦軸は解離分子の割合，横軸は溶液のpH.

うな側鎖に解離基をもたないアミノ酸を例として考える。Alaのカルボキシ基のpK_aは2.35，アミノ基のpK_aは9.69であり，それぞれをpK_{a1}，pK_{a2}とする（**図5.5**（a））。Alaには3つの解離状態があり，水溶液中ではこれらの平衡状態にある。pK_{a1}より低いpHでは，Ala$^+$の状態（分子の電荷の総和：総電荷+1）が主要な成分となり，pK_{a1}より高くpK_{a2}より低い中性付近のpHではAla^{0}の状態（総電荷0）が主要な成分となり，さらにpK_{a2}より高いpHではAla$^-$の状態（総電荷−1）が主要な成分となる。このとき，分子の総電荷が0の状態がもっとも多くなるpHを等電点（pI）という。ここで，平衡定数の式から，以下の式が得られる。

$$pI = \frac{pK_{a1} + pK_{a2}}{2} \quad (5.2)$$

この式から，Alaなどの側鎖に解離基をもたないアミノ酸の等電点は両解離基のpK_aの平均になる。

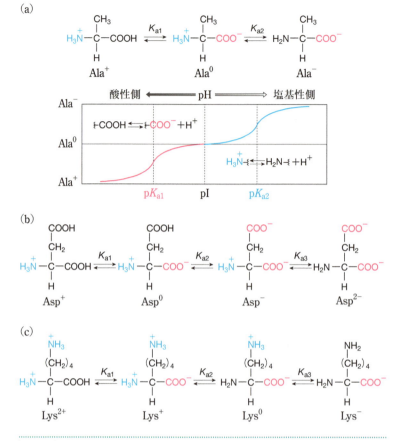

図5.5 アミノ酸の解離と滴定曲線と等電点
(a)アラニンの解離。(b)酸性アミノ酸(アスパラギン酸)の解離, (c)塩基性アミノ酸(リシン)の解離。

　次に，側鎖に酸性の解離基をもつアスパラギン酸(Asp)を考える。図5.5(b)のような4つの解離状態がある。この図からAspの総電荷が0になる等電点pIは，pK_{a1}とpK_{a2}の間(pH 2.09〜3.86)にあると考えられ，[Asp$^+$] = [Asp$^-$]となるはずである。すると，アラニンの場合と同じで

$$pI = \frac{pK_{a1} + pK_{a2}}{2} \tag{5.3}$$

という式が得られる。すなわち，総電荷0となるときの前後のpK_aの平均がpIとなっている。リシン(Lys)のような塩基性アミノ酸の場合(図5.5(c))も総電荷が0になる前後のpK_aによってpIの計算が可能である。

　この等電点の考え方は，アミノ酸の重合体であるペプチドやタンパク質にも当てはまる。等電点より低いpHでは，ペプチドやタンパク質の総電荷は正(＋)になり，一方，等電点より高いpHでは，総電荷が負(－)になる。タンパク質やペプチドの表面電荷は，それらの溶解性や機能を考えるうえで非常に重要である。

5.1.5 ◇ その他のアミノ酸

A. テアニン（theanine）

テアニン（図5.6）は茶に多く含まれるアミノ酸であり、グルタミン酸の誘導体である。また、アミノ酸系のうま味成分であることも知られている。抗ストレスや睡眠改善などのさまざまな生理的な効果が期待されている。

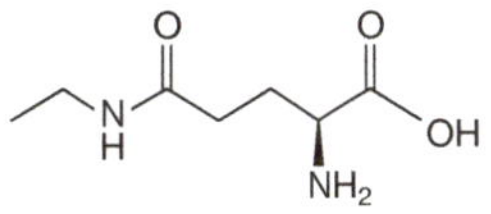

図5.6 テアニンの化学構造

B. タウリン（taurine）

タウリン（図5.7）は肝臓・心筋の保護や神経伝達・神経調節にも関与するアミノ酸である。胆汁酸に含まれるタウロコール酸は、タウリンとコール酸が抱合したものである。システインから、酸化・脱炭酸を受けたヒポタウリンがさらに酸化されることでタウリンができる。軟体動物、特にタコやイカに多く含まれている。うっ血性心不全や肝機能障害に対する効果にも期待が集まっている。

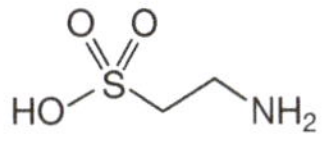

図5.7 タウリンの化学構造

C. γ-アミノ酪酸（GABA）

GABA（図5.8）は脳の主な抑制的神経伝達物質である。GABAは、脳内でグルタミン酸がグルタミン酸脱炭酸酵素（グルタミン酸デカルボキシラーゼ）によって脱炭酸されることで生成する。このGABAを生成するグルタミン酸脱炭酸酵素はピリドキサールリン酸（PLP）を補酵素としており、そのため、ビタミンB_6の不足によりGABA合成は阻害され、痙攣などの症状を引き起こすことがある。

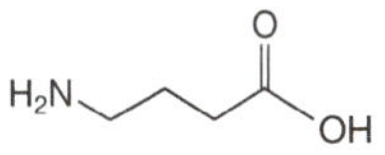

図5.8 γ-アミノ酪酸（GABA）の化学構造

D. ヒドロキシプロリン

ヒドロキシプロリン（3-hydroxyproline, 図5.9）はコラーゲンの中に10〜14%含まれているアミノ酸である。ヒドロキシプロリンは、翻訳後修飾によって生成する。コラーゲンはペプチド3本鎖による三重らせん構造をとることが知られているが、ヒドロキシプロリンはこの三重らせん構造の安定化にも寄与していると考えられている。さらに、三重らせん構造はヒドロキシプロリンのヒドロキシ基を介した水素結合によってさらに集合してつくる超分子構造であるコラーゲン繊維を安定化する。

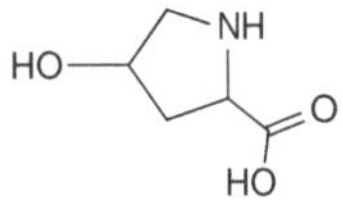

図5.9 ヒドロキシプロリンの化学構造

5.2 ◆ ペプチドとタンパク質

複数のアミノ酸がカルボキシ基とアミノ基の脱水縮合により重合したものを**ペプチド**とよび、縮合してできたアミノ酸間のアミド結合を**ペプチド結合**という。タンパク質は50個以上のアミノ酸がペプチド結合によって重合した巨大な分子である。また、アミノ酸が3個から20個程度まで重合したものはオリゴペプチド[*4]、20個から50個程度まで重合したものをポリペプチドとよぶ。生体内には、タンパク質以外にもペプチ

*4　2個のアミノ酸からなるものをオリゴペプチドに含めることがある。

ドホルモンやグルタチオンなどのようなオリゴペプチドが数多く存在する。また，抗生物質の中にもペプチド性のものがあり，タンパク質を構成するアミノ酸以外のアミノ酸が含まれていることが多い。

5.2.1 ◇ タンパク質の構造

通常，生物においてタンパク質は「ひも状」の分子として合成され，折りたたまれて特定の立体構造をもつことで初めて生物の中で機能を発揮できる。しかし，食品として，加熱などの加工や調理をされると，その構造は変化し，生理活性を失った(失活)状態となる。

A. 一次構造

タンパク質はアミノ酸がペプチド結合によって重合したものであるが，そのアミノ酸の配列順序(並び方)のことを**一次構造**という。このとき，ペプチド結合を形成していないアミノ基をN末端(アミノ末端)，ペプチド結合を形成していないカルボキシ基をC末端(カルボキシ末端)とよぶ。配列順序は，ポリペプチド主鎖のアミノ基($-NH_2$)側からカルボキシ基($-COOH$)側に向かって，すなわち，N末端(左端)からC末端(右端)に向かって読んでいく(**図5.10**)。一次構造には，システインの側鎖間のジスルフィド結合($-S-S-$)や糖鎖結合の情報も含まれる。このジスルフィド結合は1つのポリペプチド鎖の中で形成されるだけでなく，2つの異なるポリペプチド鎖の間でも形成される。タンパク質の一次構造情報は各生物の遺伝子にコードされており，各生物に固有のものである。

B. 二次構造

タンパク質は，アミノ酸がペプチド結合で連なった分子であるが，このポリペプチド鎖の規則的な構造をタンパク質の**二次構造**という。二次構造は，ペプチド結合($-CONH-$)のC＝OとN–Hの間の水素結合形成に起因する。**αヘリックス構造**(α-helix)や**βシート構造**(β-sheet)などが代表的な二次構造である(**図5.11**)。

αヘリックス構造では，ペプチド鎖がらせん構造をとっており，アミノ酸3.6個でらせんの1回転を形成し，らせん1回転の長さ(ピッチ)は5.4Åである。このαヘリックス構造を安定化しているのは，ペプチド結合のC＝OとそこからそこからからC末端側に向かって4つ目のペプチド結合のN–

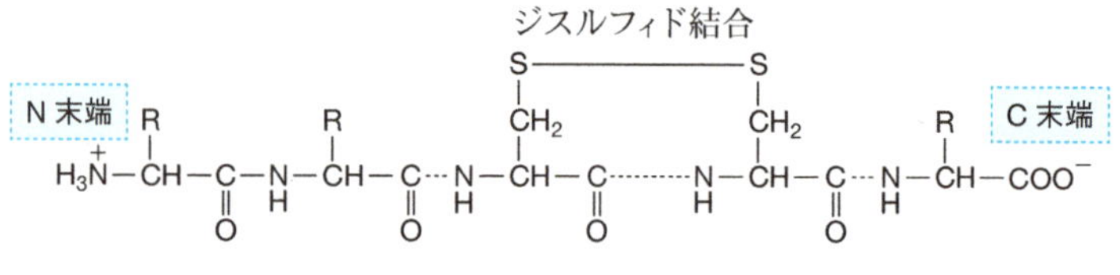

図5.10 タンパク質の構造(一次構造)

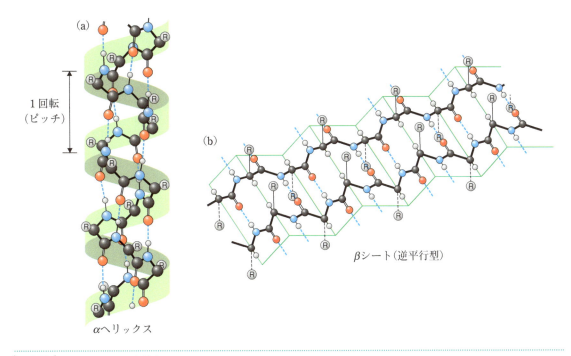

図5.11 タンパク質の二次構造

Hの間に形成される水素結合である。

βシート構造は，2本の引き伸ばした構造をとっているペプチド鎖が平行に並んだとき，一方のペプチド結合のC=Oともう一方のペプチド結合のN–Hとの間で水素結合を形成することにより安定化される。βシート構造を形成している伸びた1本のペプチド鎖をβストランド（β-strand）とよぶ。βシート構造を形成する2本のペプチド鎖のN末端からC末端の向きが同じ場合を平行型，逆向きの場合を逆平行型という。逆平行型の方が構造的には安定である。

また，タンパク質の構造内で形成されるαヘリックス構造やβシート構造などの二次構造以外の不規則構造のことを**ランダムコイル**（random coil）とよぶ。「ランダム」と付くため自由な構造をとっていると考えられがちだが，しばしばループ構造などの特定の構造をとっている。

ペプチド鎖のどの部分がどのような規則構造をとりやすいかはアミノ酸配列に依存するが，プロリンがある部分は，αヘリックス構造やβシート構造をとることができない。プロリンはカゼインやコラーゲンなどに多く含まれる。また，側鎖がHであるグリシンも主鎖構造の運動性を上げるため二次構造を不安定化する傾向にある。

C. 三次構造

タンパク質の二次構造がアミノ酸の主鎖間の相互作用によって形成され，そこに側鎖の相互作用が加わってさらに折りたたまれて形成される三次元の構造を**三次構造**とよぶ。三次構造は，アミノ酸の側鎖間の非共

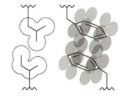
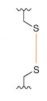

図5.12 | タンパク質の側鎖間にはたらく相互作用

有結合である水素結合，イオン結合，疎水性相互作用によって安定化される[*5]。また，タンパク質の種類によっては分子内でシステイン残基間のジスルフィド結合が形成されるものもある。タンパク質のアミノ酸の側鎖間にはたらく相互作用を図5.12にまとめた。

*5 水素結合，イオン結合，疎水性相互作用については，2.1.2項も参照。

タンパク質の内部には，主に疎水性側鎖をもつアミノ酸残基が集まり，表面には親水性または解離性側鎖をもつアミノ酸残基が多い。これはタンパク質が立体構造を形成するとき，疎水性側鎖がなるべく水に触れないようにして，一方で親水性側鎖に水分子を水和させるような力がはたらくためである。この考え方は，タンパク質の溶解や変性を理解するときに重要である。

D. 四次構造

2つ以上のタンパク質が会合した構造を**四次構造**という。このとき，1つ1つのタンパク質を**サブユニット**とよぶ。各サブユニットは，非共有結合やジスルフィド結合によって会合しており，会合数によって二量体，三量体などとよぶ。必ずしも同じサブユニットが集まるとは限らず，違うタンパク質が会合したヘテロ複合体であることもある。

5.2.2 ◇ タンパク質の性質

タンパク質は無数の弱い相互作用によってその立体構造（機能的な構造）が安定化されている。タンパク質を形づくる相互作用は，外的なさまざまな要因によって容易に変化し，条件によってはタンパク質の構造が崩壊して機能を失ってしまう。すなわち，タンパク質は非常に限られた条件でかろうじてその立体構造を保っており，一部の二次構造などが不安定化・破壊されることは，連鎖的・協奏的に全体の構造，三次構造や四次構造の崩壊につながる。このようにタンパク質の一次構造は変化せず，立体構造が壊れることを**変性**という。

タンパク質溶液を加熱し高温にすると，多くの場合，タンパク質は変性し凝固する。これは，加熱によってタンパク質の構造を維持している弱い相互作用が切断されるだけでなく，加熱により水分子の運動性が増し，タンパク質表面に水和していた水分子が脱離したり，タンパク質の

内部に侵入したりすることで二次構造を形成する水素結合を崩壊させるためである。それにより，タンパク質内部の疎水性側鎖が水に露出し，タンパク質の水溶性の低下につながり，凝固・沈殿に至る。

　また，タンパク質溶液を凍結し，一定期間おいた後に解凍すると，タンパク質が変性し沈殿することがある。特に，凍結を徐々に行った場合は顕著に変性がみられ，急速冷凍の方が変性を抑えられる傾向にある。徐冷した場合は，水分子のみの凍結が先に起こり，凍結していない部分でのタンパク質や塩の濃度が高まり，変性や凝集が起こりやすくなるためだと考えられる。急速冷凍の場合は，タンパク質も塩なども均一に氷晶にとりこまれるため，徐冷の場合に比べ変性や凝集が抑えられる。

　タンパク質溶液にアルコールなどの有機溶媒を加えた場合もタンパク質は変性する。これは，溶液の誘電率が下がることで，分子内・分子間の水素結合が過度に強くなったり，疎水性のアルコールによってタンパク質内部の疎水性側鎖が表面に露出しやすくなったりすることで，タンパク質本来の構造が壊れるためだと考えられる。しょうゆや味噌の製造時，麹菌が産生するアルコールが大豆タンパク質を変性させるが，これは変性によってタンパク質内部のペプチド鎖を露出させ，分解酵素（プロテアーゼ）が作用しやすくしている。アルコール変性に限らず，変性したタンパク質はプロテアーゼにより分解されやすくなる。

　酸性またはアルカリ性の溶液でも，タンパク質の変性が起こる。これは，タンパク質表面の解離基だけでなく，タンパク質内部の解離基にも変化が及ぼされ，高次構造の崩壊が引き起こされるためである。また，タンパク質を強酸性または強アルカリ性の条件に長くおくと，主鎖のペプチド結合が加水分解されることもある。タンパク質の表面には，多くの極性基や解離基をもつアミノ酸が存在する。それらのアミノ酸は，溶液のpHによって電荷状態が異なる（5.1.3項参照）。先にも述べたように，解離基が電離し電荷を帯びることで親水性が増し，タンパク質の溶解性は上がる。例えば，牛乳に含まれるカゼインなどは酸性アミノ酸を多く含み，pIが酸性領域にあり，塩基性溶液中ではより多く電離するため溶解性が上がる。しかし，溶液のpHがタンパク質の等電点（pI≒4.5）付近になると，タンパク質の総電荷が0に近くなり，タンパク質どうしの静電的反発が減少し，凝集を引き起こしやすくなる。このように，等電点付近のpHでタンパク質が凝集沈殿することを等電点沈殿（等電沈殿）とよぶ。牛乳にレモン汁を混ぜあわせたときに固まる現象がこれにあたる。等電点沈殿では，タンパク質の電荷が中和されることでカゼインのように構造が壊れて不可逆に変性することもある。しかし，一方で熱やアルコール，強酸・強塩基などによる変性とは異なり，後述の塩析のように変性せずに凝集沈殿することもある。

　一般的に適当な低い塩濃度の溶液では，タンパク質の溶解度は増加する。この現象を塩溶という。一方で，高い塩濃度の溶液では，逆にタン

Column

その他のタンパク質安定化要因

　グリセロール（使用濃度10〜30％）やスクロースなどの多価ヒドロキシ基化合物（使用濃度10％程度）は，タンパク質の熱や凍結による変性を防ぎ，タンパク質を安定化することが知られている。この安定化のメカニズムの詳細は明らかになっていない。卵白を撹拌してメレンゲ（泡）を作る際，砂糖を入れるとメレンゲができにくくなる（そのため，メレンゲを作るとき砂糖は段階的に少しずつ入れる）。これは多価ヒドロキシ基化合物であるスクロースがタンパク質を安定化させるために，タンパク質が変性して膜状になったものであるメレンゲになりにくくさせることが原因と考えられる。

パク質の溶解度は減少し，沈殿する。この現象を塩析という。これらの現象は，塩イオンがタンパク質の表面電荷を遮蔽したり，水の構造に影響を与えたりすることに起因すると考えられている。塩蔵による食品の保存は古くから用いられているが，肉を塩に漬けた際に肉が透明感を失って白濁するのは，内部のタンパク質の塩析による。塩析はタンパク質の表面の水和水の脱離による凝集であり，変性とは異なり，多くの場合，水などで希釈することで再溶解する。

5.2.3 ◇ タンパク質の分類

　タンパク質はその構成要素として，アミノ酸以外の糖，脂質を含むかどうかによって大別され，さらに，その溶解性や複合成分の種類によって分類される。

A. 単純タンパク質

　構成成分としてアミノ酸のみをもつもので，溶解性により以下の7つに分類される。

（1）アルブミン：水に可溶なタンパク質。その溶液を加熱すると凝固する。

（2）グロブリン：水に不溶であるが，希薄塩溶液に可溶なタンパク質。加熱するとアルブミンと同様に凝固する。

（3）グルテリン：水および塩溶液に不溶で，希酸または希アルカリ溶液に可溶なタンパク質。穀物の種実に多い。

（4）プロラミン：水および塩溶液に不溶で，70〜80％エタノールに可溶なタンパク質。グルタミン酸とプロリンの含有率が高い。

（5）プロタミン：水および塩溶液に可溶である。酸性アミノ酸を含まず，塩基性アミノ酸であるアルギニンを多量に含む。

（6）ヒストン：水および酸に可溶であるが，アルカリ性のアンモニア

水に不溶である。プロタミンより高分子であり，通常DNAに会合
しており，プロタミンほどではないが塩基性アミノ酸を多く含む。
(7)硬タンパク質：ほとんどの溶媒に不溶な繊維状のタンパク質。フィ
ブロインやコラーゲン，ケラチンが代表例である。

B. 複合タンパク質

構成成分としてアミノ酸以外に糖，ミネラル，色素などの化合物を含
むもので，化合物の種類によって以下のように分類される。
(1)リン酸化タンパク質：リン酸が，セリン，スレオニン，チロシンの
側鎖にあるヒドロキシ基(−OH)とエステル結合しているタンパク質。
(2)糖タンパク質：糖が共有結合しているタンパク質。結合している
糖鎖が短いものはグリコプロテイン，糖の数が数百もある糖鎖か
らなるものはタンパク多糖とよばれる。糖は，セリン，スレオニン，
アスパラギンの側鎖に結合している。
(3)色素タンパク質[6]：ヘムやクロロフィルなどの色素と結合してい
るタンパク質。ヘモグロビンやミオグロビンなど。
(4)リポタンパク質：リン脂質やコレステロールなどを含むタンパク
質。脂質とは共有結合ではなくファンデルワールス力やイオン結
合などで相互作用している。
(5)核タンパク質：核酸とイオン結合しているタンパク質。ヒストン，
プロタミンなど。

*6 色素タンパク質については，6.2
節および8.1.1項Bも参照。

5.2.4 ◇ 食品に含まれる代表的なタンパク質

A. グルテン

グルテンは小麦のタンパク質の約85%を占める主要タンパク質であ
り，ドウ(生地，dough)を形成する能力をもつ。小麦粉を練って，水で
洗い，水溶性の成分やデンプンなどを除くとグルテンが塊として残る。
このグルテンの塊には粘着力があるため，ドウを形成することができる。

グルテンは，プロラミンの一種であるグリアジンと，グルテリンの一
種であるグルテニンの2つに大別される。グリアジンもグルテリンも分子
内にシステインを複数含むタンパク質である。また，グルテリンはグリ
アジンに比べてはるかに分子量が大きく，サブユニットが互いにジスル
フィド結合を介して重合した複合タンパク質である。一方でグリアジン
は，主に分子内ジスルフィド結合を有するものが多いと考えられている。

グリアジンとグルテニンは，いずれもシステインを多量に有しており，
分子内や分子間でジスルフィド結合による架橋をつくりやすく，これに
よって形成される網目構造がドウの粘着性や弾性につながっている。な
お，グリアジンはドウの粘着性と可塑性に，グルテニンはドウの弾性に
寄与しているといわれている。また，先に述べたようにグリアジンに比
べグルテニンの方がはるかに高分子量であるので，網目構造をつくりや

すく，ドウの形成能により大きく関与していると考えられている。以上のようにドウの形成において，システイン間のジスルフィド結合の形成は非常に重要である。ジスルフィド結合は適当なpH条件（通常中性以上），酸化還元条件で交換反応を起こす。小麦粉の熟成に用いられる臭素酸カリウム（ブロメート）やアスコルビン酸（ビタミンC）といった酸化還元剤がドウの性質に影響を与えるのは，ジスルフィド結合形成に影響するためである。酸化は小麦粉の漂白に関与する。製粉したての小麦粉は淡い黄色を呈しているが，時間が経つと酸化し，白く変色する。かつてはこの酸化による漂白を過酸化ベンゾイルなどを用いて人工的に行っていた。なお，先にあげた臭素酸カリウム（ブロメート）やアスコルビン酸（ビタミンC）などは小麦粉を漂白しない。

　グルテンの物性はドウの形成能に大きく関与しているため，グルテンの含有量（主にグルテニンの含有量）は小麦粉の品質や用途に大きく影響する。例えば，パンのように粘弾性[*7]の高いドウが必要なときはグルテン含量が高い小麦粉が，お菓子などはグルテン含量が低い小麦粉が適している。通常の小麦粉は，グルテン含量の違いによって4段階に分けられ，グルテン含量が高いものから強力粉，準強力粉，中力粉，薄力粉とよばれる。

*7 食品の粘弾性については，第10章を参照。

B. 大豆タンパク質

　大豆は良質の植物性タンパク質を含み，日本だけでなく中国や東南アジアなどで古くからさまざまな食物に用いられてきた。また，近年では，欧米においても動物性タンパク質の過剰摂取による成人病の予防のため，豆腐などの大豆の加工食品が注目を集めている。

　大豆には，タンパク質が約40%含まれており，脱脂大豆を水または塩溶液で抽出することで，約90%のタンパク質が抽出される。抽出されたタンパク質の90%はグリシニンを主成分とするグロブリンである。このグリシニンは，単一成分ではなく，数種のタンパク質の混合物である。大豆の抽出タンパク質は，超遠心分析[*8]による沈降係数（s）から，2S, 7S, 11S, 15Sの4成分に大まかに分類される（表5.2）。

*8 超遠心分析：タンパク質分子は溶液中で，通常の重力では拡散が勝り沈降しない。しかし，遠心分離機などで非常に大きな重力をかけると沈降する。超遠心分析には，遠心中の溶液内のタンパク質などの成分の濃度を直接観測できるようにした装置である超遠心分析機が用いられる。沈降係数sは，超遠心分析の中でも，比較的高速回転で遠心力をかけて沈降する成分の界面を観測する「沈降速度法」を用いて算出できる。成分の界面の沈降の速さから沈降係数を計算でき，沈降係数sは成分の分子量M，摩擦係数f，溶質分子の偏比容$\bar{v}$，溶液の密度ρ，アボガドロ数N_Aによって以下のように表せる。

$$s = \frac{M(1-\bar{v}\rho)}{N_A f}$$

この式からわかるように，沈降係数は成分の分子量に比例しており，沈降係数が大きいものほど溶液中で高分子量のものであることを示している（実際には，分子量だけでなく，分子の形状も影響するので注意が必要である）。沈降係数sは秒（sec）の単位をもち，10^{-13}秒をスベドベリ単位Sとして定義されている。

| 表5.2 | 大豆タンパク質の分類と組成 |
[宮澤陽夫，五十嵐脩，新訂 食品の機能化学，アイ・ケイコーポレーション（2010）]

タンパク質の種類		組　成（%）
沈降成分	含有成分	
2S	α-コングリシニン*	16
7S	β-コングリシニン	41
	γ-コングリシニン	7
11S	グリシニン	31
15S	—	～3

*トリプシン阻害剤やその他の生理活性物質以外の2S成分を指す。

| 表5.3 | 大豆タンパク質7S, 11S グロブリンを原料として作った食品における機能特性 |

[宮澤陽夫，五十嵐 脩，新訂 食品の機能化学，アイ・ケイコーポレーション(2010)]

成　分	豆　腐	凍豆腐	油揚げ	チーズ様食品	湯　葉
7S	軟らかく付着性がある。	不溶化が著しく，凍結保存中に硬さや凝集性が増し，スポンジ化する。	伸展性が小さく，軟らかい。	カードの保水性が大きく，水切れが悪い。	引っ張り強度が小さく，湯葉らしい大きなシワができる。コシの強さに関係する。
11S	硬く凝集性・弾力性に富む。付着性はない。	凍結保存中に会合し，高分子量タンパク質となるがスポンジ組織ができにくい。	伸展性が大きく，切断強度も大きく，多孔質組織となる。	カードの水切れもよく，色調も明るい。	引っ張り強度が大きく，シワが少ない。

　水で抽出したタンパク質溶液をpH 4.5〜4.8の酸性にすると，タンパク質の約75%が等電点沈殿する。この酸沈殿タンパク質は大豆グロブリンとよばれる。大豆のグロブリンタンパク質は，本来，水に不溶で希薄塩溶液に可溶であるが，大豆から抽出するときは容易に水によって抽出される。一方，沈殿しないタンパク質をホエータンパク質とよび，2Sおよび7Sが主成分である。ホエータンパク質を食塩水で抽出すると7S成分のグロブリンが抽出される。2S成分にはα–コングリシニンのほかに大豆トリプシンインヒビターやヘマグルチニンなどの生理活性物質が含まれている。

　大豆グロブリンの主成分は，7Sと11S成分であり，全体の70%以上を占める。11Sはグリシニンの単一な成分，7Sはβ–コングリシニンを主としたその他数種類のタンパク質が含まれる混合物である。これらの11S，7S成分に含まれるタンパク質はいずれもいくつかの小さなタンパク質のサブユニットが重合して構成されている。7Sおよび11Sグロブリンをそれぞれ原料として作ったモデル食品の機能特性を比較した例もある（表5.3）。

　大豆タンパク質の重要な特性として，Ca^{2+}，Mg^{2+}などの2価陽イオンによる沈殿がある。この特性を利用して，大豆の熱抽出物である豆乳にいわゆる「にがり」（Ca^{2+}やMg^{2+}などの2価陽イオンの塩）を加えて豆腐が製造される。大豆タンパク質は，先に述べたように等電点を酸性pHにもつタンパク質を多く含むため，中性pHではこれらのタンパク質表面は負に帯電しているところが多いと考えられる（5.1節参照）。2価陽イオンは，これらのタンパク質表面の負電荷の間に入り，タンパク質の分子間の電荷の反発を減少させることで凝集沈殿を引き起こす。また，大豆タンパク質は乳化作用をもつことが知られている[9]。

*9　植物性マヨネーズやホイップクリームの性状には，大豆タンパク質による乳化が関係している。大豆タンパク質に限らず，多くの遊離タンパク質は，その内部に疎水性アミノ酸側鎖を集めて疎水性コアを形成している（5.2.1項参照）。タンパク質を変性させると構造が壊れて疎水性アミノ酸が露出するが，そのときに油などが存在すると油とタンパク質の疎水性部分が相互作用し，エマルション（乳濁液）が形成される。この乳化性は，後述する牛乳のカゼインなども優れている。

C. カゼイン

　牛乳には，約3%のタンパク質が含まれており，その主成分はカゼインとよばれるタンパク質である。牛乳中では，カゼインは主にカゼインミセルとよばれる30〜300 μm程度の大きさのコロイド粒子として存在している。牛乳が不透明の白色溶液に見えるのは，牛乳中の脂肪とともにカゼインミセルのコロイド粒子が光を散乱するためである。カゼイン

表5.4 主な牛乳タンパク質の種類と組成
[鬼頭 誠，佐々木隆造 編，食品化学，文永堂出版(1992)，p. 56，表1-8]

名　称	含　量(%)
カゼイン	76〜86
α_s-カゼイン	〜42
κ-カゼイン	〜11
β-カゼイン	19〜28
γ-カゼイン*	3〜7
乳清タンパク質	14〜24
β-ラクトグロブリン	7〜12
α-ラクトアルブミン	2〜5
その他	5〜8

*γ-カゼインはβ-カゼインの酵素的分解産物である。

*10　カゼインには，プロリンが多く含まれており（全アミノ酸の5%以上），そのため，αヘリックスやβシート構造などの二次構造が少なく，プロテアーゼによる分解を受けやすい。これは，新生児が消化吸収する栄養源として重要な性質であると考えられている。

*11　カード：乳汁が酸やレンネットにより凝固したもの。これを熟成させてチーズを製造する。

はカルシウムイオンに対する感受性に基づき，α_s-（α_{s1}-，α_{s2}-），β-，κ-，γ-カゼインに大別される（**表5.4**）*10。α_s-カゼインはカルシウムによって凝固する。また，カゼインは一部のセリン残基がリン酸化されていることも特徴であり，セリン残基のヒドロキシ基にリン酸基がエステル結合したホスホセリン残基は，カゼインの溶解度を向上させるだけでなく，Ca^{2+}やMg^{2+}と結合するため，これらの陽イオンの運搬体（キャリアー）としての役割を担う。κ-カゼインは，そのN末端が糖鎖修飾されている。

　牛の第4胃袋の消化液の抽出物をレンネットとよぶが，若い仔牛のレンネットをカゼインに作用させるとカゼインが凝固して沈殿しカード*11を形成する。これは，κ-カゼインの一部がレンネットに存在するプロテアーゼであるキモシンによって分解されることで糖鎖を失ったカゼインミセルの分子間反発力が弱まり，不安定となり凝集するためと考えられている。若い仔牛の消化液にはキモシンとよばれるプロテアーゼが多く含まれており，成長すると消化液に含まれるプロテアーゼの比率が変わりほぼペプシンとなる。キモシンはκ-カゼインに選択的に作用し，その他の型のカゼインにはほとんど作用しない。κ-カゼインの中の特定のアミノ酸配列（-Ser^{104}-Phe^{105}-Met^{106}-Ala^{107}-）を認識し，105番目のフェニルアラニンとそのC末端側のメチオニンの間のペプチド結合を特異的に加水分解する。一方で，ペプシンはキモシンに比べ特異性は低く，フェニルアラニンやロイシンのC末端側のペプチド結合であれば加水分解する。カゼインの凝固（カードの形成）にはキモシンが必須であり，成長した牛の消化液では，ペプシンがカゼインを分解するだけで，凝固反応は起こらない。

D. コラーゲン

　コラーゲンは，動物の細胞間質に存在する硬タンパク質であり，ゼラチンの原料である。細胞の構造を保持し，組織の硬さを調節する役割を担う。コラーゲンはグリシンとプロリンを多く含み，-Gly-Pro-Pro-

の繰り返し配列が特徴としてみられる。コラーゲンに含まれるプロリンやリシンの一部は翻訳後修飾によってヒドロキシ基が付加されヒドロキシプロリンやヒドロキシリシンとなっている。コラーゲンはコラーゲンペプチド鎖が3本集まって三重らせん構造を形成することが知られている。この三重らせん構造はヒドロキシプロリンやヒドロキシリシンのヒドロキシ基間の水素結合などの相互作用によって安定化されると考えられている。また，リシンやヒドロキシリシンの一部はリシン酸化酵素(リシルオキシダーゼ)によりアルデヒド化し，他のリシンやヒドロキシリシンの側鎖と反応して共有結合による架橋構造を形成する。この架橋構造は，さらにヒスチジン残基を巻き込み3肢の架橋構造となり，コラーゲン三重らせん構造間を束ねていると考えられている。こうした三重らせん構造間の架橋形成がコラーゲン繊維をより強固なものにしている。

　このコラーゲンの三重らせん構造は加熱によって容易に不安定になりほどける。コラーゲンは本来動物の組織から溶け出すことはないが，長時間熱水で加熱すると三重らせん構造が壊れて，溶け出してくる。この溶け出したコラーゲンペプチド鎖の水溶液がゼラチンである。熱したゼラチンを冷やすとき，溶解しているコラーゲンペプチド鎖は元の三重らせん構造には戻らず，分子間で不規則に網目状に集まり，独特な弾力をもつゲル状態になる。ゲル状態のコラーゲンペプチド鎖間の相互作用は共有結合ではなく比較的弱いため，50～60℃という低い温度で溶解し始める[*12]。

*12　ゼラチンはコラーゲンペプチド鎖であるため，タンパク質分解酵素などを含む食材と一緒にするとペプチド鎖が分解されてしまい，ゼラチンは固形になることができない。パイナップルやパパイア，イチジクなどを生のままゼリーに入れることができないのはそのためである。

E. 鶏卵タンパク質

　鶏卵タンパク質は，アミノ酸組成のバランスが良く，栄養源として非常に優れている。穀類由来のタンパク質摂取では不足しがちな必須アミノ酸であるリシンなどを補うことができる。鶏卵は，卵白と卵黄に分けられるが[*13]，それぞれ異なる多数のタンパク質が含まれている。

　卵白に含まれるタンパク質のほとんどは水に可溶なタンパク質(アルブミン)である。卵白全体に均一に存在し，その50%程度を占める主要タンパク質はオボアルブミンであり，加熱変性によって容易に凝集するため，卵白の熱凝固性の要因である。また，卵白のタンパク質の10%程度を占めるオボトランスフェリンは2価の金属と結合する性質をもつ。熱に対して不安定なタンパク質で，60℃程度の条件で熱変性する。さらに，同じく10%程度を占めるオボムコイドはプロテアーゼ阻害剤であり，100℃で加熱しても変性しにくい熱安定性の高いタンパク質である。そのため，卵アレルギーの要因がオボムコイドの場合，加熱調理した卵料理でもアレルギー反応を引き起こすことがある。また，卵白の起泡性(泡立ちする性質)にもかかわるタンパク質としてオボムチンがある。オボムチンは可溶性状態と会合して大きな構造を形成した不溶性状態の2つの状態をもっており，そのことが卵白特有の塊状ゲルの形態を

*13　卵白と卵黄をあわせて全卵とよぶ。

*14 その他に卵白には，溶菌酵素活性をもつリゾチームが存在しており，塩基性アミノ酸を多く含むのが特徴で，等電点は塩基性領域のpH 11付近にある（多くのタンパク質の等電点は弱酸性領域にある）。タンパク質の立体構造形成の研究に古くから用いられてきた。

卵黄には，脂質と結合している低密度リポタンパク質（low density lipoprotein, LDL）や高密度リポタンパク質（high density lipoprotein, HDL）とよばれるリポタンパク質を大量に含んでいる。そのほかに，リベチンやホスビチンなどのリポタンパク質以外のタンパク質も存在する。LDLとHDLは，遠心分離法によって分画することが可能である。LDLは，トリアシルグリセロールを中心にして，それをリン脂質やコレステロールやタンパク質が取り囲んでいる構造をとっていると考えられており，脂質成分が多く密度が低いため，遠心分離のときに上澄みに分離することができる。一方で，HDLはタンパク質含量が約75%とLDLに比べて密度が高いため，遠心分離のときに沈降し，顆粒として得られる。顆粒中で，HDLはホスビチンと結合していると考えられており，塩を添加してイオン強度を上げることで分離する。

*15 ミオグロビンについては，6.2節も参照。

つくりだしている。卵白を泡立てたもの，いわゆるメレンゲは，オボアルブミンなどが空気に触れることで，立体構造が壊れて変性し，膜状に硬くなることによってできる。タンパク質は親水性と疎水性のアミノ酸をもつ一種の界面活性剤（両親媒性物質）であるから，疎水性の界面（空気）に触れることで，タンパク質内部の疎水性相互作用を維持できなくなり，疎水性部分を露出させた変性状態になるのである。また，オボムチンの可溶性状態が多いほど（濃厚卵白が水様卵白に変化した状態）起泡性が良いが，できた泡はコシが弱い*14。

F. 畜肉，魚肉のタンパク質

畜肉，魚肉ともにその主要成分はタンパク質と脂質であるが，部位・季節によって脂質の含有量が大きく変動するため，それにともないタンパク質の含有率も変動する。脂肪成分を除いたタンパク質量としてはほとんど変動しない。

畜肉，魚肉の食用部位は，主に筋肉に相当する部位であるため，筋肉タンパク質の加工・貯蔵中の変化，その特性を知ることは重要である。

(i) 畜肉のタンパク質

哺乳動物の筋肉タンパク質は，その構成部位と溶解性に基づき，**筋漿タンパク質**（sarcoplasmic proteins），**筋原線維タンパク質**（myofibrillar proteins），**肉基質タンパク質**（stroma proteins）の3つに大別される。このうち筋原線維タンパク質は動物種に関係なくタンパク質の約半分の48〜52%を占めている。残りの2つは動物種により異なり，筋漿タンパク質と肉基質タンパク質の比率は28:20から16:36の範囲で変化する。

筋漿タンパク質は球状タンパク質ともいわれ，各種酵素やミオグロビン，ヘモグロビンなどの色素タンパク質をはじめとする可溶性タンパク質の総称である。ミオグロビンは赤色色素タンパク質の1つで，食肉の色に関与する（**表5.5**）*15。ミオグロビンの色は内部にあるヘム色素の鉄イオンの状態による。食肉を切った直後の切断面では，ミオグロビンが

| 表5.5 | 食肉の色とミオグロビンの状態 |

肉の状態	色　素	呈　色	ヘム部位の鉄イオン状態
生	還元型ミオグロビン	暗赤色	Fe^{2+}
切断面	オキシミオグロビン	鮮紅色	$Fe^{2+} \cdots O_2$（酸素化）
放置時	メトミオグロビン	暗褐色	Fe^{3+}（酸化）
加熱処理	メトミオクロモーゲン	灰褐色	Fe^{3+}（酸化，タンパク質変性）
塩漬処理発色剤処理	ニトロシルミオグロビン	桃赤色	$Fe^{2+} \cdots NO$
塩漬処理物加熱処理	ニトロシルミオクロモーゲン	桃赤色	$Fe^{2+} \cdots NO$（タンパク質変性）

酸素と結合しオキシミオグロビンとなり鮮紅色を呈する。しかし，空気に触れた状態でさらに放置するとヘムの鉄イオンが酸化され（Fe^{2+}→Fe^{3+}），メトミオグロビンとなり，暗褐色になる。肉の発色剤，亜硝酸ナトリウムを肉に作用させるとミオグロビンをニトロソ化して安定な桃赤色を呈するニトロシルミオグロビン[*16]となる。

筋原線維タンパク質は，筋肉の約50％を占める筋線維を構成するタンパク質であり，生体では筋肉の運動（収縮・弛緩）に関与している。このタンパク質画分の主要構成要素は**ミオシン**（myosin）と**アクチン**（actin）である。アクチンとミオシンは生体内で，両者が結合した**アクトミオシン**（actomyosin）の形でも存在する。この結合形であるアクトミオシンが，肉の**死後硬直**（rigor mortis）に関係する。

肉基質タンパク質は結締組織を構成するタンパク質で，コラーゲン，エラスチンなどを含む。線維状コラーゲンは，腱や皮，筋膜に含まれており，長時間加熱により可溶化する（D項参照）。また，食肉の硬さに関与する。そして，動物の年齢によって著しくその含量が異なる。

(ii) 筋肉の収縮と死後硬直

食肉の場合，心筋，平滑筋（内臓など）も食用になっており，ほとんどすべての筋が食用に利用されるが，一番の主体は運動に必要なエネルギーをたくさん貯え，栄養素を豊富に含んでいる骨格筋である。骨格筋の長い線維は，小さな細胞が多数融合してできた巨大な単一細胞である。細胞質の大部分は，筋細胞の収縮要素である筋原線維からなる。

動物の筋原線維には規則的な縞模様がみえる（**図5.13**(a)）。この縞模様は，筋原線維を形成するサルコメアという小さい収縮単位が整然と並んでいることによる。サルコメアは，アクチンフィラメントとミオシンフィラメント（II型）の2種類のフィラメントが整然と集合したものである。太いフィラメント部分はミオシンからなり，分子の頭—尾の形で結合している。一方の細いフィラメント部分はアクチンからなる。ミオシンフィラメントはそれぞれのサルコメアの中心にあり，一方，アクチンフィラメントは端のZ板という構造に固定されており，そこから中に伸びてミオシンフィラメントの末端と重なっている構造になっている（**図5.13**(b)）。

筋線維の収縮はすべてのサルコメアが同時に短くなって起こるが，これはアクチンフィラメントがミオシンフィラメントの方に滑るためで，いずれのフィラメントも長さが変化しているわけではない。神経系から収縮の指令がくると，Ca^{2+}が遊離し，筋線維の周辺のCa^{2+}濃度が高まる。Ca^{2+}はミオシンのATPase活性（ミオシンから突き出ている頭の部分に存在）を高め，その結果，ATPが分解され，ATP濃度が低下し，ミオシンの突き出ている頭の部分の立体配置が変わり，収縮を引き起こすと考えられている。このミオシン頭部とATP 1分子の結合と加水分解による一

*16　ニトロソ基(–NO)は共有結合をしている場合の官能基名であり，ニトロソ基が配位した場合，正式には「ニトロシル」と命名されるため，本書では第6刷（2022年1月20日発行）以降は，「ニトロソミオグロビン」を「ニトロシルミオグロビン」へと修正した。

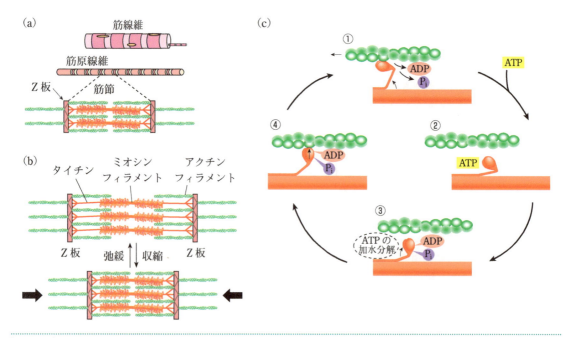

図5.13 │ 筋原線維とその収縮機構
(a)筋原線維，(b)Z板，アクチンフィラメント，ミオシンフィラメントの構造，(c)ミオシンヘッドの動き。
①ATPを結合していないミオシン頭部は，アクチンフィラメントに硬直状態で強く結合している。死後硬直の筋肉ではATPの消失にともないこの状態になっている。
②ミオシン頭部にATPが結合するとミオシンのアクチン結合部位の構造がわずかに変化し，アクチンとの親和性が低下することでフィラメントが相対的に動けるようになる。
③ATP結合部位の溝が閉じ，それにともないミオシンの形が大きく変化し，頭部はフィラメント上を約5 nmずれる。このときATPが加水分解される。生成したADPと無機リン酸（Pi）はタンパク質に強く結合している。
④ミオシン頭部がアクチンフィラメントの新しい位置に弱く結合すると，まず無機リン酸が外れ，さらにミオシン頭部とアクチンとの相互作用の変化にともない，ADPが離れる。その結果，最初の状態①に戻る。ただし，ミオシン頭部は最初の状態とは異なるアクチンフィラメント位置に強く結合している。

連の構造変化によって各フィラメントの動きが生じる（図5.13(c)）。このようにして収縮時にATPの化学的エネルギーを機械的エネルギーに換えて仕事をすることになる。弛緩時には，Ca^{2+}が筋線維周辺から除去されて，ミオシンのATPase活性の低下にともない，ATP濃度が高まり，ミオシンの突き出ている頭の部分が元の状態に戻り弛緩するものと考えられている。この収縮弛緩に必要なATPは，筋肉に蓄えられているクレアチニンリン酸，グリコーゲンの解糖によって供給される。

動物が屠殺されたとき，筋肉におけるもっとも大きな変化は好気的状態から嫌気的状態への移行である。血液の循環停止により，組織内への酸素の供給が絶たれ，酸素を必要とする生化学反応が停止するが，一方で，その他の反応は血流の循環に関与する酵素が失活したり，基質が消費されつくしたりされない限り進行する。屠殺後の筋肉では，細胞外からの栄養素の供給が停止し，貯蔵されているグリコーゲンやクレアチニンリン酸以外にATPを産生するものはなくなる。したがって，死後はグリコーゲンの嫌気的解糖により乳酸が生成し，それにともないpHの低下が起こり，最終的にはpH 5.4付近にまで低下する[*17]。それと同時に，ATPもグリコーゲンの分解により生成されるだけであるので，グリコー

[*17] しかし，多くの場合pHは5.4付近より低くなることはない。死後の筋肉の示すもっとも低いpHは極限pHとよばれる。グリコーゲンが残存している場合でもpHが極限pHでとどまる原因は，解糖系にかかわる酵素系の不活性化であると考えられる。

ゲンの消失にともないATPも消失し，筋線維は収縮状態に固定されることになる。これが死後硬直である。また同時にミオシンとアクチンのフィラメント間に存在していたいろいろな潤滑剤の供給も停止されることになる。

この死後硬直は動物種により起こる時間が異なり，最大硬直は，魚では死後1～4時間，トリでは6～12時間，ウシでは12～24時間，ブタでは3日後といわれる。

(iii)肉の熟成

屠殺直後の動物の肉は軟らかいがうま味に乏しく，死後硬直中の肉は硬く，加熱すると肉汁の損失が大きいので，調理加工に適さない。死後硬直が解除された肉は，軟らかく肉特有のうま味を呈し，肉汁の損失も少ない。この肉汁の損失は，硬直中のpHの低下にともなう肉の保水性の低下によるものである。肉の保水性はpH 5.5付近で最小になることが知られている。

このように死後硬直した肉を数日間冷蔵しておくと徐々に軟らかくなり，肉の保水性も回復し，うま味のある肉になる[18]。これを肉の熟成（aging）という。肉の熟成は，生体内における弛緩とはまったく異なる機構ではたらくと考えられている。例えば，Z板の不鮮明化，酵素カテプシンによる加水分解作用，各種のペプチド生成などが熟成中に起こることが知られている。この酵素の加水分解作用は，ミオシンの頭と足の部分とを切り離すようにはたらいている可能性が高いといわれている。また，酵素作用の結果生じた各種のペプチドやアミノ酸は肉のうま味に関与すると考えられる。これらのアミノ酸はアミノ－カルボニル反応により加熱肉の匂いの生成に関与する[19]。

(iv)魚肉のタンパク質

魚肉の主要タンパク質も畜肉と同じであるが，肉基質タンパク質が少ないので筋原線維タンパク質のアクチン，ミオシンが主成分となる。この魚肉のタンパク質の特徴の1つにゲル形成能がある。これを利用してかまぼこなどの練製品の製造が行われる。このゲルはかまぼこの「足」とよばれる。このいわゆる足は，魚肉タンパク質の主成分であるミオシン区タンパク質（全タンパク質の60～75％で塩溶性）[20]の特性に基づくものである。一方，魚肉中の水溶性タンパク質は足形成能を阻害するはたらきをもつといわれる。

足形成の最適条件は，食塩濃度0.5～3 mol/L程度であるが，食味から考え，0.5～1 mol/Lの範囲内で製造される。pH 6以下で足形成能は著しく低下し，6.5～7.2の範囲内でもっとも強い足が形成される。また，加熱温度は75～85℃が最適とされる。

このような条件は，アクチン，ミオシンを主成分とするミオシン区タ

[18] 肉質が軟らかくなってくると，細菌が繁殖しやすくなり，腐敗を助長するようになるため，熟成中は0～5℃の低温で保存する。また，一般に家畜や家禽の肉は解硬期のものが好まれる一方で，魚肉は新鮮な硬直期のものが好まれる。

[19] アミノ－カルボニル反応については，8.2.2項および9.2.2項を参照。

[20] 魚肉の主要タンパク質は，水および希薄塩溶液に可溶な非ミオシンタンパク質と，濃厚塩溶液に溶解するミオシン区タンパク質に分けることができる。

第5章 アミノ酸とタンパク質

Column

21番目のアミノ酸―セレノシステイン

タンパク質を構成する基本的な20種類のアミノ酸に加えて、近年「21番目のアミノ酸」としてセレノシステイン(selenocysteine, SeCys, Sec)が注目されている。SeCysはシステイン(Cys)の側鎖の硫黄原子がセレン原子(Se)に置換された化学構造となっている(図)。SeCysは、グルタチオンペルオキシダーゼ(酸化還元反応、活性酸素除去にかかわる酵素の1つ)などの活性部位に用いられている。SeCysは、通常は終止コドンとして使われるUGAでコードされている。しかし、単純にUGAがあればSeCysに翻訳されるわけではなく、実際にはUGAの上流に特殊な遺伝子配列(selenocysteine insertion sequence, SECIS：セレノシステイン挿入配列)がある場合のみ、SeCysが挿入される。また、ほかのアミノ酸と同様にSeCysに対して固有のtRNAが存在することも知られている。

SeCysは非常に興味深い化学的性質をもっている。まず、構造が似ているCysと同様に側鎖どうしの結合、ジセレニド結合(-Se-Se-)を形成し、その結合はCysのジスルフィド結合よりも生理的条件(中性付近)で安定である。ジスルフィド結合は、pH 7以上で交換反応をし始めるが、ジセレニド結合は安定である。また、Cysの側鎖チオール基と同様にSeCysの側鎖も生理的条件でプロトン解離する。しかし、そのpKaは、Cysでは8.3付近と塩基性側であるのに対して、SeCysでは5.2付近と酸性側である。すなわち、pH 7の生理的条件でSeCysはCysに比べて圧倒的にプロトン解離しやすく(-Se$^-$になりやすい)、したがって化学的な反応性が非常に高い。セレンは必須微量元素であることが知られており、セレン欠乏によって引き起こされる症状の原因は、セレノシステインを活性中心にもつ酵素の減少によるものであると予想される。

図 セレノシステインの化学構造およびジセレニド結合の形成

ンパク質が十分に溶解するpHではなく、ほぼ溶解する程度のpHであり、このような条件下でミオシン区タンパク質によるネットワークがもっともよく形成され、その結果、強いゲル形成が行われると考えられている。このネットワーク形成は強力なSS架橋剤である臭素酸カリウムの添加により増強されるので、ミオシン区タンパク質のネットワーク形成の1つにはジスルフィド結合が関与している。

なお、魚肉タンパク質のゲル形成能は、デンプンの添加で補強される。このデンプンの作用は、完全にゲル化する水分含量でなく、不十分に吸水、膨潤する量でもっとも良い効果をあげることが知られている。

第6章

ビタミンとミネラル

6.1 ◆ ビタミン

ビタミン(vitamin)とは，食品に含まれる五大栄養素のうち，エネルギー源とはならないが，生命活動を維持するために必須の有機化合物である。ヒトが摂取すべき必要量はせいぜいμgから多くとも数mgのオーダーであるように，微量で生理作用を示すが，基本的には体内でまったく合成できないあるいは十分に合成できないため，不足すると欠乏症を起こす。したがって，私たちは日常の食事からビタミンを摂取しなければならない。厚生労働省は，国民栄養調査に基づいて，年齢，性差，体位，生活活動度などに応じた摂取基準(栄養所要量)を定めている。

現在，13種類のビタミンがあり，その化学的性質(水への溶解性)によって2つに分類されている(**表6.1**)。1つは水溶性ビタミンであり，もう1つは水に不溶・難溶の脂溶性ビタミンである。水溶性ビタミンには，補酵素となるビタミンB群8種類と，補酵素ではなく補因子となるビタミンCの合計9種類がある。脂溶性ビタミンには，A, D, E, Kの4種類がある。

6.1.1 ◇ ビタミンC

水溶性ビタミンの中で唯一補酵素ではないのがビタミンCである。**アスコルビン酸**[*1]がビタミンCの機能を示す化合物であるが，光学異性体が複数存在し，ビタミンCとして知られるのはL体である(**図6.1**)。野菜や果物，いも類や緑茶など，植物性食品に幅広く含まれているだけでなく，レバーなどの動物性食品にも含まれる。しかし，植物性食品であっても，キュウリやニンジンなど，アスコルビン酸オキシダーゼのはたらきで還元型のアスコルビン酸の量が少ないものもある。アスコルビン酸オキシダーゼは以前アスコルビナーゼ(アスコルビン酸分解酵素)という名前でもよばれていたが，実際はアスコルビン酸が異化されているわけではなく，酸化型のデヒドロアスコルビン酸(後述)に変換されているだけである。したがって，カボチャのように，アスコルビン酸オキシダーゼ活性が高くても，アスコルビン酸含量が少なくはない食品もある。

アスコルビン酸は化学的に不安定である。加熱や調理で容易に損失されるだけでなく，水に溶けると強力な還元性を示し，容易に酸化される。

*1 アスコルビン酸は発見された経緯から，抗壊血病化合物として名づけられた。英語表記のascorbicのaは抗(anti-)，scorbicは壊血病(scurvy)を意味している。

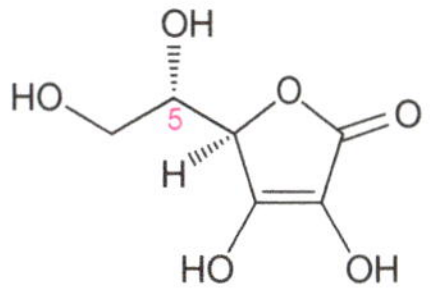

アスコルビン酸

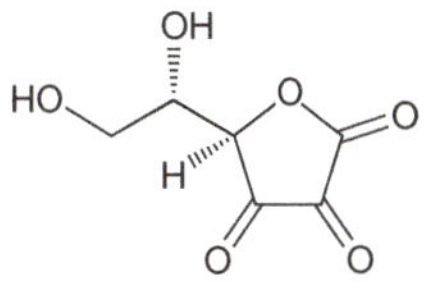

デヒドロアスコルビン酸

図6.1 アスコルビン酸とデヒドロアスコルビン酸の化学構造

表6.1 ビタミンの種類

物質名		記号*1	主な含有食品	機能	食事摂取基準(μg／日)*2				欠乏症
					推定平均必要量	推奨量	目安量	耐容上限量	
水溶性ビタミン	アスコルビン酸	C	野菜や果物, レバー	コラーゲン・ヒドロキシドーパミンの合成	85,000 (100,000)	100,000 (100,000)	—	—	壊血病
	チアミン	B$_1$	豚肉, 魚, 胚芽, 酵母	糖質代謝・カルボニル基転移 (補酵素・補欠分子族)	1,200 (900)	1,400 (1,100)	—	—	脚気, ウェルニッケ脳症
	リボフラビン	B$_2$	レバー, 牛乳, 鶏卵, 緑黄色野菜, 酵母	1および2電子酸化還元反応 (補酵素・補欠分子族)	1,300 (1,000)	1,600 (1,200)	—	—	口角炎, 口唇炎, 口内炎, 皮膚炎, 成長障害
	ピリドキシン	B$_6$	動物性食品, ニンニク, 玄米	アミノ酸代謝 (補酵素・補欠分子族)	1,100 (1,000)	1,400 (1,100)	—	55,000*3 (45,000)	口角炎, 舌炎, 脂漏性皮膚炎
	コバラミン	B$_{12}$	海苔, 貝, レバー	葉酸再生, アミノ酸代謝 (補酵素・補欠分子族)	2.0 (2.0)	2.4 (2.4)			巨赤芽球性貧血, 末梢神経障害
	ビオチン	(B$_7$)	レバー, 豆類, 卵黄, 酵母	カルボキシ化 (補酵素・補欠分子族)			50 (50)	—	舌炎, 皮膚炎, 脱毛症, 食欲不振
	パントテン酸	(B$_5$)	レバー, 魚介類	アシル基転移 (補酵素・補助基質)			5,000 (5,000)	—	成長障害, 副腎障害, 頭痛, 疲労
	葉酸	(B$_9$)	植物性食品, レバー	核酸・アミノ酸代謝 (補酵素・補助基質)	200 (200)	240*4 (240)	—	900*5 (900)	巨赤芽球性貧血, 胎児の神経管閉鎖障害
	ナイアシン*6	(B$_3$)	レバー, 動物性食品, 魚, 穀類	2電子酸化還元反応 (補酵素・補助基質)	1,300 (900)	1,500 (1,100)		300,000*7 (250,000)	ペラグラ
脂溶性ビタミン	レチノール*8	A	レバー, うなぎ, 緑黄色野菜	光の受容 (補酵素・補欠分子族)	600 (450)*9	850 (650)*9		2,700*10 (2,700)	夜盲症, 角膜乾燥症, 皮膚・粘膜上皮角化
	カルシフェロール	D	動物性食品, シイタケ, キクラゲ	カルシウムおよびリン酸の恒常性維持	—	—	8.5 (8.5)*11	100 (100)	骨軟化症, くる病(幼児)
	トコフェロール, トコトリエノール*12	E	サフラワー油, アーモンド, 落花生, うなぎ, 鶏卵	抗不妊	—	—	6,500 (5,000)*13	850,000 (650,000)	不妊, 溶血性貧血(動物実験からの示唆)
	フェロキノン, メノキノン	K	緑黄色野菜, 海藻類, 納豆, 動物性食品	血液凝固因子, 骨形成因子の合成	—	—	150 (150)	—	血液凝固遅延, 骨形成障害, 出血症(幼児)

*1 記号におけるカッコは, 現在は使われていないことを表す。
*2 日本人の食事摂取基準(2020年版)より。18〜29歳の摂取基準。男性(女性)で表示。
*3 ピリドキシン量として。
*4 妊娠を計画している女性, 妊娠の可能性のある女性は, 付加的に400μg/日のプテロイルモノグルタミン酸の摂取が望まれる。
*5 サプリメントなどのプテロイルモノグルタミン酸量として。
*6 ナイアシン当量として(ナイアシン＋1/60 トリプトファン)。
*7 ニコチンアミド量として。
*8 レチノール活性当量として(レチノール＋1/12β−カロテン＋1/24α−カロテン＋1/24β−クリプトキサンチン＋1/24 その他のプロビタミンAカロテノイド)。
*9 妊娠後期の付加量は推定平均必要量＋60, 推奨量＋80。授乳婦の付加量はそれぞれ＋300 と＋450。
*10 プロビタミンAカロテノイドを含まない。
*11 妊婦の目安量は7.0, 授乳婦の目安量は8.5。
*12 α−トコフェロール以外のビタミンEは含まない。
*13 妊婦の目安量は6,500, 授乳婦の目安量は7,000。

ただし，中性〜アルカリ性水溶液中では不安定であるが，酸性水溶液中
では安定である。その還元性，不安定性の要因となるのがレダクトン構
造であり，インドフェノール色素を還元して無色に変化させる。レダク
トンとは，炭素炭素二重結合のそれぞれの炭素に，ヒドロキシ基（エン
ジオール）やアミノ基（エンジアミン），チオール基などのプロトンを脱
離して酸化されうる置換基をもつ化合物の総称である。

　アスコルビン酸が酸化されると，1個の電子とプロトンが脱離したア
スコルビン酸ラジカルが生成し，さらなる酸化や，ラジカル2分子間で
の不均化反応により，デヒドロアスコルビン酸が生成する。このため，
アスコルビン酸はさまざまな酸化反応を阻害する抗酸化剤として，ある
いは疎水性抗酸化物質の補助剤（抗酸化シナジスト）として幅広く利用さ
れている。また，鉄の存在下で酸素を一電子還元し，活性酸素種の1つ
であるスーパーオキシドアニオンラジカルを生成することから，活性酸
素生成剤や脱酸素剤として利用されることもある。

　一方，アスコルビン酸の酸化で生じるデヒドロアスコルビン酸は植物
中ではアスコルビン酸レダクターゼにより，ヒトの体内でもキノン還元
酵素などにより再生されるが，ジケトンであるため反応性が高く，不安
定であり，自己分解やアミノ酸への付加などの反応を起こしやすい。こ
うした反応は食品の着色反応に利用されることがある[*2]。

　アスコルビン酸の立体異性体（5位の立体のみ異なるジアステレオ
マー）にエリソルビン酸がある（**図6.2**）。抗酸化作用はアスコルビン酸と
同等であるため，酸化防止剤として食品添加物として使用されるが，ビ
タミンCとしての活性はほとんど示さない。

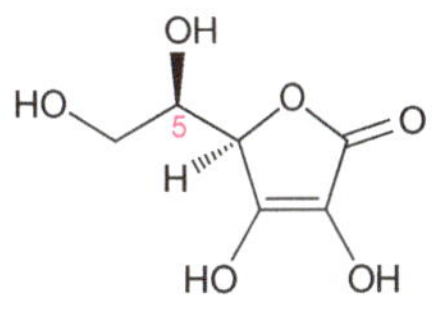

　アスコルビン酸がビタミンである理由は，コラーゲン合成におけるプ
ロリンとリシンのヒドロキシル化反応やアドレナリン，ノルアドレナリ
ンの生合成中間体であるヒドロキシドーパミンの合成において不可欠な
役割を果たしているからである。コラーゲンの前駆体プロトコラーゲン
のヒドロキシル化酵素には，酵素の活性中心にある鉄イオンの還元型（2
価）の維持に，ドーパミンの水酸化酵素には，活性中心の銅イオンの還
元型（1価）の維持に，それぞれはたらく補助因子である。したがって，
代表的なアスコルビン酸の欠乏症としては，倦怠感とともに毛細血管が
脆弱になり出血する壊血病があり，幼児期の欠乏症には骨などの発育不
全が知られている。以前から風邪の予防効果や血栓溶解作用が期待され
ているが，疫学的研究からは否定されつつある。

　ビタミンC合成にかかわる最後の酵素であるL-グロノ-γ-ラクトンオ
キシダーゼ遺伝子は，さまざまな種の進化においてそれぞれ独立に失わ
れている。霊長類では，テンジクネズミや直鼻猿亜目[*3]がこの遺伝子
を失っており，そのためヒトもアスコルビン酸を合成できない。

　一方，過剰症も知られており，アスコルビン酸がシュウ酸塩の前駆体
になりうることから，大量摂取により腎臓や尿路の結石を増悪させるこ

[*2]　食品の着色反応については，8.2
節を参照。

| 図**6.2** | **エリソルビン酸の化学構造**

[*3]　メガネザル科やヒト，ニホンザ
ルを含む真猿下目。

084 | 第6章 | ビタミンとミネラル

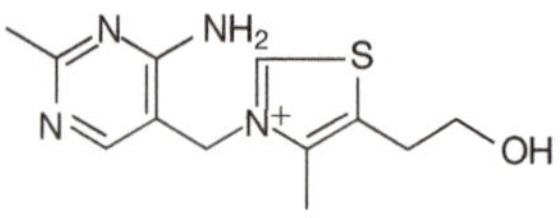

図6.3 ビタミンB₁（チアミン）の化学構造

*4 乳酸アシドーシス：さまざまな原因によって血中乳酸値（正常値：3.3～14.9 mg/dL）が上昇することでアシドーシス（血液中のpH平衡が酸性側に傾くこと，酸性化）を惹起する病態。

*5 ウェルニッケ脳症：ビタミンB₁欠乏症により，運動失調と記憶障害をともなうコルサコフ症を引き起こす病態。眼球運動障害，運動失調，意識障害になることもある。

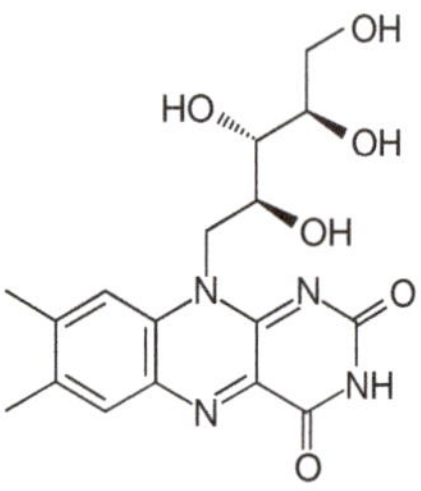

図6.4 ビタミンB₂（リボフラビン）の化学構造

とがある。

6.1.2 ◇ ビタミンB₁

　化合物としては**チアミン**であり（**図6.3**），生体内で補酵素として機能する際には，チアミン二リン酸へと変換される。日本の農芸化学者，鈴木梅太郎により1910年に米ぬかから抗脚気成分として発見されたが，化合物の純化，構造決定までにはその後二十数年を要した。供給源としては，豚肉，魚，豆類，胚芽，酵母などが有名である。加熱処理していないワラビ，ゼンマイ，淡水魚の内臓，ハマグリなどにはチアミナーゼ（チアミン分解酵素）が含まれるため，注意が必要である。また，腸内細菌にもチアミナーゼを保有する菌が見つかっているが，脚気発症への寄与は大きくないと考えられている。

　チアミンはアルカリ性条件下や加熱で容易に分解するため，調理時の損失を考慮する必要がある。体内に貯蔵されにくく，吸収効率が高くないため，急を用する補給にはチアミン誘導体が効果的である。著名なチアミン誘導体として，ニンニクの臭気成分であるアリシンとの付加体アリチアミンがある。アリチアミンはチアミナーゼによる分解に抵抗性があるだけでなく，チアミンよりも吸収率が高く，体内でチアミンに変換されることが知られている。

　チアミンがビタミンである理由は，カルボニル基を含む分子の転移にかかわる酵素の補欠分子族（補酵素の1タイプ）として機能するからである。α-ケト酸の脱炭酸反応，糖質代謝（ペントースリン酸経路のリボース・NADPH合成），クエン酸サイクル（ピルビン酸からのアセチルCoAの生成など）に寄与する。代表的な欠乏症としては脚気があり，古くは日本をはじめとした白米を主食とする東アジアの国々で多発した。脚気とは，ビタミンB₁の不足により心不全と末梢神経障害をきたす疾患であり，足のむくみやしびれをともなうため，そのように名づけられた。そのほか，乳酸アシドーシス*4，ウェルニッケ脳症*5，多発性神経炎，浮腫などの疾患が欠乏症として知られている。

　夏バテ（疲労）や肥満にもビタミンB₁が重要であるという情報が巷に流布しているが，これらを支持するだけの疫学的データは十分には蓄積されていない。

6.1.3 ◇ ビタミンB₂

　化合物としては**リボフラビン**であり（**図6.4**），補酵素としてはFMN（フラビンモノヌクレオチド，リボフラビン5′-リン酸）あるいはFAD（フラビンアデニンジヌクレオチド）に変換されて機能する。牛乳から最初に単離されたため，ラクトフラビンともよばれるが，牛乳以外にもレバー，鶏卵，緑黄色野菜，酵母などに多く含まれる。リボフラビンは酸や熱には安定であるが，アルカリ性条件や光照射に弱い。水溶液は黄色を示し，

蛍光を発するだけでなく，光増感作用があり，強い光と酸素がある条件では一重項酸素を生成する可能性がある。

　リボフラビンは酸化還元反応を担う酵素の補酵素（補欠分子族）として主に機能する。FMNを含む酵素には，アミノ酸オキシダーゼやNADHデヒドロゲナーゼ（電子伝達系の呼吸鎖複合体I）などがあり，FADはコハク酸：FAD酸化還元酵素（クエン酸回路，呼吸鎖複合体III）をはじめ，各種脱水素酵素，酸化酵素，酸素添加酵素など多様な酵素に含まれるため，エネルギー生成や細胞内酸化還元状態の維持などに大きく寄与している。そのため，欠乏症として軽微なものでは口内炎や口角炎，角膜炎や皮膚炎，重篤なものでは胃腸障害，成長停止，早期老化などが示唆されている。リボフラビンから補酵素への変換は甲状腺や副腎のホルモンに依存して起こるため，疾患や薬物が欠乏症の原因になることがある。

6.1.4 ◇ ビタミンB$_6$

　化合物としては，ピリドキシン（図6.5），ピリドキサール，ピリドキサミン，および，これらのリン酸エステル型であるピリドキシン5′–リン酸，ピリドキサール5′–リン酸（PLP），ピリドキサミン5′–リン酸（PMP）である。補酵素としてはこのうちのPLPとPMPの形で機能する。ビタミンB$_6$は，酵素の活性部位のリシン残基（ε–アミノ基）とシッフ塩基として結合している。ニンニク，ピスタチオ，玄米に多く含まれているが，動物性食品から摂取した方が利用効率がよいといわれている。また，安定性に関しては，熱，酸，アルカリには安定であるが，光や酸化に弱いとされている。

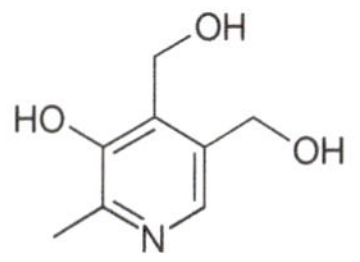

　ビタミンB$_6$は，アミノ酸の合成から分解，すなわち異性化，脱炭酸，側鎖の脱離や置換（転移を含む）などのほぼすべてのアミノ酸代謝にかかわる酵素の補欠分子族として機能する。そのため，高タンパク質食を摂取するとビタミンB$_6$要求量も多くなる。アミノ酸の二次代謝産物の合成にも不可欠であるため，セロトニンやドーパミン，γ–アミノ酪酸（GABA），ヒスタミンなどの合成にも必須である。したがって，欠乏症としては，皮膚炎や神経炎に加えて，リンパ球減少症や痙攣などがある。類似の症状として，ギンナン食中毒がある。ギンナンに含まれる4–O–メチルピリドキシン（ギンコトキシン）はビタミンB$_6$と拮抗作用を示すため，GABAの生合成を阻害し，まれに子どもに痙攣などを引き起こすことがあるので注意する必要がある。また，過剰症があるため，上限が設定されている。

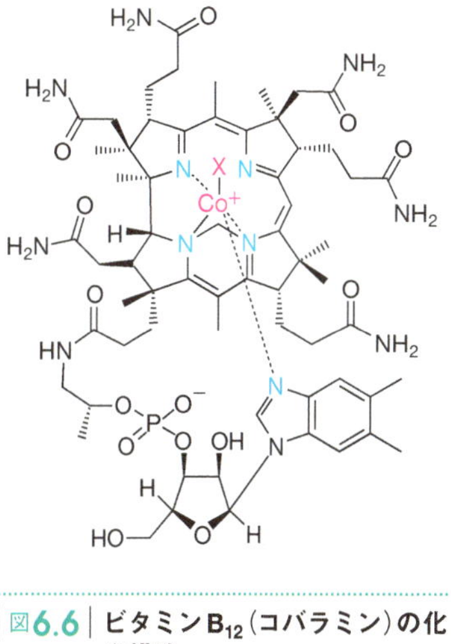

6.1.5 ◇ ビタミンB$_{12}$

　化合物としては，ヒドロキソコバラミン，アデノシルコバラミン，メチルコバラミン，シアノコバラミン，スルフィドコバラミンがある（図6.6）。構造的な特徴として，ポルフィリンとよく似たコリン環のコ

│図6.5│ ビタミンB$_6$（ピリドキシン）の化学構造

│図6.6│ ビタミンB$_{12}$（コバラミン）の化学構造

バルト錯体とヌクレオチドの構造をもち，配位子の違うさまざまな化合物が存在する。ビタミンB_{12}は海苔，貝，動物性食品の肝に多く含まれているが，穀類，いも類，豆類，野菜類，果実などの植物性食品にはほとんど含まれない。海苔がビタミンB_{12}の摂取源として適切か否かについてはいまだ不明な点があり，結論は出ていない。安定性については，熱，酸，アルカリ，光に不安定である。

補酵素型としては，アデノシルコバラミン（水素運搬体）とメチルコバラミン（メチル基運搬体）がある。ビタミンB_{12}の主要な機能は，葉酸の再生（5-メチルテトラヒドロ葉酸の脱メチル化）である。葉酸が十分にある条件では，メチルマロン酸（バリンやイソロイシン代謝物）代謝にかかわるメチルマロニルCoAムターゼやホモシステインからメチオニンを合成する5-メチルテトラヒドロ葉酸－ホモシステインメチルトランスフェラーゼの補酵素（補欠分子族）として機能する。

ビタミンB_{12}の欠乏症は葉酸欠乏の症状と同様であり，血球や腸管上皮細胞などでDNA合成や細胞分裂の障害が生じる。その結果，赤血球の異常が原因の巨赤芽球性貧血などの悪性貧血，免疫機能低下，消化管機能異常などが生じるとされる。

6.1.6 ◇ ビオチン

かつてはビタミンB_7と定義されていたが，必須であるものの，欠乏症を起こしにくいため，単にビオチンとよばれることが多い（**図6.7**）。ビオチンを多く含む食材にはレバー，豆類，卵黄，酵母などがある。腸内細菌叢からも供給されるといわれているが，どの程度ヒトが利用するビオチンの供給源として貢献しているかについてはいまだ不明な点があり，結論は出ていない。安定性については，熱，酸，光に対して安定である。

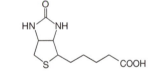

| 図**6.7** | ビオチンの化学構造

ビオチンは，カルボキシラーゼ（carboxylase，カルボキシ基転移酵素）の補酵素（補欠分子族）としてはたらく。具体的には，糖代謝・クエン酸回路に関与するピルビン酸カルボキシラーゼ（オキサロ酢酸の合成），脂肪酸合成の律速酵素であるアセチルCoAカルボキシラーゼ（マロニルCoAの合成），バリンやイソロイシン代謝にかかわるプロピオニルCoAカルボキシラーゼ（メチルマロニルCoAの合成）などが含まれる。ビオチンは酵素の活性部位のリシン残基（ε-アミノ基）とアミド結合で共有結合し，二酸化炭素の運搬体として機能している。

生卵白の多量かつ長期間摂取によりビオチン欠乏症が生じる可能性が指摘されているが，その理由として，卵白に含まれているアビジンがビオチン－アビジン結合体をつくり，消化管でのビオチンの吸収を阻害するためであると考えられている。また，先天性代謝異常症や抗生物質などの薬物によっても欠乏症が生じるといわれている。欠乏症としては，食欲不振，悪心，舌炎，皮膚炎，ケト乳酸アシドーシス，痙攣などが指

6.1.7 ◇ パントテン酸

　パントテン酸(**図6.8**)は，かつてはビタミンB_5と定義されていたが，普段の食生活から欠乏する可能性はきわめて低い。補酵素A(CoA)やアシルキャリアータンパク質の構成成分として，糖代謝や脂肪酸合成・β酸化において重要な反応にかかわる物質である。特にCoAは，エネルギーを生成する代謝系において100種類以上の酵素の補酵素(補助基質)としてアシル基転移反応にかかわっている。パントテン酸の語源はギリシャ語で「至るところにある」という意味の「pantos」であり，ほぼすべての食品に含まれるが，なかでもレバーや魚介類に多い。欠乏症には成長停止，体重減少，皮膚炎，疲労などがあるとされる。

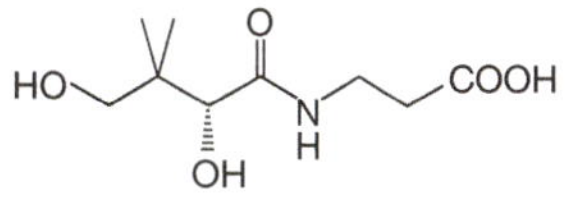

| 図6.8 | パントテン酸の化学構造

6.1.8 ◇ 葉　酸

　化合物としては，プテロイルグルタミン酸であり，かつてはビタミンB_9と定義されたこともある(**図6.9**)。葉酸は体内で還元を受けて，テトラヒドロ葉酸に変換された後に補酵素(補欠分子族)として機能する。ホウレンソウから発見されたことから，ラテン語で「葉」を意味する「folium」からfolic acidと命名された。植物性食品だけでなく，動物性食品であるレバーなどにも多く含まれている。食品中の葉酸(プテロイルグルタミン酸)は，ほとんどが「ポリグルタミン酸型」であるが，サプリメントなどに含まれる葉酸は「モノグルタミン酸型」である。ポリグルタミン酸型葉酸は消化酵素によって消化され，モノグルタミン酸型となった後，小腸の上皮細胞から吸収される。光や酸素，アルカリに不安定である。

　テトラヒドロ葉酸は，ホルミル基($-CHO$)，メチレン基($-CH_2-$)，メチル基($-CH_3$)などの炭素原子を含む官能基の転移反応において，核酸やアミノ酸の合成の補酵素(補助基質)として用いられる。葉酸の欠乏は，DNA合成やタンパク質合成，細胞分裂に異常を来たし，赤血球の異常で起こる巨赤芽球性貧血などの悪性貧血，免疫機能低下，消化管機能異常などを生じるとされる。特に，胎児における葉酸の重要性が指摘されている。妊婦の葉酸欠乏は，胎生初期に始まる神経管の形成過程で障害を生じるとされるため，妊娠を希望する女性は特にサプリメントなどを用いた積極的な摂取が推奨されている[6]。

＊6　特定保健用食品(トクホ)としての葉酸については，11.1.3項を参照。

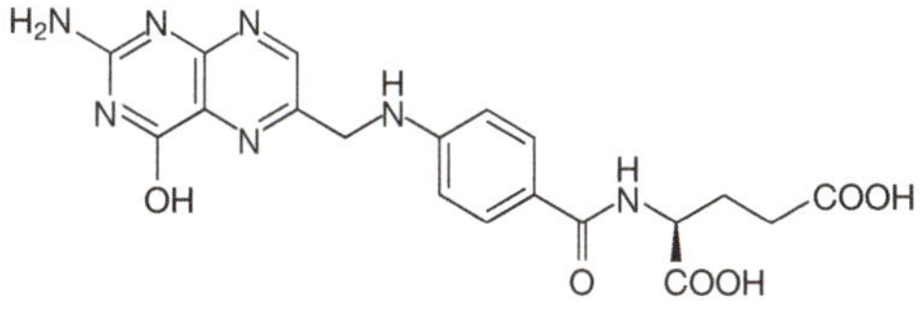

| 図6.9 | 葉酸の化学構造

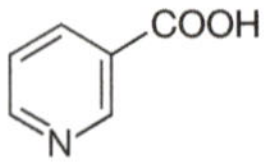

図6.10 ナイアシン（ニコチン酸）の化学構造

6.1.9 ◇ ナイアシン

ナイアシンは，ニコチン酸（**図6.10**）とニコチン酸アミドの総称で，以前はビタミンB_3ともよばれた。ナイアシンはレバーをはじめとした動物性食品や魚，穀類に多く含まれているが，必須アミノ酸のトリプトファンからの生合成も可能で，60 mgのトリプトファンから，1 mgのナイアシンが生成するといわれている。ナイアシンは熱，酸，アルカリ，光いずれに対しても安定である。

体内でナイアシンは，ニコチンアミドアデニンジヌクレオチド（NAD^+）やニコチンアミドアデニンジヌクレオチドリン酸（$NADP^+$）となり，アルデヒドデヒドロゲナーゼ，乳酸デヒドロゲナーゼなどを含む約400種類の酸化還元酵素の補酵素として用いられる。補酵素のナイアシン部分が二電子酸化還元反応を仲介するが，中間型（一電子還元型）は存在しない。NAD^+は解糖系，クエン酸回路，あるいは脂肪酸の酸化によって得られる還元物質NADHとして，好気呼吸の中心的な役割を担う。典型的な欠乏症としては，皮膚炎（ペラグラ），口舌炎，胃腸障害，神経障害などが知られている。また，過剰症もあり，悪心，嘔吐，潮紅などを生じたり，血糖値や尿酸値を上昇させたりする可能性もあるため，糖尿病や痛風のリスクのある人は要注意である。

6.1.10 ◇ ビタミンA

ビタミンAは脂溶性ビタミンとして初めて発見された。化合物としては，動物の組織にある**レチノール**や**レチナール**であり[*7]，植物に存在する前駆体（β-カロテン，α-カロテン，クリプトキサンチン）をプロビタミンAとよぶ（**図6.11**）。β-カロテンはβ-カロテン-15,15'-ジオキシゲナーゼによって2分子のレチノールに変換されるが，体内でビタミンAが不足した場合に，必要な量だけがビタミンAに変換され，変換されないβ-カロテンは脂肪組織などに蓄えられるか，または排泄される。そのため，β-カロテンのレチノール活性当量は，レチノールへの変換効率を1/2，吸収率を1/6，トータルで1/12（生体利用効率：12分子のβ-カロテンから1分子のレチノールが供給される）としている[*8]。供給

[*7] 広義には，さらに酸化されたレチノイン酸や3-デヒドロ体を含む場合もある。

[*8] α-カロテン，γ-カロテン，β-クリプトキサンチンでは，さらに1/2をかけてレチノール活性当量を求める。トータルで1/24となる。

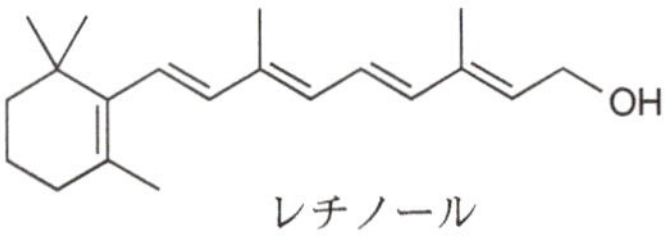

レチノール

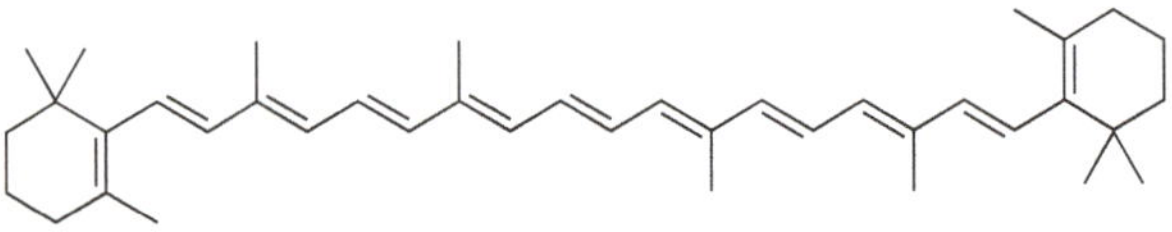

β-カロテン

図6.11 ビタミンA（レチノール）とプロビタミンA（β-カロテン）の化学構造

源としてはレバーやウナギ，緑黄色野菜があげられる。ビタミンAは，酸，酸素，光，熱に不安定で，中性やアルカリ性の水には安定である。

　栄養素としてのもっとも重要な機能は，視物質（ロドプシン）の構成成分（補欠分子族）としてのはたらきである。レチナールの異性化により生成したシス型レチナールが桿体オプシンのリシン残基に結合してロドプシンとなり，視細胞における光の受容や色の認識において重要な役割を果たしている。そのほかにも，生殖機能，免疫機能，味覚機能の維持などの作用をもつと考えられている。欠乏症としては，夜盲症や失明，成長不良，皮膚の異常などがあげられる。一方で，過剰症も危惧されており，過剰なレチノイン酸は毒性を示すことから，妊婦や妊娠の可能性のある女性には投与が禁止されている。レチノールを多く含む食品についても注意が必要で，ビタミンA過剰症として，下痢などの食中毒様症状，倦怠感・皮膚障害などがある。なお，植物由来のプロビタミンAは必要量のみレチノールへ代謝されるので問題ないとされている。

6.1.11 ◇ ビタミンD

　ビタミンDも脂溶性ビタミンであり，化合物としてはビタミンD_2（エルゴカルシフェロール）とビタミンD_3（コレカルシフェロール）である（図6.12）。ビタミンD_2はシイタケやキクラゲなどのきのこ類（担子菌目）に，ビタミンD_3は動物に多く含まれる。前駆体（プロビタミンD）としては，きのこのエルゴステロール，動物の7-デヒドロコレステロールがあり，紫外線によってプレビタミンDに変換された後，さらに代謝を受け，最終的には肝臓（25位のヒドロキシル化）と腎臓（1位のヒドロキシル化）でヒドロキシル化されて活性化ビタミンD（1,25-ジヒドロキシビタミンD）となって作用する。ビタミンDは熱や酸化に対して安定である。

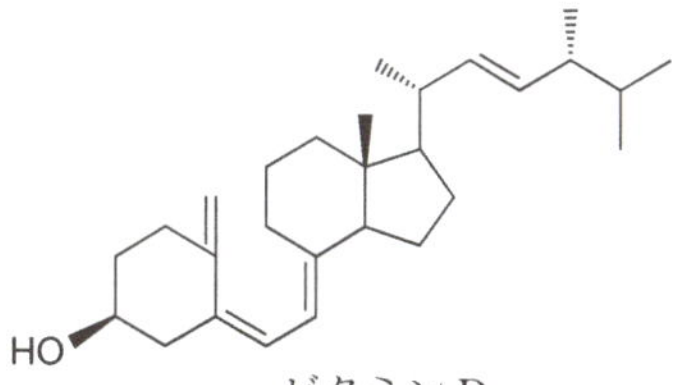

ビタミンD_2
（エルゴカルシフェロール）

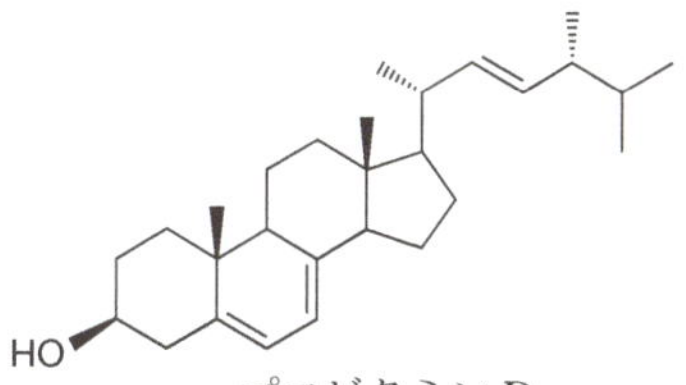

プロビタミンD_2
（エルゴステロール）

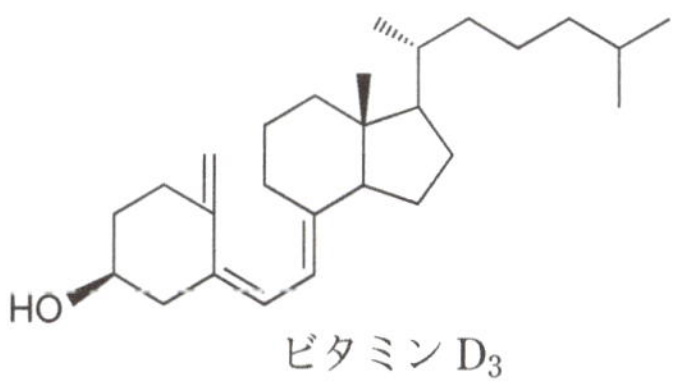

ビタミンD_3
（コレカルシフェロール）

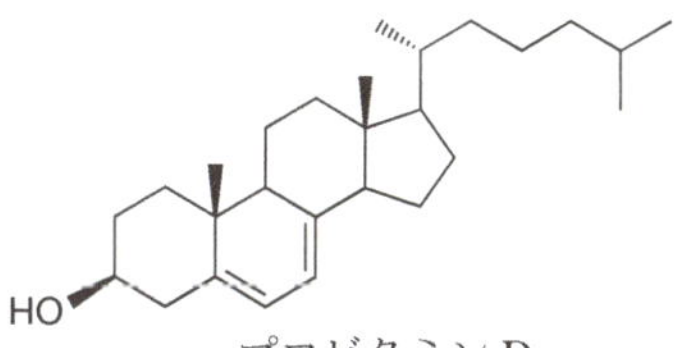

プロビタミンD_3
（7-デヒドロコレステロール）

図6.12 ビタミンDとプロビタミンDの化学構造

ビタミンDの機能として有名なのは，血中のカルシウムおよびリン酸の濃度の維持と骨形成の促進である。そのほかには，細胞の増殖・分化，免疫システム（白血球，T細胞，B細胞）の維持などがある。欠乏症は日光浴不足や過度な紫外線対策，肝臓障害や腎臓障害などにより起こり，カルシウム，リンの吸収が進まないことに起因する骨のカルシウム沈着障害が原因で，くる病，骨軟化症，骨粗鬆症などが引き起こされる可能性が指摘されている。過剰症としては高カルシウム血症のほか，肝臓障害や腎臓障害もあげられる。

6.1.12 ◇ ビタミンE

ビタミンEは天然に幅広く存在し，ビタミンとしての機能だけではなく，脂溶性抗酸化物質としての機能も有名である。化合物としては主に8種類知られており，そのうち，側鎖の炭化水素鎖が飽和のもの（フィチル基）がトコフェロールであり，不飽和側鎖（ファルネシル基）のものがトコトリエノールである（図6.13）。また，クロマン環のメチル基の位置と数によって，α（5,7,8-トリメチル），β（5,8-ジメチル），γ（7,8-ジメチル），δ（8-メチル）の4種類があるので，合計8種類となる。ビタミンEとしての活性（抗不妊活性）は，合成標準物質であるdl-α-トコフェロール酢酸エステルを基準（100）にすると，天然型d-α-トコフェロールが150，d-β-トコフェロールが45，d-γ-トコフェロールが13，d-δ-トコフェロールが0.4以下，d-α-トコトリエノールが4，それ以外のトコトリエノールはほとんど活性を示さない[9]。したがって，現実的にはビタミンとしての機能を担うのは，α-トコフェロールである。

α-トコフェロールの主要な供給源は，植物性食品ではサフラワー油やコーン油，アーモンド，落花生，マーガリンなどであり，動物性食品ではうなぎ，鶏卵などがある。ビタミンE類は熱や酸には安定であるが，アルカリや紫外線に弱い。また，フリーラジカルに対する捕捉作用だけでなく，一重項酸素の捕捉剤としても近年注目されている。一方，抗酸化作用の強さはδがもっとも強く，γ, β, αの順となる。また，トコトリエノール類は細胞内でトコフェロールよりも効果的に抗酸化作用を示す

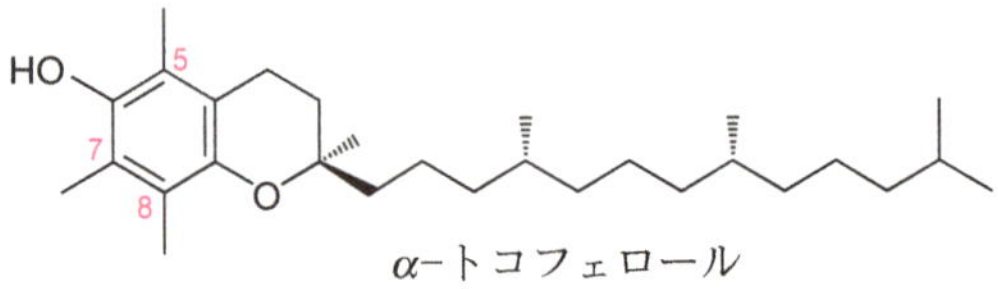

[9] この差は生体内での利用効率による（α-トコフェロール輸送タンパク質（α-TTP）のリガンド活性によるところが大きい）。

α-トコフェロール

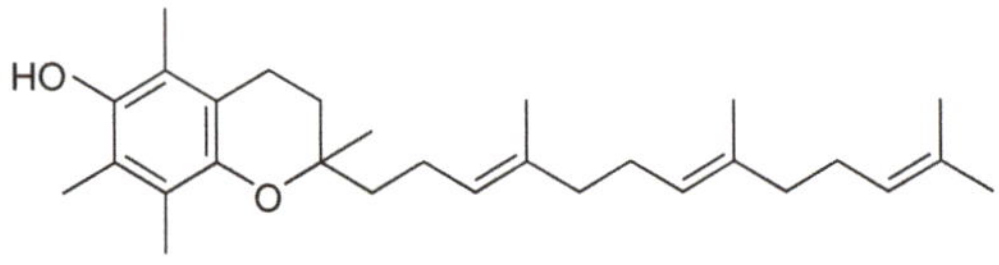

α-トコトリエノール

図6.13 トコフェロールとトコトリエノールの化学構造

Column

ビタミンという名称について

ビタミンという名称は「生存に不可欠な(vital)アミン(amine)」=「ビタミン(vitamin)」に由来するが，さまざまなビタミンが発見されていくにつれて，生体に必須な成分は必ずしもアミン(amine)の化合物ではないことが示された。ビタミンCがその最初の例であったことから，アスコルビン酸の発見者であるジャック・セシル・ドラモンドは，発音はそのままで語尾のeを削除することを提案し，発見したアスコルビン酸を「ビタミンC」と命名した(ビタミンCとなった理由：ビタミンCが発見される前に，バターや卵黄の油脂からネズミの成長に不可欠な成分が発見され「油溶性A」と命名されていた。また，それより前に米ぬかから見いだされた水溶性の生理活性アミン(最初に発見されたビタミンB_1)も，油溶性Aと同時に「水溶性B」と命名された。アスコルビン酸は発見が3番目だったのでビタミンCとなり，油溶性AがビタミンA，水溶性BがビタミンBと改名された)。

その後，生体に必須な成分が次々と発見されると，正式な化学構造が提出されるまでの間の仮称として，「ビタミンX」とアルファベット順に名づけられた。また，ビタミンBに関しては，性質が似ているものにはビタミンB_nと番号順に名づけられた。しかし，その後，いくつかのビタミンは必須ではない，あるいは，生体内で合成できるなど間違いであることや，単一の化合物ではないことなどが判明し，ビタミンであることが撤回された。ビタミンB_{12}やビタミンCなど，ビタミンの名前の方が知名度の高いものもある一方，B群では食品に豊富に含まれるために欠乏症が起こりにくいという理由から，ビタミンとよばれなくなったものも多く存在する。葉酸やパントテン酸，ナイアシンなどがこれに該当する。また，当初ビタミンB群として発見され，後にビタミンから除外されたものにはアデニン(B_4)，アデニル酸(B_8)，イノシトール，コリン，カルニチンなどがある。そのほかにもクエルセチン，ヘスペリジンなどのフラボノイドがビタミンP，ユビキノンがビタミンQ，サリチル酸がビタミンSとされたこともあったが，いずれも除外されている。

ことが知られている。

しかし，ビタミンとしての機能は，その発見の経緯にもあるように，抗不妊活性である。未熟児において，ビタミンEの欠乏が溶血性貧血や小脳失調の原因となることが知られているが，食品中に幅広く含まれているため，欠乏症は起こりにくい。

6.1.13 ◇ ビタミンK

化合物としては，K_1からK_5の5種類が知られている。天然型(K_1のフィロキノンとK_2のメナキノンなど)は，2-メチル-1,4-ナフトキノンを基本骨格とし，3位に結合した側鎖の構造に違いがある(図6.14)。食品中には幅広く存在し，K_1は緑黄色野菜，海藻類，緑茶，植物油などに含まれる。K_2には11種類の同族体があるが，食品に多く含まれるのは，動物性食品に広く分布するメナキノン-4と納豆菌によって産生されるメナキノン-7である。また，腸内細菌叢もメナキノン類(8〜13)を合成することが知られている。一方，ビタミンK_3(メナジオン)は天然には存在せず，大量摂取すると毒性が認められる場合があるため，使用は認

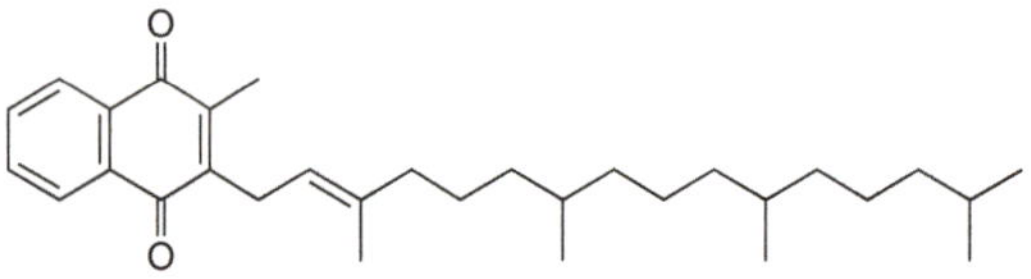

ビタミン K₁(フィロキノン)

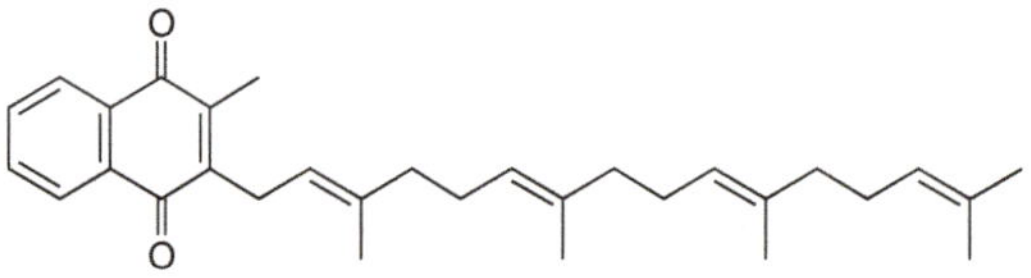

ビタミン K₂(メナキノン, MK-4)

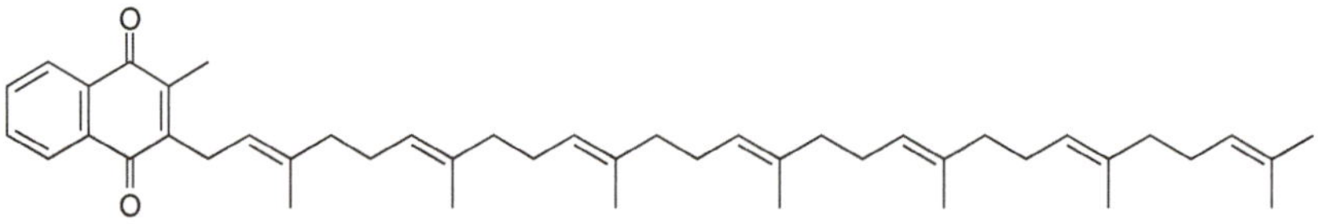

ビタミン K₂(メナキノン, MK-7)

| 図6.14 | ビタミンKの化学構造

*10 Glaタンパク質：ビタミンKによって修飾（グルタミン酸残基のカルボキシグルタミン酸化）され，成熟する一連のタンパク質群であり，血液の凝固因子であるプロトロンビン（第II因子），第VII因子，第IX因子，第X因子や凝固抑制因子，骨芽細胞が作る組織石灰化因子のオステオカルシンなどが含まれる。

*11 凝固反応に対する必要量と比べて骨代謝に対する必要量の方が多いことが示唆されているが，現時点では推奨量を増加させるにはデータが不十分である。

められていない。ビタミンKは光やアルカリに不安定である。

ビタミンKはγ-グルタミルカルボキシラーゼの補酵素（補欠分子族）として機能し，Glaタンパク質*10の翻訳後修飾（カルボキシ化）にかかわっている。Glaタンパク質には，血液凝固因子（プロトロンビン（factor II）など），骨形成因子（オステオカルシン），ある種の細胞増殖因子が知られており，ビタミンKの機能発現に関与している。欠乏すると血液凝固能が低下し，新生児・乳児の頭蓋内出血や腸内出血，潜在的な欠乏症としては，骨粗鬆症や骨折，動脈硬化などがあげられる*11。血栓予防剤として，ビタミンK拮抗薬のワルファリンを服用する場合には注意が必要である。

6.2 ◆ ミネラル

6.2.1 ◇ ミネラル

私たちの体を構成している主要な元素とその存在量を**表6.2**にまとめている。この中で，体内存在割合が1%を超える酸素（O：61%），炭素（C：3%），水素（H：10%），窒素（N：2.6%），カルシウム（Ca：1.4%），リン（P：1.1%）の6つの元素を**多量元素**とよぶ。これら6つの元素の存在割合を合計すると99%を超えることから，私たちの体の大部分がこれら6つの元素で構成されていることがわかる。多量元素よりも体内存在割合が低く，その割合が0.01～1%の範囲の硫黄（S），カリウム（K），ナトリウム（Na），塩素（Cl），マグネシウム（Mg），ケイ素（Si）を**少量元素**，0.0001～0.001%の範囲の鉄（F）やフッ素（F），銅（Cu）などの元素を**微量元素**，微量元素よりも低い存在割合（＜0.0001%）の元素を**超微量元素**と

表6.2 人体を構成している主要な元素と存在量
[ICRP, Report of the Task Group on reference Man, 23, 327–328 (1974)]

	元素名	記号	体内存在量(%)		元素名	記号	体内存在量(%)		元素名	記号	体内存在量(%)
多量元素	酸素	O	61	微量元素	鉄	Fe	0.0060	超微量元素	アルミニウム	Al	0.00009
	炭素	C	23		フッ素	F	0.0037		カドミウム	Cd	0.00007
	水素	H	10		亜鉛	Zn	0.0033		ホウ素	B	0.00007
	窒素	N	2.6		ルビジウム	Rb	0.00046		バリウム	Ba	0.00003
	カルシウム	Ca	1.4		ストロンチウム	Sr	0.00046		スズ	Sn	0.00002
	リン	P	1.1		臭素	Br	0.00029		マンガン	Mn	0.00002
少量元素	硫黄	S	0.20		鉛	Pb	0.00017		ヨウ素	I	0.00002
	カリウム	K	0.20		銅	Cu	0.00010		ニッケル	Ni	0.00001
	ナトリウム	Na	0.14						金	Au	0.00001
	塩素	Cl	0.12						モリブデン	Mo	0.00001
	マグネシウム	Mg	0.027						クロム	Cr	0.000003
	ケイ素	Si	0.026								

(a) 必須元素

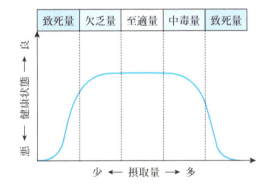

(b) 非必須元素

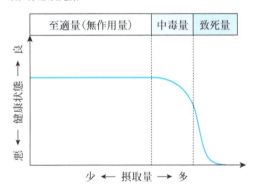

図6.15 (a) 必須元素と(b) 非必須元素の体内存在量と生存率の関係

よぶ。

ヒトの体を構成しているこれらの元素は，生きていくために毎日摂取する必要がある元素（**必須元素**）と摂取する必要がない元素（**非必須元素**）に大別される。必須元素の概念は，横軸に摂取量，縦軸に健康状態をとった図を作ると理解しやすい（**図6.15**(a)）。すなわち，摂取量が少ないと再現性よく欠乏症が現れ，さらに欠乏すると死に至ることもあるが，その元素を投与するとその欠乏症が治る場合は，その元素は必須元素と考える。一方，非必須元素の場合は，摂取量が少なくても健康状態に影響はみられない（**図6.15**(b)）。逆に，摂取量が過剰となると中毒症状を示し，さらに過剰となった場合には死に至る点は必須・非必須元素に関係なくすべての元素に共通の特徴である。

体を構成している元素のうち，炭水化物，脂質，タンパク質などの有

094 | 第6章 | ビタミンとミネラル

*12 コバルトはビタミンB$_{12}$として必須である。

機化合物や水の構成元素である炭素，水素，酸素，窒素を除いた生命維持に必要不可欠な必須元素がミネラル（無機質）であり，16の元素の必須性がヒトで確認されている（体内存在割合の合計は約3.4％）。このなかで，塩素，硫黄，コバルト（Co）*12を除いた13の元素については，後述する日本人の食事摂取基準（2015年版）において，1日の摂取基準が定められている。したがって，食品化学や栄養化学などの学問分野では，特にこの13のミネラルを中心に学ぶことが重要である。

6.2.2 ◇ 摂取基準が定められているミネラル

表6.3は，日本人の食事摂取基準（2015年版）で摂取基準が定められている13の必須ミネラルについてまとめたものである。必須ミネラルのうち，体内存在量が多く，1日の摂取基準量が多いもの（成人で1日当たり100 mg以上の摂取が必要なもの）を多量ミネラル，体内存在量が低く，1日の摂取基準量が少ないもの（成人で1日の推定平均必要量が100 mg未満のもの）を微量ミネラルと大別する。多量ミネラルはカルシウム，リン，カリウム（K），ナトリウム（Na），マグネシウム（Mg）の5つの元素，微量ミネラルは鉄，マンガン（Mn），銅，ヨウ素（I），セレン（Se），モリブデン（Mo），クロム（Cr），亜鉛（Zn）の8つの元素で構成される。

体の中のミネラルは，発汗や排尿時に体外へ排泄される。私たちの体内ではミネラルを生合成して作り出すことができないため，排泄によって生じたミネラルの不足は，毎日の食事から補う必要がある。もし排泄されたミネラルが補われない状態が続くと，骨粗鬆症（カルシウム），虚血性心疾患（マグネシウム），鉄欠乏性貧血（鉄）などの欠乏症の発症につ

表**6.3** 日本人の食事摂取基準（2020年版）で摂取基準が定められているミネラル

	元　素	主　要体内分布	生理機能	主　な供給源	食事摂取基準（mg/日）*1				欠乏症*2	
					推定平均必要量	推奨量	目安量	耐容上限量		
多量ミネラル	カルシウム	骨や歯	歯や骨の形成	小魚類，牛乳，乳製品	650 (550)	800 (650)	—	2,500 (2,500)	成長阻害，骨粗鬆症	◎
	リン	骨や歯	歯や骨の形成	卵黄，小魚類，チーズ	—	—	1,000 (800)	3,000 (3,000)	骨の発達障害	※，◇
	カリウム	細胞内液	浸透圧維持	野菜，果物	—	—	2,500 (2,000)	—	筋力低下，下痢，多汗症	※
	ナトリウム	細胞外液	浸透圧維持血液量調節	食塩，味噌，しょうゆ	600 (600)	—	—	—	食欲不振，血圧低下，精神不安，めまい，失神	※，◇
	マグネシウム	骨や歯	骨の形成酵素の構成成分	豆類，種実類，藻類，穀類	280 (230)	340 (270)	—	—	虚血性心疾患	○

| 表6.3 | 日本人の食事摂取基準(2020年版)で摂取基準が定められているミネラル(つづき) |

元素	主要体内分布	生理機能	主な供給源	食事摂取基準(μg/日)*1				欠乏症*2	
				推定平均必要量	推奨量	目安量	耐容上限量		
鉄	ヘモグロビン ミオグロビン フェリチン	酸素運搬 ヘムタンパク質構成成分	肝臓, 卵黄, 貝	6,500 (5,500*)	7,500 (5,500*)	—	50,000 (40,000*)	鉄欠乏性貧血	◎
マンガン	肝臓, 骨	スーパーオキシドジスターゼ(SOD)などの酵素の構成成分	穀類, 豆類, 種実類	—	—	4,000 (3,500)	11,000 (11,000)	骨の発達障害, 生殖能力低下	※
銅	筋肉, 骨	セルロプラスミン, SODなどの酵素の構成成分	肝臓, 種実類, 甲殻類	700 (600)	900 (700)	—	7,000 (7,000)	貧血, メンケス症候群	○
ヨウ素	甲状腺	甲状腺ホルモンの構成成分	海藻	95 (95)	130 (130)	—	3,000 (3,000)	甲状腺腫, 成長障害	※
セレン	筋肉や肝臓		魚, 卵黄	25 (20)	30 (25)	—	450 (350)	克山病	※
モリブデン	肝臓, 副腎	キサンチンオキシダーゼなどの酵素の構成成分	穀類, 肝臓, 乳製品	20 (20)	30 (25)	—	600 (500)	成長障害	※
クロム	筋肉など	インスリンの作用増強	魚介類, 海藻	—	—	10 (10)	500 (500)	耐糖能の低下	※
亜鉛	細胞	SODなどの酵素の構成成分	魚介類, 肉類, 穀類	9,000 (7,000)	11,000 (8,000)	—	40,000 (35,000)	成長障害, 皮膚障害, 味覚障害	※

（左端：微量ミネラル）

1 日本人の食事摂取基準(2020年版)より。18〜29歳の摂取基準。男性(女性)で表示。：月経なしの女性
*2 ◎：欠乏症になりやすい, ○：欠乏症が生じる可能性がある, ※：普通の食事をしていれば欠乏することはない, ◇：過剰症になりやすい

ながるため, 毎日一定量以上の摂取が必要である。しかしながら, 私たち日本人が普通の食事をしていれば欠乏することが稀なミネラルも含まれている(リン, カリウム, ナトリウム, マンガン, ヨウ素, セレン, モリブデン, クロム, 亜鉛：表6.3の※印)。つまり, 私たち日本人にとっては, 不足しがちなミネラルであるカルシウム, マグネシウム, 鉄, 銅(表6.3の○印と◎印)が特に重要なミネラルといえる。

6.2.3 ◇ 日本食品標準成分表におけるミネラルの表示

食品に含まれている成分は, 水分, タンパク質, 脂質, 炭水化物, 灰分, ビタミンの6つに大別される。このうち, ビタミンを除いた5つの成分を合計するとほぼ100%になり, これらの主成分を特に一般成分とよぶ。ミネラルの総量は, 日本食品標準成分表*13では灰分として示されている。灰分は, 食品をほぼ一定の温度(550〜600℃)で灼熱灰化し, それ以上重量が減じなくなったとき(恒量に達したとき)の重量を測定することによって求められる。灰分を豊富に含む主な食品を表6.4に示しているが, 精製した塩は灰分100%である。ひじきやまこんぶなどの海

*13 日本食品標準成分表については, 第1章8頁のコラムを参照。

| 表6.4 | 灰分を含む主な食品 |

食品名	成分量 (g/100 g)
精製塩	100.0
ひじき(乾)	25.2
干しエビ	24.1
まこんぶ(素干し)	19.6
ずいき(干し)	18.2
味噌	15.9
うるめいわし(丸干し)	9.5
ごま(炒り)	5.4

藻，干しエビやウルメイワシなどの魚介類にも灰分は豊富に含まれている。ところで，灰分はミネラルの総量とみなされているものの，算出された灰分と真のミネラル総量とは必ずしも一致しない。なぜならば，必須ミネラルの1つである塩素の一部は灰化によって失われ，また有機物に由来する炭素が炭酸塩として大量に含まれているからである。したがって，灰分は「粗灰分」と考えるべきである。

食品成分表では，さらに13のミネラルの含量が個別に示されている。灰分を含め，それぞれの分析方法については，他書[14]を参照されたい。

*14 滝田聖親，渡部俊弘，大石祐一，服部一夫，新基礎食品学実験書，三共出版(2007)など。

6.2.4◇ミネラルを豊富に含む主な食品

食事摂取基準で定められた量を毎日摂取するためには，どの食材をどれくらい摂取すればよいのかを知っておく必要がある。**表6.5**に多量ミネラルを豊富に含む主な食品を，**表6.6**に微量ミネラルを豊富に含む主な食品をまとめている。そのほかの食品に含まれている各ミネラル含量については，日本食品標準成分表や文部科学省の食品成分データベース（https://fooddb.mext.go.jp/）を利用して，調べることができるようになってほしい。

6.2.5◇ 多量ミネラル

A. カルシウム

カルシウムは体内にもっとも多く存在しているミネラルである。その約99%はリン酸と結合したリン酸カルシウムの形態で骨および歯に存在しており，残りの1%が血液や組織液，細胞に含まれている。血液中のカルシウム濃度は，カルシウム調節ホルモンである副甲状腺ホルモン

| 表6.5 | 多量ミネラルを含む主な食品

カルシウム		リン		カリウム		ナトリウム		マグネシウム	
食品名	成分量 (mg/100 g)	食品名	成分量 (mg/100 g)	食品名	成分量 (mg/100 g)	食品名	成分量 (mg/100 g)	食品名	成分量 (mg/100 g)
干しエビ	7,100	とびうお (焼き干し)	2,300	ずいき (干し)	10,000	食塩	39,000	あおさ (素干し)	3,200
煮干し	2,200	米ぬか	2,000	切干し ダイコン	3,500	味噌	5,100	乾燥わかめ	1,100
ナチュラル チーズ	460〜1300	するめ	1,100	大豆 (炒り)	2,100	しょうゆ	5,100	カボチャ種	530
ごま(炒り)	1,200	卵 黄	1,000	パセリ	1,000	漬物	610〜5,400	あまに種	410
脱脂粉乳	1,100	うるめいわし (丸干し)	910	よもぎ	890			ごま(乾)	370
プロセス チーズ	630	ナチュラル チーズ	720〜850	アボカド	720			小麦胚芽	310
切干し ダイコン	500	プロセス チーズ	730	ホウレン ソウ	690			大豆(炒り)	250
普通牛乳	110	大豆(炒り)	690	バナナ	360			そば粉	190

表6.6 微量ミネラルを含む主な食品

鉄		マンガン		銅		ヨウ素	
食品名	成分量 (mg/100 g)	食品名	成分量 (mg/100 g)	食品名	成分量 (mg/100 g)	食品名	成分量 (mg/100 g)
内臓(あゆ)	63.2	アマランサス(玄穀)	6.1	肝臓(ウシ)	5.3	まこんぶ(素干し)	200
肝臓(ブタ)	13.0	小麦	3.9	しゃこ(茹で)	3.5	ひじき(干し)	45
しじみ	8.3	くるみ(炒り)	3.4	フォアグラ	1.9	あおさ(素干し)	2.2
卵黄	6.0	大豆(炒り)	3.2	ごま(炒り)	1.7	わかめ(生)	1.6
どじょう	5.6	アーモンド(乾)	2.5	アーモンド(乾)	1.2		
赤肉(ウマ)	4.3	ごま(炒り)	2.6	肝臓(ブタ)	0.99		
赤肉(シカ)	3.9	インゲンマメ(乾)	1.9	さくらエビ(生)	0.90		
かき	2.9	コメ(精白米)	0.81	らっかせい(炒り)	0.69		

セレン		モリブデン		クロム		亜鉛	
食品名	成分量 (μg/100 g)	食品名	成分量 (μg/100 g)	食品名	成分量 (μg/100 g)	食品名	成分量 (μg/100 g)
かつお節	320	大豆(炒り)	800	あおさ(素干し)	160	小麦胚芽	15.9
腎臓(ブタ)	240	りょくとう(乾)	410	きくらげ(乾)	27	かき(生)	14.5
肝臓(アンコウ)	200	らいまめ(乾)	380	ひじき(乾)	26	牛肉	7.5
たらこ(すけとうだら)	130	エンドウマメ(乾)	280	あまに(種)	25	ナチュラルチーズ	7.3
まがれい	110	肝臓(ブタ)	120	マツタケ	14	肝臓(ブタ)	6.9
かつお	100	肝臓(ウシ)	94	さざえ	6	たたみいわし	6.6
マツタケ	82	脱脂粉乳	35	あわび	5	あまに(炒り)	6.1
卵黄	56	チーズ	10	あさり	4	ごま(炒り)	5.9

(PTH)，甲状腺から分泌されるカルシトニンおよび活性型ビタミンDにより調節され，8.5〜10.5 mg/dLの範囲に収まるように厳密に保たれている。具体的には，血中のカルシウム濃度が低下すると，副甲状腺からのPTHの分泌が増加し，分泌されたPTHの作用によって骨からのカルシム放出（骨吸収）が増加する（**図6.16**）。また，PTHの作用により産生量が増加した活性型ビタミンDのはたらきによって，消化管からのカルシウムの吸収が増加する。さらに，PTHは腎臓に作用してカルシウムの尿中への排泄を阻害することでカルシウムの再吸収を促進する。これらのはたらきによって，血中のカルシウム濃度を上昇させる。一方で，PTHの分泌が高まった状態が持続されると，骨からのカルシウム流出が継続されることにより骨量が減少する危険がある。そこで血中カルシウム濃度が基準範囲を超えたことを感知すると，甲状腺からカルシトニンの分泌が促進され，カルシトニンの作用によって骨形成を促進，腎臓における再吸収を阻害することで，血中カルシウム濃度の上昇を停止させる。これが，血中のカルシウム濃度がほぼ一定に保たれているメカニズムである。

　カルシウムはもっとも摂取が不足しがちなミネラルであり，日本人の食事摂取基準（2020年版）では，18〜29歳の成人男性では1日当たり

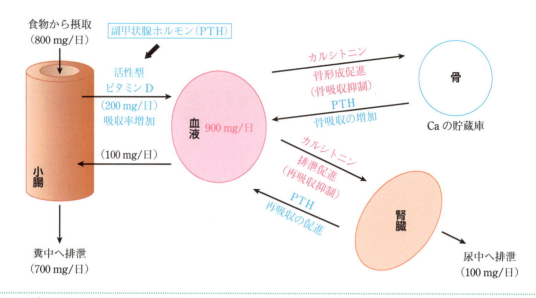

図6.16 血中カルシウム濃度の調節機構

*15 保健機能食品としてのカルシウムについては,第11章を参照。

800 mg,成人女性では1日当たり650 mgの推奨量を定めているが(表6.3),その推奨量を下回る摂取状態が続いているのが現状である*15。したがって,カルシウムを多く含む主な食品,例えば干しエビや煮干しなどの魚介類,牛乳,ナチュラルチーズや脱脂粉乳などの乳製品を継続して摂取することが大切である(表6.4)。ただし,カルシウムの消化管からの吸収は,他の食品成分の影響を受けやすいため注意が必要である。例えば,ビタミンD,クエン酸,乳糖,カゼインホスホペプチド(casein phosphopeptide, CPP),乳清中に含まれている乳塩基性タンパク質(milk basic protein, MBP)などの因子は吸収を促進する。つまり,CPPやMBPを含んでいる牛乳や乳製品のカルシウムは吸収されやすい。一方,ナトリウムや食物繊維,シュウ酸,フィチン酸などの因子はカルシウムの吸収を阻害する。

B. マグネシウム

マグネシウムは体内ではカルシウムと同様に,リン酸と結合し,リン酸マグネシウムとして骨の形成に使われている。また,さまざまな酵素の補酵素として,糖質や脂質,タンパク質の代謝に関与している。

マグネシウムは,光合成で光エネルギーを吸収するはたらきを担っているクロロフィル(葉緑素)の構成成分となっているため,植物性食品全般に多く含まれている。

ミネラルの摂取について留意しなければならないことの1つに相互バランスがある。例えば,カルシウムとマグネシウムの摂取比率(Ca/Mg比)は2:1が望ましいとされており,Ca/Mg比が高くなると,動脈硬化性疾患を生じる確率が高くなり,2型糖尿病や骨粗鬆症などの発症率にも影響を与えると考えられている。上述の通り,日本人のカルシウム摂

取量は不足しているが，骨粗鬆症などを予防する観点から摂取量が年々高まりつつある。一方で，マグネシウムの摂取量は横ばい状態である。つまり，マグネシウムについても，カルシウムと同様に現状よりも摂取量を増加することが望まれる。

C. リ ン

カルシウムに次いで，体内の存在量が多いミネラルがリンである。体内では，大部分のリンがカルシウムやマグネシウムと結合して，骨や歯を形成している。また，リンは，とびうおやするめなどの魚介類，卵黄，チーズ，大豆などの食品に広く豊富に含まれており，通常の食事をしていれば，リン欠乏になることは稀である[16]。

*16 現代の食生活では，加工食品などに食品添加物として使用されているリン酸塩の摂取から，むしろ過剰摂取が懸念されるようになっている。

D. ナトリウムとカリウム

ナトリウムとカリウムは体内では体液に溶解しており，ナトリウムイオンが細胞外液に，カリウムイオンが細胞内液にイオンの状態で存在している。これらのイオンは血漿，組織液，リンパ液などの浸透圧の調節，血液量の調節，酸・塩基平衡に関与している。またナトリウムとカリウムは筋肉の収縮や神経伝達においても重要である。

ナトリウムは，基本的には食塩として摂取している。食塩は味噌やしょうゆなどの加工食品にも多量に含まれており，また広く料理に使われているので，通常の食事をしていればナトリウム不足になることはない。むしろ，過剰摂取の方が問題となる。食塩の1日当たりの食事摂取基準（目標量）は，成人男性が8.0 g未満，成人女性が7.0 g未満であるが，日本人の1日当たりの食塩摂取量は男性10.9 g，女性9.3 gと過剰である（2019年のデータ）。ナトリウムの過剰摂取は，血圧の上昇を惹起するため，注意が必要である。

Column

塩 分

代表的な塩味物質である食塩は調味料として日々の生活に欠くことができない。塩味は食事に満足感を与え，塩味の足りない食事は物足りなさが残る。そのため，ヒトは過剰量の食塩を摂取しやすい。日本における1日の食塩摂取の目標量は，成人男性で7.5 g未満，成人女性6.5 g未満とされている（日本人の食事摂取基準2020年版）。しかし，2019年においても男性10.9 g，女性9.3 gと依然基準を上回る量の食塩を摂取している。過剰な塩摂取は高血圧や心臓病などの生活習慣病の発症頻度を上昇させる原因の1つとなるため，日々の食事から摂取する塩分量を減らす工夫が必要となる。一方で，食塩を減らした食品は呈味性が著しく低下するため，減らすだけの減塩は実現が困難である。うま味物質や食酢，香辛料などを利用した減塩法の提案や食塩代替品の検討が行われている。塩化カリウムなどを利用して食塩代替効果が検討されているが，K^+は苦味も呈するため，嗜好上，塩化ナトリウムに勝る塩味を呈する物質はいまだ見つかっていない。

カリウムは，大豆やパセリ，ホウレンソウなどの野菜，バナナやキウイなどの果物に広く含まれている。カリウムには，体内の過剰なナトリウムの体外への排泄を促進することで，体内のナトリウム濃度を低下させるはたらきがある。したがって，ナトリウムとカリウムの摂取比率（Na/K比）が重要となる。一般的にNa/K比は2：1が望ましいとされているが，ナトリウムの摂取量が増加傾向にある現在では，カリウムの摂取量も増加させる必要がある。

6.2.6 ◇ 微量ミネラル

A. 鉄

鉄は，赤血球に含まれ体中に酸素を運ぶ役目を担っているヘモグロビンの構成成分である。また，筋肉に含まれるミオグロビンや鉄輸送タンパク質のトランスフェリンの構成成分でもある。したがって，鉄の欠乏は，鉄欠乏性貧血や運動機能，認知機能などの低下，無力感，食欲不振を招く。また，体内からの鉄排泄量は男女間で大きく異なり，特に，月経血による損失が及ぼす影響は大きい。また，妊娠中には鉄の需要が増大する。

鉄は，主に肝臓に代表される肉類と魚介類などの動物性食品，卵黄，大豆，緑黄色野菜などの植物性食品に幅広く存在している。食品に含まれている鉄は，ヘムと結合したヘム鉄（Fe^{2+}）と，ヘムと結合せずに遊離の状態で存在している非ヘム鉄（Fe^{3+}）の2つに大別される。主に，動物性食品はヘム鉄に富み，植物性食品や卵，牛乳は非ヘム鉄に富んでいる。そして，食品に含まれる鉄の約10%がヘム鉄，約90%が非ヘム鉄である。面白いことに，これら2つの形態で鉄の吸収量は大きく異なる。すなわち，そのままの形で吸収することができるヘム鉄は吸収されやすく，消化管内でFe^{2+}に還元された後に吸収される非ヘム鉄は吸収されにくい。したがって，食品に含まれる鉄の約90%を占める非ヘム鉄を効率よく吸収するためには，ビタミンCのような還元能力を有する成分と同時に摂取することが大切である。

B. 銅

銅はスーパーオキシドジスムターゼ（superoxide dismutase, SOD）やセルロプラスミンなどの酵素の構成成分である。セルロプラスミンは，吸収されたFe^{2+}を体内を巡る形態（Fe^{3+}）に酸化する過程を制御している。また，鉄を含むヘモグロビンを合成する際にはセルロプラスミンが必須となる。したがって，銅が欠乏すると，鉄の摂取量が十分であっても，貧血が発症する可能性がある

銅は，主にうしやぶたの肝臓，しゃこやサクラエビなどの甲殻類，アーモンドや落花生などの種実類に豊富に含まれている。

Column

ヨウ素

　ヨウ素の摂取量が不足すると，甲状腺腫が惹起される。しかしながら，ヨウ素に富んだこんぶや海藻を摂取する食習慣がある日本では，ヨウ素の欠乏はほとんどみられない。一方，世界に目を向けると，慢性的なヨウ素欠乏が懸念されている国が多くある。例えば，20世紀初頭までヨウ素欠乏症に悩まされていたニュージーランドでは，国民が毎日ほぼ一定量を摂取している食卓塩にヨウ素を添加したヨウ素添加塩を流通することにした（1924年）。しかしながら，その対策の効果は満足いくものではなかったため，2009年には，販売目的でパンを作る際には，ヨウ素添加塩の使用を義務化している。そのほか，米国，オーストラリア，ドイツ，イタリアなどの国でもヨウ素添加塩が流通している。海外を旅する機会があれば，スーパーマーケットで食卓塩の表示を見ると楽しいかもしれない。

C. ヨウ素

　微量ミネラルの1つであるヨウ素は甲状腺ホルモンの構成成分である。ヨウ素の摂取量が不足すると，甲状腺腫（甲状腺がん）が惹起される。また，甲状腺ホルモンは，成長ホルモンとともに成長を促進するはたらきをもつために，ヨウ素が欠乏した子どもは正常な発育や発達が阻害される。したがって，ヨウ素は毎日必要量を摂取することが必要不可欠なミネラルの1つである。日本人の食事摂取基準（2015年版）では，成人のヨウ素の食事摂取基準（推奨量）を130 mg/日と制定している。ヨウ素は，まこんぶやひじき，あおさ，わかめなどの海藻に豊富に含まれており，これらのこんぶや海藻を摂取する食習慣がある日本では，ヨウ素欠乏になることは稀である。

D. マンガン，セレン，モリブデン，クロム，亜鉛

　微量ミネラルであるマンガン，セレン，モリブデン，クロム，亜鉛の欠乏症を表6.3に，豊富に含む主な食品を表6.6に示している。いずれのミネラルについても，普通に食事をしていれば不足することは稀である。

| Column |

ヒ 素

分析技術の進歩とともに，1950年以降次々と新しい必須微量元素の存在が報告されている（**表**）。なかでも注目したいのが，1977年に動物において欠乏すると成長遅延や貧血が惹起されることから必須性が示されたヒ素である。ヒ素ミルク中毒事件（1955年）や毒物混入カレー事件（1998年）の印象から，ヒ素＝毒というイメージが強い。実際，ヒ素（亜ヒ酸）は半数致死量（LD_{50}）が14.6 mg/kg体重ときわめて強い毒性を有している。かのナポレオン・ボナパルトの死には，ヒ素中毒による暗殺説があるのも有名な話である。ところが，このヒ素を毎日摂取しないと欠乏症が惹起される可能性があるというのである。実に興味深い話である。

ところで，ヒ素は私たちが普段食べる海藻に高濃度に含まれていることが知られている。例えば，水戻しひじきには約16 mg/kgのヒ素が含まれて

いる。そこで，2004年に英国食品基準庁（Food Standards Agency）が，ヒ素を多く含むひじきを食べないようにという勧告を出した。この勧告に対して，日本では厚生労働省が「バランスの良い食生活を心がければ，健康上のリスクが高まることはない」と発表したが，ひじきを含めた海藻を食する習慣がある日本人にとって重大な問題となった。

もう1つ興味深い話がある。亜ヒ酸は強い毒性を有するヒ素化合物であるが，古来より悪性腫瘍や皮膚病の治療薬として使われてきた歴史がある。加えて近年（2004年），ビタミンＡの代謝物であるレチノイン酸に対する抵抗性を有する急性前骨髄球性白血病の治療薬として，亜ヒ酸製剤が厚生労働省に承認されている。「毒と薬は紙一重」の典型的な例であろう。

| 表 | **必須微量元素および超微量元素とその欠乏症**

[C. Vandecasteele, C. B. Block 著，原口紘炁，寺前紀夫，古田直紀，猿渡英之 訳，微量元素分析の実際，丸善（1995），p. 3]

元　素	必須性が発見された年	欠乏症
鉄	17世紀	鉄欠乏性貧血
ヨウ素	1850	甲状腺肥大や甲状腺機能の低下
銅	1928	貧血，骨格変形
マンガン	1931	骨代謝や血液凝固能への影響
亜鉛	1934	成長障害，皮膚障害，味覚障害
コバルト	1935	ビタミンB_{12}の構成成分であるため，ビタミンB_{12}欠乏症と同様に，悪性貧血や知覚異常を誘発
モリブデン	1953	頭痛，嘔吐，昏睡
セレン	1957	心筋壊死を引き起こす克山病
クロム	1959	糖質代謝異常，脂質代謝異常
スズ	1970	実験動物において，重篤な成長異常，発育異常，脱毛等の症状を惹起
バナジウム	1971	動物において，不可逆的な骨変形を惹起
フッ素	1971	骨や歯の腐食の多発，骨粗鬆症の惹起
ケイ素	1971	脱毛，動脈硬化，皮膚のたわみ
ニッケル	1976	動物において，生殖低下，脂質代謝異常，グリコーゲン代謝低下
ヒ素	1977	動物において，成長遅延，貧血

第7章

味覚成分

7.1 ◆ 味　覚

　食べ物のおいしさを決める要因として，味，匂い，歯触りや温度，そして形状や色などがあげられる。このうち味（味覚）はおいしさの発現にもっとも重要な感覚要素である。

　食べ物の味は含まれる味物質によって生じる。味物質は口腔内に存在する味蕾で受容され，味覚神経を介して，脳に情報が伝達される。味蕾は数十個の味細胞から形成され，味物質は味細胞に存在する味覚受容体によって検出される。口腔内で味蕾はおよそ7000〜8000個存在し，約2/3が舌に，残り1/3が軟口蓋，咽頭などに分布する。舌面上では乳頭に局在し，乳頭は形態により有郭乳頭，葉状乳頭，茸状乳頭に分けられ，それぞれ舌の奥，側面および先端部全体に分布している（図7.1）。

　食べ物の味は甘味，うま味，苦味，酸味，塩味の5つの**基本味**に分類

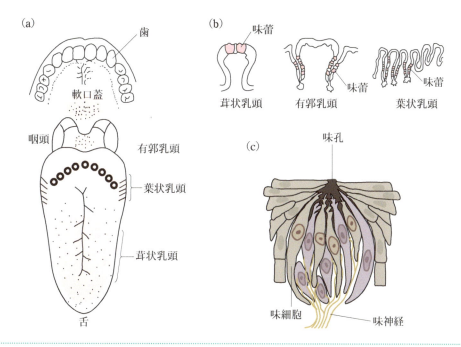

図7.1 ｜ 口腔内における味蕾の分布とその構造
(a) 口腔内における味蕾の分布。(b) 舌面上に存在する乳頭の構造。(c) 味蕾の構造。
唾液中の味物質と味細胞は味孔部分で接触する。味細胞頭頂部に存在する味覚受容体で味物質は検出され，それにより味シグナルが発生し，味覚神経を経て脳に味情報が伝えられる。

される。基本味は「味細胞で受容され，互いが明確に区別できる味」と定義される。辛味，渋味なども食品の味を形成するうえで重要な味質であるが，辛味は痛覚と同様な機構を介した感覚，渋味は物理的な収れん感覚であり，その受容に味細胞が関与しないため，基本味ではなく補助味に分類される。

　基本味はそれぞれの栄養学的なシグナルをもつと考えられる。甘味はエネルギー源となる糖類，うま味はアミノ酸源であるタンパク質，塩味はミネラルの存在を示すシグナルである。私たちがこれらの味質を好むのは，生命維持に不可欠な栄養素が示す味だからである。一方で，基本的に酸味や苦味を好まないのは，酸味が未熟な果実や腐敗物，苦味が毒物の存在を示すシグナルであり，忌避されるべきものだからであると考えられている。私たちは食べ物を口に入れたときに感じる味の違いにより，食べ物の状態を判断し，好ましい味であれば飲み込み，受けつけられない味であれば摂食を中断する。つまり，味覚は食べ物を摂取すべきかすべきでないかを判断するために必要不可欠な機能であるといえる。

7.1.1 ◇ 味覚受容体と辛味受容体

　味細胞において基本味に対応する味覚受容体が同定されている。図7.2に各受容体の構造とそれら受容体が受容する主な刺激を示した。

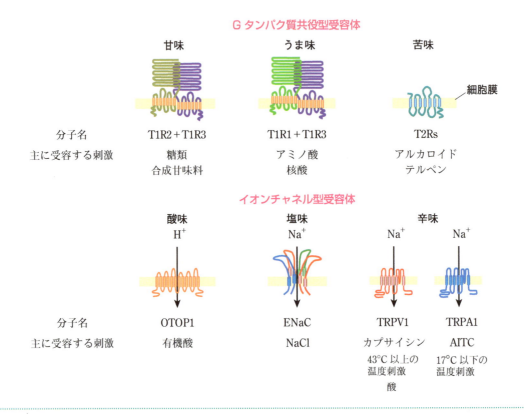

図7.2　味覚受容体と辛味受容体
AITC：アリルイソチオシアネート

うま味，甘味はTaste 1 Receptor（T1R），苦味はTaste 2 Receptor（T2R）に属するGタンパク質共役型受容体によって受容される。T1RはT1R Member 1（T1R1），T1R2，T1R3という3種類の小ファミリーからなる。このうち，T1R1とT1R3，T1R2とT1R3がそれぞれヘテロ二量体を形成することで，T1R1/T1R3がうま味受容体，T1R2/T1R3が甘味受容体として機能する。一方，酸味と塩味はイオンチャネル型受容体により受容される。それぞれの主要受容体候補として，otopetrin 1（OTOP1）および上皮性ナトリウムチャネル（epithelial sodium channel, ENaC）が報告されている。

辛味は感覚神経末端に存在する温度感受性イオンチャネルTRPV1やTRPA1の活性化によって生じる。

7.1.2 ◇ 味の閾値

味に対する感受性は，個人，年齢，生理状態などによって異なる。また，摂取する食品の温度や形態によっても影響される。

味の強さを定量的に表す指標として，**味の閾値**という考え方があり，これには検知閾値，認知閾値，弁別閾値がある。検知閾値は水と区別できる最低濃度を意味し，認知閾値は味を認識できる最低濃度をいう。弁別閾値は2種類の味や強さの違いを識別できる最小の濃度差をいう。一般に，基本味の閾値は，甘味＞塩味＞うま味＞酸味＞苦味の順に小さくなる（**表7.1**）。つまり，甘味を感じるには濃度を濃くする必要があり，苦味は低濃度で十分に感じることができる。

閾値を測定する方法として，溶液を口に含んで測定する全口腔法，舌の一部を局所的に刺激するろ紙ディスク法などが知られている。閾値は測定する方法や母集団により値が異なるため，異なる手法や解析間での閾値の比較には注意が必要である。

7.1.3 ◇ 味の相互作用

食べ物は単純な味だけを示すものはほとんどなく，多くの味を混ぜて味わうことの方が多い。味覚を生じさせる物質を**呈味物質**とよぶ。2種類以上の呈味物質を混合したとき，それらの間には味の複雑な相互作用が生じ，互いに影響しあうことがある。それぞれの単独の場合よりも強くなったり（相乗効果），一方を顕著にしたり（対比効果），打ち消しあったり（相殺効果）することが起こる（**表7.2**）。

A. 相乗効果

同種の味をもつ2種類以上の呈味物質が混在したとき，その味が両者の和以上に増強されることを**相乗効果**という。特にうま味の相乗効果がよく知られている。うま味の相乗効果を利用した調理法として，こんぶとかつお節の合わせ出汁（だし）がある。西洋料理のブイヨンや中華料理

| 表7.1 | 代表的な基本味物質に対する検知閾値（全口腔法）

［C. Pfaffmann *et al.*（L. M. Beidler ed.）, *Handbook of Sensory Physiology*, Springer-Verlag（1971）, pp. 75–101, 山口静子, 臨床栄養, **66**, 154（1985）, M. Narukawa *et al.*, Biosci. Biotechnol. Biochem., **72**, 3015（2008）］

	化合物	検知閾値（M）
甘味	スクロース	0.01
	グルコース	0.08
うま味	L−グルタミン酸ナトリウム（MSG）	0.0007
	テアニン	0.025
苦味	硫酸キニーネ	0.000008
	カフェイン	0.0007
酸味	塩酸	0.0009
	酢酸	0.0018
	クエン酸	0.0023
塩味	塩化ナトリウム	0.01
	塩化カリウム	0.017

| 表7.2 | 味の相互作用

［間部真理子, 的場輝佳（ネスレ栄養科学会議 監修）, 食と味覚, 建帛社（1990）, 表3-8］

分類	混合した味刺激 （多　＋　少）		効果	例
相乗効果	うま味		うま味が強くなる	昆布とかつお節
	甘味		甘味が強くなる	粉末ジュース
対比効果	甘味　＋　塩味		甘味を強める	おしるこ, スイカに塩
	酸味　＋　苦味		酸味を強める	レモネード
	うま味　＋　塩味		うま味を強める	すまし汁
相殺効果	苦味　＋　甘味		苦味を弱める	コーヒー
	塩味　＋	酸味	塩味を弱める	漬物
		うま味	塩味を弱める	しょうゆ
	酸味　＋	塩味	酸味を弱める	柑橘類
		甘味	酸味を弱める	すし酢

の湯（タン）といった肉と香味野菜からとるだしも同様である。一般にうま味物質は, こんぶや野菜など植物性食材ではL−グルタミン酸含量が高く, かつお節や肉類などの動物性食材では5′−イノシン酸（inosine 5′−monophosphate, 5′−IMP）含有量が高い。植物性食材と動物性食材との組み合わせによるだしのとり方は, うま味の相乗効果を経験的に利用した調理法といえる。

また, 異種の糖類を混合することで甘味の相乗効果がみられる。例えば, スクロースとフルクトースを混合すると, 甘味度が10%程度向上することが知られている。

B. 対比効果

2種類の試料を同時あるいは続けて味わったときに, 一方の特性を引き立たせるような現象を**対比効果**という。小豆あんに少量の食塩を加えると甘味が増すのは, 甘味と塩味の対比効果によるものである。甘味は微量の苦味や酸味によっても増強される。また, うま味は少量の塩味によって増強され, スープを作るときにだし汁だけで味わうよりも, 少量の食塩を加えることでうま味が強くなり, 味の良し悪しがはっきりする。

C. 相殺効果

対比効果とは逆に, 味の異なる物質が共存することにより, 一方の味が他方の味により弱められる現象を**相殺効果**という。塩味は酸味, うま味によって味が弱められ, 酸味は塩味や甘味によって弱められる。また, 苦味は甘味によって減少する。例えば, 柑橘類の酸味やコーヒーの苦味は砂糖の添加によって減少する。

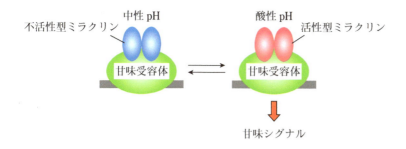

| 図7.3 | ミラクリンの作用機序

ミラクリンは酸性条件になると甘味受容体とより強く結合することで，甘味シグナルが生じる。
[A. Koizumi et al., Proc. Natl. Acad. Sci. USA, **108**, 16819(2011)をもとに作図]

D. 味覚変革現象

ある物質の味が本来とは異なる味に変革する物質を**味覚変革物質**とよぶ。味覚変革物質には，ある味質を別の味質に変えてしまう味覚修飾物質と，特定の味質を感じさせなくなる味覚抑制物質が知られている。

西アフリカ原産の植物 *Synsepalum dulcificum*（通称ミラクルフルーツ）の果実を食べた後に酸っぱいものを摂取すると甘く感じる。この現象はミラクルフルーツに含まれる味覚修飾物質であるミラクリンに起因する。これは甘味受容体に結合したミラクリンが，pHの低下により甘味受容体とより強く結合するために生じる（**図7.3**）。

一方，インド産の植物 *Gymnena sylvestre* R. Br. から単離されたギムネマ酸は甘味に対する感受性のみを選択的に抑制する味覚抑制物質として知られている。この物質は甘味受容体に結合し，甘味物質と甘味受容体との相互作用を妨げることで，甘味抑制作用を示す。

7.2 ◆ 甘　味

甘味を呈する化合物には天然および合成化合物がある。天然由来の化合物としては，糖類およびその誘導体，アミノ酸，タンパク質，テルペン配糖体などが知られる。**表7.3**に各種甘味物質の相対的な甘味度を示した。

7.2.1 ◇ 甘味物質

A. 糖類およびその誘導体[*1]

糖類は食品に甘味を付けるという嗜好特性だけではなく，保湿性や保型性など調理・加工上，重要な物理特性を付与する。一般に糖類は分子量が大きくなると甘味が弱くなり，多糖類は甘味を呈さない。

単糖類の中では，三炭糖，四炭糖は甘味が弱く，五炭糖，六炭糖は強い甘味を呈する。六炭糖では，フルクトース（果糖）が強い甘味を呈する。グルコース（ブドウ糖）は中程度の甘味である一方，ガラクトースの甘味は弱い。フルクトースも広く自然界に存在し，甘味の強い果汁やハチミ

[*1] 単糖類，二糖類，オリゴ糖，糖アルコールについては，第3章も参照。

| 表7.3 | 各種甘味物質の甘味度の比較 |

	化合物	甘味度		化合物	甘味度
糖　類	スクロース	1	アミノ酸	グリシン	0.9
	D-グルコース	0.6		L-アラニン	1
	α-D-グルコース	0.7		D-アラニン	3
	β-D-クルコース	0.5		D-フェニルアラニン	5
	D-フルクトース	1.2〜1.5		D-トリプトファン	35
	α-D-フルクトース	0.6	タンパク質	ソーマチン	1,600
	β-D-フルクトース	1.8		モネリン	3,000
	D-ガラクトース	0.3		ブラゼイン	2,000
	マルトース	0.5	テルペン配糖体	ステビオシド	300
	ラクトース	0.4		グリチルリチン	50〜100
	フラクトオリゴ糖	0.4	合成甘味料	アスパルテーム	200
	ガラクトオリゴ糖	0.4		ネオテーム	10,000
糖アルコール	ソルビトール	0.6		サッカリン	500
	マルチトール	0.6		スクラロース	600
	キシリトール	1		アセスルファムカリウム	200

スクロースを1としたときの相対値（重量比）

ツに多く含まれる。

　二糖類ではスクロース（ショ糖）がもっとも標準的な甘味物質である。スクロースはあっさりとしたクセのない甘味が特徴で，ヒトはスクロースの甘味をもっとも心地よく感じる。マルトースやラクトースは比較的弱い甘味を呈する。

　オリゴ糖は全般的にスクロースに比べ甘味が弱い。多糖類であるデンプンは甘味を呈さない。デンプンを含む食品を噛み続けると甘味が感じられるようになるが，これは唾液中のアミラーゼにより，デンプンが分解されグルコースやマルトースが生じるためである。

　糖アルコールでは，ソルビトールは中程度の甘味を呈する。マルチトールの甘味はスクロースに比べ弱い。キシリトールの甘味度はスクロースと同程度である。

*2　アミノ酸については，5.1節も参照。

B. アミノ酸*2

　20種類のL-アミノ酸はすべて呈味を有する（表7.4）。大きく分けて，甘味系アミノ酸，苦味系アミノ酸，うま味系アミノ酸に分類できる。甘味系アミノ酸のうち，グリシンやアラニンは代表的なアミノ酸で，エビやカニなどの甘味成分である。アミノ酸には鏡像異性体が存在するが，鏡像異性体間で呈味性は異なる。D体は甘味を呈するものが多く，D-アラニン，D-フェニルアラニン，D-トリプトファンはそれぞれスクロースの3倍，5倍，35倍の甘味度を有する。

| 表7.4 | アミノ酸の主な味質 |
[二宮恒彦, 調理科学, **1**, 185(1968), M. Kawai and Y. Hayakawa, *Chem. Senses*, **30**, i240(2005)]

アミノ酸	主な味質	
	L体	D体
アラニン	甘味	甘味
アルギニン	苦味	苦味・甘味
アスパラギン	酸味	甘味
アスパラギン酸	酸味(塩はうま味)	酸味
システイン	苦味・甘味	—
グルタミン	甘味	甘味
グルタミン酸	酸味(塩はうま味)	酸味
グリシン	甘味	甘味
ヒスチジン	苦味	甘味
イソロイシン	苦味	—
ロイシン	苦味	甘味
リシン	苦味・甘味	—
メチオニン	苦味	甘味・苦味
フェニルアラニン	苦味	甘味
プロリン	苦味・甘味	苦味
セリン	甘味	甘味・酸味
スレオニン	甘味	甘味
トリプトファン	苦味	甘味
チロシン	苦味	—
バリン	苦味・甘味	甘味

—はデータなし。

C. タンパク質

ソウマチンは *Thaumatococcus daniellii* Benthの果実から単離された塩基性のタンパク質(分子量22,000)で, 重量比でスクロースの1,600倍の甘味度を呈する。可溶性で, 苦味や不快味がなく, 食品の苦味をマスキングする機能が知られている。また, 熱や酸に対して安定であり, 風味増強剤として使用される。モネリンは *Dioscoreophyllum cumminsii* の果実から単離された塩基性タンパク質(分子量10,700)で, スクロースの3,000倍の甘味度を呈する。天然の甘味料としてはもっとも甘味が強い。熱に対して不安定で, 55℃以上に加熱すると甘みを失う。ブラゼインは *Pentadiplandra brazzeana* Baillonに含まれる甘味タンパク質(分子量6,473)で, スクロースの2,000倍の甘味度をもつ。可溶性で耐熱性である。いずれのタンパク質も低カロリーであるため, 代替甘味料としての用途が期待される。

D. テルペン配糖体

テルペンの配糖体の中には強い甘味を呈するものがある(**図7.4**)。ステビオシドは *Stevia rebaudiana* (Bertoni) Hemsl(通称ステビア)から抽

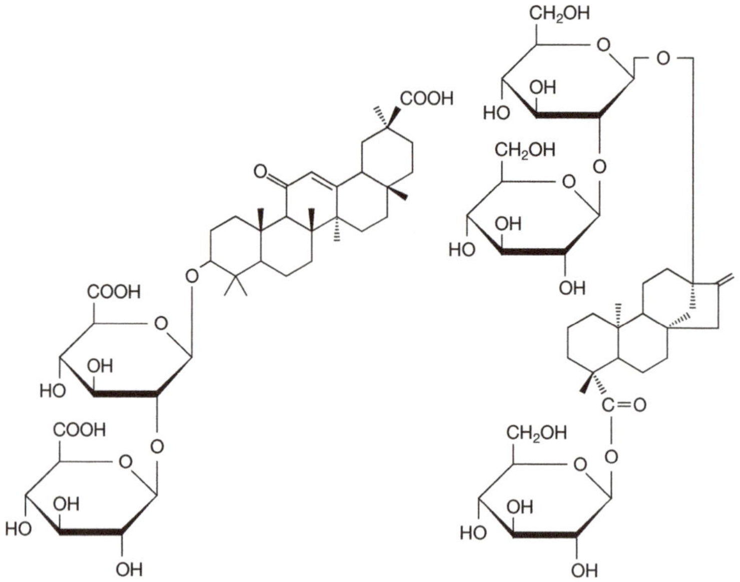

110 第7章 味覚成分

グリチルリチン　　　　　ステビオシド

図**7.4** 甘味を呈するテルペン配糖体の化学構造

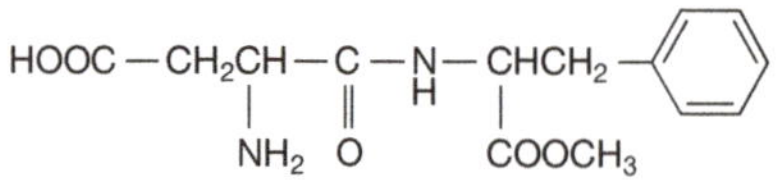

アスパルテーム 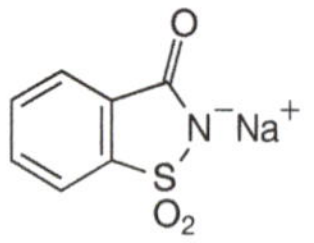　　　　　サッカリンナトリウム

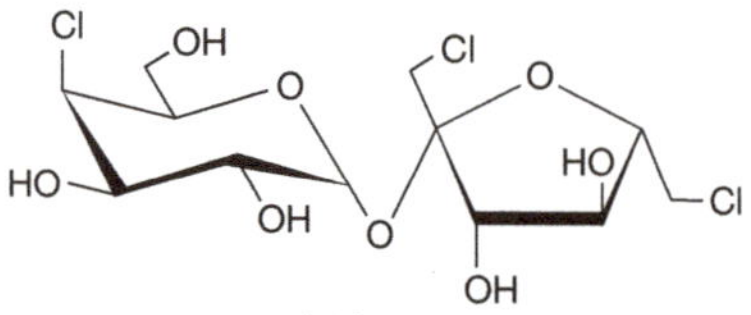

スクラロース 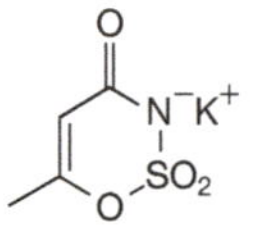　　　　　アセスルファムカリウム

図**7.5** 合成甘味料の化学構造

出されたジテルペン配糖体で，スクロースの300倍の甘味度を示す。グリチルリチンは甘草の根に含まれるトリテルペン配糖体で，スクロースの50〜100倍の甘味度を示す。独特の風味を呈することから，そのまま砂糖の代替品としては使用できないが，塩味を和らげる塩なれ効果やうま味出し効果が知られている。

E. 合成甘味料

　合成甘味料は化学合成された甘味料で，非常に高い甘味度を有することが特徴である（図**7.5**）。
　アスパルテームはL−フェニルアラニンのメチルエステルとL−アスパラギン酸がペプチド結合したジペプチドである。甘味度はスクロースの

200倍で，強い甘味を示すことから，低カロリー甘味料として利用される。フェニルケトン尿症患者はフェニルアラニンを分解できないため，その摂取量を制限する必要がある。ネオテームはアスパルテームをN-アルキル化して得られるジペプチドのメチルエステル誘導体である。アスパルテームと比較して化学的に安定で，熱安定性やpH安定性が高く，甘味度もスクロースの10,000倍と強い甘味を呈する。

サッカリンはo-スルファモイル安息香酸の無水物で，スクロースの500倍の甘味度を示す合成甘味料である。サッカリンは難溶性のため，可溶性のナトリウム塩（サッカリンナトリウム）が広く加工食品に利用される。甘味が長く続き高濃度で苦味を呈するという特徴をもつ。過去に行われた動物実験において，サッカリン摂取と発がん性の関係が指摘されたが，現在では否定されている。

スクラロースはスクロースのハロゲン誘導体で，スクロースのヒドロキシ基3ヶ所が塩素に置き換わった構造をもつ。スクロースの600倍の甘味度を呈し，甘味はスクロースに似てクセのない味質である。加熱にも安定で水溶性にも優れる。

アセスルファムカリウムはオキサチアジノンジオキシド誘導体で，スクロースの200倍の甘味度をもつ。キレがよく，発現が早い甘味である。溶液中では安定で，水によく溶ける。アスパルテームやスクラロースなどと組み合わせて使うと相乗効果が生じる。サッカリン，スクラロース，アセスルファムカリウムは体内で消化・吸収されないため，エネルギーとならない。

7.2.2 ◇ 温度による甘味の変化

グルコースやフルクトースなどの還元糖にはα型とβ型の立体異性体が存在し，その甘味度は異なる。グルコースはα型がβ型よりも1.5倍程度強い甘味を示す。一方，フルクトースの場合はβ型の方が甘く，α型の3倍強い甘味を呈する。

$$\alpha\text{-D-フルクトース} \underset{\text{高温}}{\overset{\text{低温}}{\rightleftarrows}} \beta\text{-D-フルクトース}$$
$$\text{（甘味 弱）} \qquad\qquad\qquad \text{（甘味 強）}$$

フルクトースは温度によるα型とβ型の構造変化が大きく，温度が低いほどβ型の割合が高いため，温度が低い方が甘味は強い（**図7.6**）。スクロースに対する甘味度は60℃では0.8倍程度であるのに対し，10℃では1.4倍程度にもなる。果物を冷やして食べると甘味が増すのはこの理由による。一方，スクロースの甘味度は温度による影響はない。これは，スクロースはグルコースとフルクトースの還元基どうしが結合しているため，温度を変えてもα型とβ型の変化がないためである。

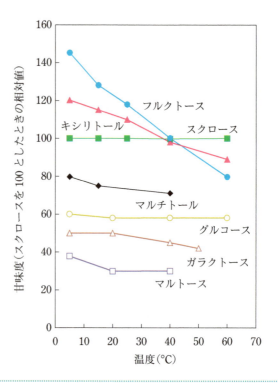

図7.6　温度による甘味度の変化
［北畑寿美雄，町並智也，季刊化学総説 味とにおいの分子認識，**40**, 50（1999），図1を改変］
糖類の中でもフルクトースは温度により甘味度が大きく変化する。一方で，スクロースの甘味度は温度による影響を受けない。

7.2.3 ◇ 砂糖以外の甘味料の機能

　従来，食品中の糖類には生命を維持するための栄養機能，甘味などの嗜好特性，そして硬さや粘性といった物理特性を食物に付与することが求められていた。一方，ライフスタイルの変化から肥満や糖尿病など生活習慣病が近年増加し，また，急速な高齢化社会への移行から，食品に強い健康志向が求められるようになった[*3]。

＊3　食品の物理特性や健康志向などの詳細については第10章および第11章を参照。

7.2.4 ◇ 甘味の受容

　甘味の受容にはT1R2/T1R3が関与する（図7.2）。甘味物質はさまざまな構造をもつが，すべてこの甘味受容体1つで認識されている。それぞれの甘味物質はT1R2/T1R3の異なる領域に結合して，甘味応答を引き起こしていると考えられる。

7.3 ◆ うま味

　うま味は日本でだしとして古くから用いられてきた味である。かつては，基本味はうま味を除く，酸・塩・甘・苦の四基本味からなると考えられていた。日本人研究者によって，こんぶのうま味成分としてL-グルタミン酸，かつお節とシイタケのうま味成分として5′-IMPと5′-グ

Column

甘味受容体による甘味物質の受容

甘味受容体が同定される以前，Schallenbergerらは甘味物質の構造上の一般則として，AH–B則を提唱した。これは，「甘味物質の分子内にはプロトン供与基（AH）とプロトン受容基（B）がおよそ3Åの距離で存在する。生体の甘味受容サイトにもAHとBが存在し，甘味物質と受容サイトとの間で水素結合を形成することで，甘味が発現する。」とするものである。この仮説を適用すると，構造の異なる甘味物質の甘味発現機構がうまく説明できる。しかし，この法則を満たすにもかかわらず，甘くない物質も存在しており，甘味を呈する物質の一般則として十分とは言い難い。

一方，甘味受容体が同定されたことにより，コンピューターシミュレーションによる結合モデル構築と，点変異の導入により特定のアミノ酸を置換した甘味受容体の機能解析とを組み合わせることによって，甘味物質と甘味受容体間の結合様式の解析が可能となった。最近では，低分子の甘味物質の認識に関与するアミノ酸10残基が明らかにされている。

甘味受容体はヒトで1種類しか存在しないが，多様な構造を有する多種類の甘味物質を受容できる。甘味受容体はそれら10ヶ所のアミノ酸残基を巧妙に使い分けることにより，多種類の甘味物質を受容すると考えられている。

アニル酸（5′–GMP）がそれぞれ同定され，うま味が天然食品の味の構成要素であることが示された。また，うま味が四基本味を組み合わせても得られない味質であること，さらに，相乗効果という特徴をもつことが明らかになり，うま味は既存の四基本味とは異なる，5番目の基本味であることが世界で広く認められるようになった。今日，「うま味」という言葉は，世界的にも「Umami」という言葉で使われている。

うま味は食品にタンパク質が含まれることを示すシグナルであるとされる。タンパク質自体にはほとんど味がないが，その分解産物であるアミノ酸にはうま味を呈するものが存在する。アミノ酸の中でもっとも多く食品に含まれるものがL–グルタミン酸であり，重量にして動物性タンパク質では11〜20％，植物性タンパク質では40％にもなる。

学術的に，「うま味とはL–グルタミン酸，5′–IMPおよび5′–GMPにナトリウムなどのイオンが結合した塩類の味」として定義されるが，ここではうま味を呈する物質を広くうま味物質として扱う。**表7.5**に食品中に含まれるL–グルタミン酸，5′–IMPおよび5′–GMPの含有量を，**図7.7**に代表的なうま味物質の構造を示した。

7.3.1 ◇ うま味物質

A. アミノ酸

L–グルタミン酸ナトリウム（monosodium glutamate, MSG）は，こんぶより単離されたもっとも代表的なうま味物質である。MSGは調味料として広く利用されている。L–アスパラギン酸はアスパラガスに多く含まれるうま味物質である。いずれもD体はうま味を呈さない（表7.4）。

表7.5 食品中のうま味物質含有量（mg/100 g）
[K. Ninomiya, *Food Rev. Int.*, **14**, 177(1998) を改変]

遊離L-グルタミン酸		5′-IMP		5′-GMP	
こんぶ	1608	かつお節	474	干しシイタケ	150
海苔	1378	マグロ	286	干しポルチーニ茸	10
わかめ	9	ズワイガニ	5	干しヒラタケ	10
パルミジャーノチーズ	1680	トリ肉	201	干しアミガサタケ	40
エメンタールチーズ	308	ブタ肉	200	トリ肉	5
チェダーチーズ	182	ウシ肉	71	ウシ肉	4
トリ肉	44	ブタ肉	2		
ウシ肉	33	ドライトマト	10		
ブタ肉	23				
トマト	246				
アスパラガス	49				
人乳	22				
牛乳	2				

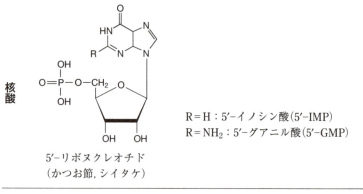

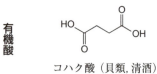

図7.7 食品中に含まれる代表的なうま味物質の化学構造

L-グルタミン酸のエチルアミドであるL-テアニンは，玉露や緑茶に特有のうま味物質として知られている。ある種のきのこ類には，MSGよりも強いうま味を呈する物質が含まれる。ハエトリシメジにはL-トリコロミン酸，ベニテングダケにはL-イボテン酸が存在するが，いずれも中枢神経毒性を有するため，食品には利用されていない。

L-グルタミン酸やL-アスパラギン酸といった酸性アミノ酸から構成されるジペプチドあるいはトリペプチド（Glu-Asp, Glu-Asp-Gluなど）はうま味を呈することが知られている。いずれの呈味もMSGよりは弱い。そのほか，イカやタコに含まれるベタイン（トリメチルグリシン）もうま味を呈する。

B. 核　酸
5'-IMPはかつお節から，5'-GMPはシイタケから単離されたうま味物質である。5'-IMPは魚肉，畜肉類に広く存在し，ATPから酵素の作用により生成する。5'-GMPはリボ核酸の分解により生じる。これらのヌクレオチドを構成するヌクレオシドやプリン塩基はうま味を呈さない。強いうま味を呈する核酸関連物質は，6位にヒドロキシ基を有するプリン塩基をもつモノヌクレオチドであり，さらに，リボースの5'位にリン酸がエステル結合している。アミノ酸と核酸系うま味物質が共存するとうま味が増強される。

C. 有機酸
アサリやシジミなどの貝類に多く含まれているコハク酸もうま味を呈する。コハク酸は清酒にも含まれる。

7.3.2 ◇ 熟成によるうま味成分の生成[*4]
食肉は熟成過程を経ると，アミノ酸や核酸などのうま味成分が増加し，食味が向上する。

家畜や魚介類などの動物が死に心臓が止まると，筋肉への酸素の供給が絶たれる。その結果，好気的な代謝が停止し，ATPの供給が止まる。一方，嫌気的な代謝により，筋肉中のグリコーゲンが分解され，乳酸が生成することにより，筋肉中のpHが低下する（pH 7付近〜5.5程度）。pHが酸性になると，筋肉が収縮して硬くなる（死後硬直）。硬直した筋肉をさらに放置すると，組織内のタンパク質分解酵素による分解（自己消化）が進み，筋肉が軟化（解硬）する。このとき，アミノ酸や呈味ペプチドが遊離するため，肉の風味が向上する。これら一連の過程を熟成とよぶ。

この間，ATPは図7.8の経路で分解が進む。ATPから5'-IMPまでの分解反応に比べ，5'-IMPの分解反応はゆっくり進むため，筋肉内にはうま味成分である5'-IMPが蓄積される。イカやタコ，貝類などでは，

*4　食肉の熟成については，5.2.4項Fも参照。

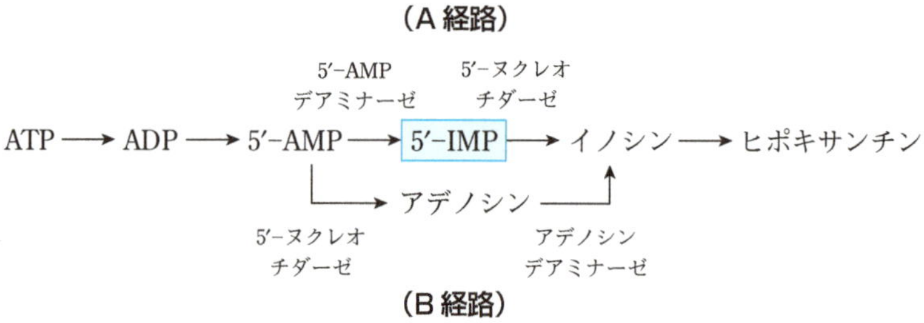

```
                        (A経路)
                5′-AMP        5′-ヌクレオ
                デアミナーゼ      チダーゼ
ATP → ADP → 5′-AMP → 5′-IMP → イノシン → ヒポキサンチン
                   └→ アデノシン ─┘
                5′-ヌクレオ       アデノシン
                チダーゼ         デアミナーゼ
                        (B経路)
```

図7.8 ｜ 食肉中における5′-IMPの生成と分解機構

畜肉や魚肉ではA経路でATPの分解が進行する。一方、イカ、タコ、貝類では5′-AMPデアミナーゼがないため、B経路で進行する。これらの生物では5′-ヌクレオチダーゼ活性が低いため、5′-AMPが蓄積する。

5′-AMPデアミナーゼが欠けているため、5′-IMPは生成せず、5′-AMPが蓄積する。5′-AMPは弱いうま味を呈する。

7.3.3 ◇ うま味の相乗効果

5′-IMPと5′-GMPの単独溶液の検知閾値は0.0003 M（0.012％）と0.0001 M（0.0035％）程度である。MSGの検知閾値0.007 M（0.012％）と比べると低い（表7.1）。MSGのうま味は濃度を上げると増大するが、5′-IMPや5′-GMPのうま味は濃度を上げてもあまり増加しないという特徴をもつ（図7.9）

うま味の特徴として、相乗効果があげられる。MSGなどのアミノ酸系のうま味物質に5′-IMPや5′-GMPなどの核酸系うま味物質を加えることで、そのうま味が飛躍的に強くなる。

MSGと5′-IMPを10:1で混合させた際、混合溶液の味の強さはMSG単独に比べ5倍、MSGと5′-GMPを10:1で混合させた場合では、19倍にもなる（表7.6）。5′-IMPや5′-GMPを添加したMSGがうま味調味料として市販されている。

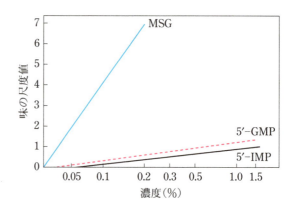

図7.9 ｜ うま味物質の濃度とうま味度の関係

[栗原堅三、渡辺明治、小野武年、林 裕造、グルタミン酸の科学―うま味から神経伝達まで、講談社（2000）、図1.4］

| 表7.6 | MSGと核酸の相乗効果 |

［国中 明, 蛋白質 核酸 酵素, **6**, 403 (1961)］

混合比(重量)	混合物のうま味度	
MSG：5′-ヌクレオチド	5′-IMP	5′-GMP
1 : 0	1	1
1 : 2	6.5	13.3
1 : 1	7.5	30.0
2 : 1	5.5	22.0
10 : 1	5.0	19.0
50 : 1	2.5	6.4
100 : 1	2.0	5.5

7.3.4 ◇ うま味の受容

うま味の受容にはグルタミン酸受容体などの複数の受容体が関与することが示唆されている[*5]。それらうま味受容体候補のうち，T1R1/T1R3が主要なうま味受容体と考えられている(図7.2)。グルタミン酸受容体はグルタミン酸に対して応答を示す一方で，核酸系うま味物質には応答しない。また，相乗的なうま味応答も示さない。一方で，T1R1/T1R3はグルタミン酸だけではなく，核酸系うま味物質に対しても応答を示す。さらに相乗的な応答が認められることから，主要なうま味受容体として機能すると考えられる。

うま味の相乗効果については，T1R1/T1R3を用いた機能解析からそのメカニズムが明らかにされている(**図7.10**)。うま味物質の結合領域は細胞外にあるT1R1のN末端領域に存在し，MSGと5′-IMPはT1R1のそれぞれ別々の領域に結合する。MSGは結合領域の奥に結合し，5′-IMPはMSGの手前に結合する。5′-IMPの共存下では，T1R1の構造が

[*5] 味細胞においてグルタミン酸受容体の一種であるtaste-mGluR4が発現し，うま味受容に関与する可能性が示唆されている。

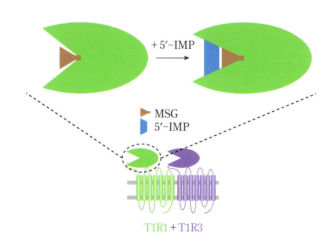

| 図7.10 | うま味の相乗効果の分子メカニズム

MSGと5′-IMPはT1R1の異なる領域に結合する。5′-IMPが存在することで，T1R1とMSGの結合がより強固になり，うま味シグナルが増強される。

［F. Zhang *et al.*, *Proc. Natl. Acad. Sci. USA*, **105**, 20930 (2008)をもとに作図］

> **Column**
>
> ## 脂質の味
>
> 　霜降り肉やマグロのトロ，アイスクリーム，バターなど脂を含む食品をヒトは好む。しかし，なぜそれらを食べたときにおいしく感じるのか，その理由はよくわかっていない。
>
> 　食品に含まれる脂質の主体は，脂肪酸とグリセロールがエステル結合したトリグリセリドである。トリグリセリドは脂溶性のため水に溶けず，ほとんど味を呈さない。一方，近年脂肪酸を受容するGPR120やCD36などが味細胞に存在することが明らかになった。食品中には脂肪酸が含まれる。また，唾液中のリパーゼの作用により，トリグリセリドから脂肪酸が産生される。したがって，この脂肪酸が脂質のおいしさのシグナルとなる可能性がある。しかし，食品中に含まれる脂肪酸やリパーゼにより産生される脂肪酸の量は少ない。
>
> 　脂を多く含む食品はやわらかい食感が特徴である。したがって，口触りや硬さなどのテクスチャーも脂のおいしさの要素の1つとなる。また，脂質はうま味や甘味を増強し，苦味を抑制する作用をもつ。したがって，脂質を含む食品では，他の味質と脂質が相互作用した結果，おいしさが増しているのかもしれない。なぜ脂質をおいしく感じるのか，今後の研究の進展を期待したい。

微妙に変化し，MSGがより強固にT1R1と結合することでシグナルが増強され，結果としてうま味が強くなる，すなわち相乗効果が生じると考えられる。

7.4 ◆ 苦　味

　苦味は本能的に警戒心をともなう味とされ，他の基本味に比べて閾値がきわめて低い。一方で，食品中の適度な苦味は，食品の独特な味を構成するのに重要な役割をもち，嗜好上重要なものとなっている。

　苦味物質の構造は多様で，構造で分類するとアルカロイド，テルペン，フラバノン配糖体，アミノ酸・ペプチド，無機塩などがある（**図7.11**）。

7.4.1 ◇ 苦味物質

A. アルカロイド

　アルカロイドは天然に存在する窒素を含む塩基性物質の総称である。その多くは生理活性を示す。食品中に含まれる主なアルカロイドとして，カフェイン，テオブロミン，ソラニンがあげられる。カフェインは茶，コーヒーなどに含まれ，アデノシン受容体に拮抗することにより，興奮作用を示す[*6]。茶には1〜4％，コーヒーには1％程度含まれる。テオブロミンはココアに含まれる興奮性アルカロイドで，カカオ豆中に1〜3％含まれる。ソラニン（構造は図12.2参照）はじゃがいもの芽に含まれるアルカロイドで，神経毒性を示す。また，キナの葉に含まれるキニーネは代表的な苦味物質で，味覚研究における苦味標準物質の1つとして用いられている。マラリアの特効薬としても知られる[*7]。

[*6] カフェインには非選択的なホスホジエステラーゼ阻害作用も知られているが，日常生活の摂取量では達成不可能であり，大量摂取により急性毒性に関わると考えられている。

[*7] キニーネの抗マラリア効果はマラリア原虫の繁殖体死滅作用によるものである。

アルカロイド

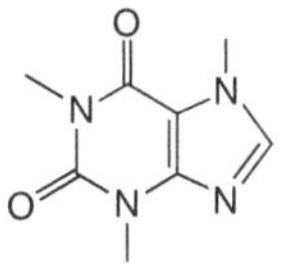

カフェイン
（コーヒー, 茶）

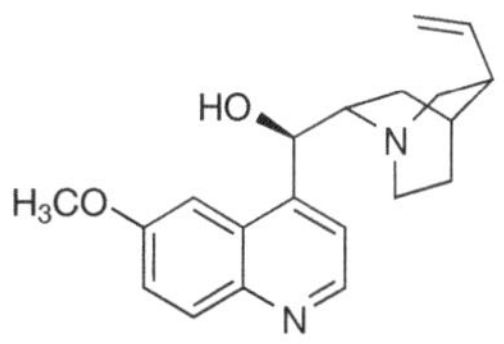

キニーネ
（キナ）

テルペン

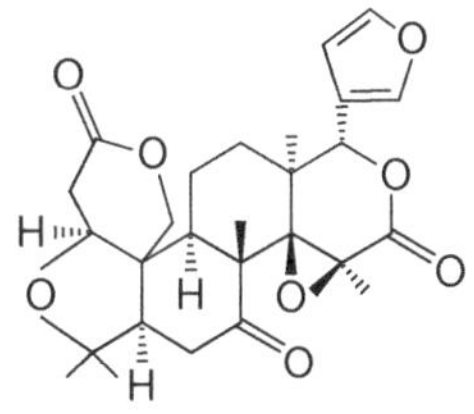

リモニン
（柑橘類）

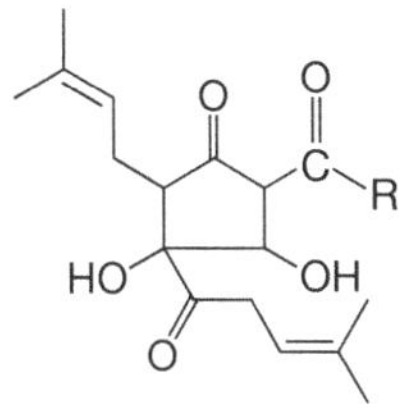

イソフムロン
（ホップ）

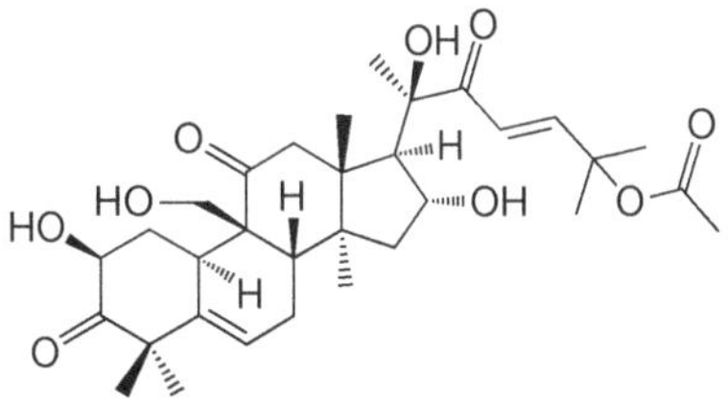

ククルビタシン A
（キュウリ）

フラバノン配糖体

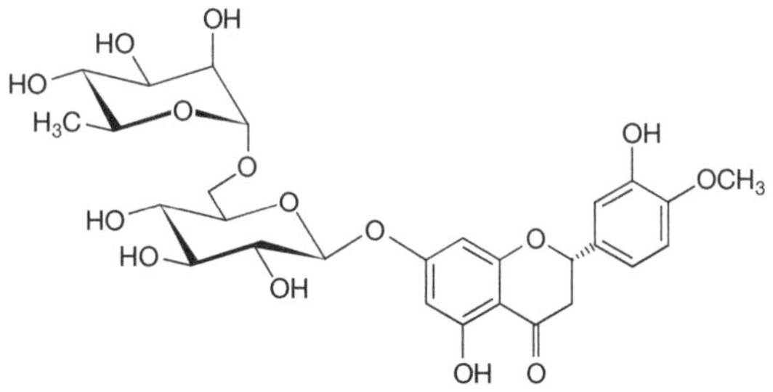

ヘスペリジン

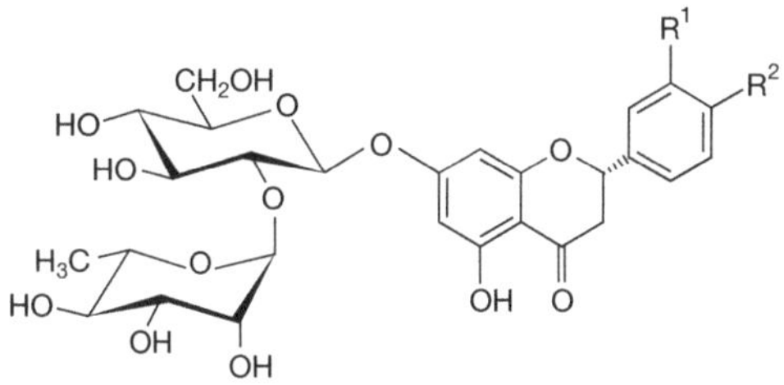

$R^1 = H, R^2 = OH$：ナリンギン
$R^1 = OH, R^2 = OCH_3$：ネオヘスペリジン
（柑橘類）

合成苦味物質

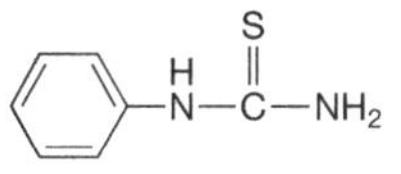

フェニルチオカルバミド

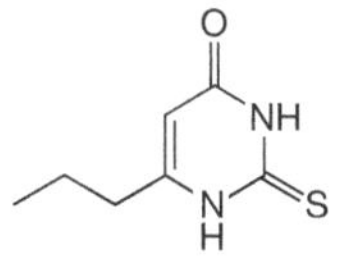

6-n-プロピルチオウラシル

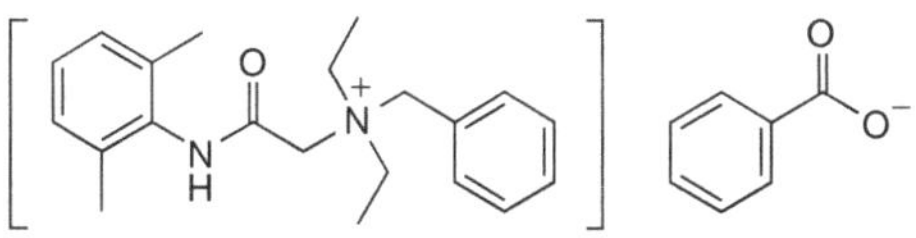

安息香酸デナトニウム

図7.11 食品中に含まれる代表的な苦味物質の化学構造

B. テルペン

テルペンはイソプレンを単位骨格とする天然化合物で，分子式$(C_5H_8)_n$をもつ炭化水素およびその誘導体の総称である。

柑橘類の苦味成分であるリモニンやノミリンはトリテルペン誘導体（6つのイソプレン（構造は図8.4参照）からなる）である。いずれもリモノイドに分類される。リモノイドは難溶性であるために果汁では苦味があまり感じられないが，加熱加工したり，長時間放置したりすると，次第に溶解し苦味が強くなる。柑橘類ではネーブルや夏ミカンに多いが，温州ミカンには少ない。キュウリや冬瓜などのウリ科の植物にはトリテルペンの一種であるククルビタシン類が含まれている。多量に摂取すると，腹痛，下痢などの食中毒様症状を示す。置換基や二重結合の位置の異なる多くの異性体が存在し，キュウリにはククルビタシンAやククルビタシンCが多く含まれる。

ビールの苦味成分はイソフムロンである。これはホップ中に含まれるフムロンから醸造過程で生成する。

C. フラバノン配糖体

グレープフルーツやオレンジなどの柑橘類にはフラバノンの7位のヒドロキシ基に糖が結合した配糖体が含まれている。結合している糖の種類によって呈味性が異なり，ルチノースがβ結合したヘスペリジンは無味であるのに対し，ネオヘスペリドースがβ結合したナリンギンやネオヘスペリジンは苦味を呈する。

D. アミノ酸・ペプチド

天然に存在するL-アミノ酸は，側鎖の疎水性が増すほど苦味が強くなる。疎水性の側鎖をもつロイシン，イソロイシン，フェニルアラニン，トリプトファンに加え，塩基性アミノ酸であるリシン，ヒスチジン，アルギニンは苦味を呈する（表7.4）。また，疎水性のアミノ酸を多く含むオリゴペプチドは苦味を呈する。ペプチドの苦味発現には厳密なアミノ酸配列は要求されず，一般に疎水性の強いものほど苦味が強い。

E. 無機塩

アルカリ金属の中には苦味を呈するものがある。豆腐を作るときに添加するにがりの主成分である塩化マグネシウムや硫酸マグネシウムは苦味を呈する。また，ヨウ化カリウムも苦味を示す。無機塩の陽イオンと陰イオンの直径の合計が6.5Åよりも小さい場合は塩味を呈し，直径の合計が大きくなるにつれて苦味が増すといわれている。例えば，塩化ナトリウムは5.56Å，塩化マグネシウムは8.50Åである。

F. 合成苦味物質

安息香酸デナトニウムは安息香酸イオンとデナトニウムイオンが塩を形成した化合物である。非常に強い苦味を呈し、その検知閾値は1×10^{-8} M程度である。誤飲防止の目的で殺虫剤や洗剤などに添加される。安息香酸デナトニウムはキニーネとともに味覚研究における苦味標準物質の1つとして用いられている。また、次頁のコラムで示すフェニルチオカルバミド(PTC)や6-n-プロピルチオウラシル(PROP)なども知られている。

7.4.2 ◇ 苦味の受容

苦味物質は苦味受容体T2Rにより受容される(図7.2)。T2RはGタンパク質共役型受容体であるが、T1Rに比べ短いN末端細胞外領域をもつ。ヒトでは25種類の機能的なT2Rが存在する。それぞれの受容体は苦味物質に対する特異性が少しずつ異なる。例えば、PTCはT2R38のみで受容されるが、カフェインはT2R7, 10, 14, 43, 46という5種類のT2Rにより受容される。25種類のT2Rが苦味検知に関与することで、多様な構造をもつ苦味物質が検知される。

7.5 ◆ 酸 味

酸味は酸味物質が水溶液中で解離して生成するH^+によって引き起こされる。動物は酸味を基本的には避けるが、代謝に必要な有機酸も酸味を呈することから、疲れたときのクエン酸などはおいしく感じる。

7.5.1 ◇ 酸味物質

酸味物質は果実、発酵乳、漬物などに含まれるが、酸味料として食品に添加される場合もある。酢酸(食酢)、乳酸(発酵乳、漬物)、クエン酸やリンゴ酸(果実)などの有機酸のほか、清涼飲料水に添加されるリン酸や炭酸などの無機酸がある。

7.5.2 ◇ 酸味の強度

食品中に含まれる酸味物質の特徴を表7.7に示した。種々の酸の等規

| 表7.7 | 各種酸味物質の特徴
[有吉安男, 化学と生物, **12**, 340(1974)]

	分子式	pK_a	検知閾値(M)	含有食品
塩酸	HCl	-8	9×10^{-4}	
酢酸	CH_3COOH	4.76	1.8×10^{-3}	食酢
乳酸	$CH_3CHOHCOOH$	3.86	1.6×10^{-3}	発酵乳, 漬物類
リンゴ酸	$HOOCCH_2CH(OH)COOH$	3.42	1.6×10^{-3}	ベリー類
クエン酸	$C(OH)(CH_2COOH)_2COOH$	3.06	2.3×10^{-3}	ウメ, 柑橘類

> **Column**
>
> ## 苦味感受性の個人差
>
> PTCやPROPは合成苦味化合物で，共通構造としてイソチオシアネート(–N=C=S)を有する。一部の人はこの苦味を弱く感じたり，ほとんど感じなかったりする(PTC non-tasterという)。その味覚閾値分布は二峰性を示し，PTC閾値はtaster群とnon-taster群で500倍近くの差がある(図)。PROPは硫黄臭をもたないことから，PTCの代わりに使用される。
>
> PTC感受性の原因遺伝子は同定されており，苦味受容体T2R38がPTCやPROPを受容する。感受性の有無はT2R38の一塩基多型(single nucleotide polymorphism, SNP)により生じる。T2R38を構成する333個のアミノ酸のうち，49番目がプロリン(P)かアラニン(A)，262番目がAかバリン(V)，296番目がVかイソロイシン(I)であるかで，PTCへの感受性が決定される。49，262，296番目がそれぞれPAVの場合，AVIに比べPTCへの感受性が高い。PAV/PAV型のハプロタイプ(相同染色体上の対になっている遺伝子の組み合わせ)をもつヒトはPTCに対する感受性が高い一方，AVI/AVI型はPTCに対する感受性が低い。PAV/AVI型のヒトはその中間程度である。白色人種の約30%，黄色人種の約8～15%がnon-tasterであるとされる。
>
> PROP tasterは，ブロッコリーやキャベツなどのアブラナ科の野菜やビール，コーヒーをnon-tasterよりも好まないことが報告されている。このことは，遺伝的要因が野菜類など強い苦味をもつ食品に対する嗜好性に影響することを示唆している。
>
>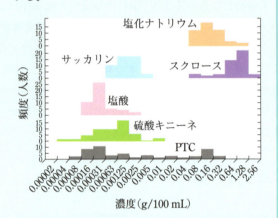
>
> | **図** | **PTCに対する閾値分布**
> PTCに対する閾値は0.16と0.00031 g/100 mL付近にピークが存在する。
> [A. F. Blakfslee and T. N. Salmon, *Proc. Natl. Acad. Sci. USA*, **21**, 84 (1935), Fig. 1 を改変]

定水溶液を比較すると，解離度の高い強酸の方が強い酸味を呈する。しかし，同じpHで比較した場合は酸の種類により酸味度が異なる。例えば，酢酸は乳酸や塩酸よりも酸味度が強い(図7.12)。したがって，酸味の強さや質は，緩衝能の有無や陰イオンの種類に影響されるといえる。

7.5.3 ◇ 酸味の受容

酸味の受容にはイオンチャネル型の受容体であるOTOP1が関与すると考えられている(図7.2)。しかし，この受容体だけで酸味応答の特性をすべて説明できないことから，別の分子の関与も考えられている。

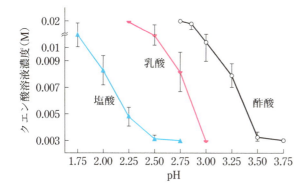

図7.12 pHにおける酸味度の比較

クエン酸溶液を基準として，酸味度を比較している。例えば，pH 2.00の塩酸とpH 3.25の酢酸は，0.008 Mクエン酸溶液の酸味度とおよそ等しいことがわかる。つまり，酢酸は塩酸に比べ，高いpHで強い酸味を呈する。

[K. Kurihara and L. M. Beidler, *Nature*, **222**, 1176 (1969), Fig. 4 を改変]

7.6 ◆ 塩　味

塩は調味料としてだけではなく，食べ物のテクスチャー，色などの嗜好要因にも大きな影響を及ぼす。また，体内においても体液の電解質バランスや浸透圧の維持，神経・筋線維の興奮などにおいて役割を果たす。

7.6.1 ◇ 塩味物質

塩味は主にNa^+により引き起こされる。食品中では塩化ナトリウム（食塩）が主要な塩味物質である。アルカリ金属とハロゲンとの塩は塩味を呈するものが多く，塩化カリウム，塩化リチウム，塩化アンモニウムなどの無機塩と，リンゴ酸ナトリウム，グルコン酸ナトリウムなどの有機塩に大別される。陽イオンだけではなく，陰イオンも味質に影響するため（例えば，塩化カリウムやリンゴ酸ナトリウムは塩味とともに苦味を呈する），純粋な塩味を呈する物質は塩化ナトリウムのみである[*8]。

*8 ナトリウムについては，6.2節も参照。

7.6.2 ◇ 塩分摂取と減塩

食品中に含まれるNaの量を**表7.8**に示した。食塩（NaCl）相当量は次の計算式でNa含量から換算できる。

$$\frac{Na(mg) \times 2.54}{1,000} = 食塩相当量(g) \tag{7.1}$$

7.6.3 ◇ 塩味の受容

塩味は低濃度では好まれる（嗜好性の塩味）が，高濃度では忌避される（忌避性の塩味）。一般に食塩濃度1%前後がこの分岐点となる。嗜好性の塩味はENaCの阻害剤であるアミロライドによって抑制されることから，ENaCによって受容されると考えられる（図7.2）。一方で，忌避性

表7.8 食品中に含まれるNa量
[文部科学省，食品成分データベース]

食品名	Na含量 (mg/100 g)
しょうゆ(うすくち)	6300
しょうゆ(こいくち)	5700
だし入り味噌	5600
食パン	500
うどん	120
中華めん	70
米	5
ビーフジャーキー	1900
ボンレスハム	1100
塩辛	7800
アンチョビ	5200
チーズ(パルメザン)	1500
しょうゆせんべい	770
プレッツェル	750

の塩味はアミロライドによって抑制されないことから，別の機構で受容されていると考えられている。しかし，この忌避性の塩味受容にかかわる受容体はわかっていない。

7.7 ◆ 辛味，渋み，えぐ味

辛味，渋味，えぐ味は補助味として分類される。いずれも食品の味を形成するうえで重要な意味をもつ。

7.7.1 ◇ 辛　味

辛味は痛覚と同様な機構を介して生じる感覚と考えられている。辛味物質は単に辛味という食味上の役割だけではなく，食欲増進，唾液分泌，消化促進や体熱産生などの生理機能も有する。食品中で辛味物質はトウガラシ，コショウ，山椒のほかに，ニンニクなどのヒガンバナ科ネギ属やわさびなどのアブラナ科の香味野菜や香辛料に多く含まれている。

辛味物質はその化学構造と物理的性状から，硫黄原子を含む揮発性のものと，硫黄原子を含まない不揮発性のものとに大別することができる。前者にはスルフィド類とイソチオシアネート類が含まれ，後者にはアミド類とバニリルケトン類が含まれる（**図7.13**）。

A. 辛味物質

硫黄原子を含まない不揮発性の辛味物質として，カプサイシン，ピペリン，サンショオールやジンゲロールが知られる。カプサイシンはトウガラシの辛味主成分で，もっともよく知られた辛味物質である。香辛料の辛味成分としてはもっとも辛いことが知られる。辛味度の単位としてスコービル単位がある。これは被験物のエタノール抽出物を5％スクロース溶液で希釈し，辛味を感じる最低濃度を希釈倍率で表したものである。つまり，数値が大きいものほど，辛味度が高くなる。代表的な辛味物質のスコービル単位はカプサイシンが160×10^5，ピペリン1×10^5，サンショオール0.8×10^5，ジンゲロール0.8×10^5，ショウガオール1.5×10^5となり，カプサイシンの値がとびぬけて高い。カプサイシンはバニリルアミンと脂肪酸がアミド結合した構造をもち，脂肪酸の炭素鎖長や二重結合の有無によりさまざまな類縁体が存在する。脂肪酸の炭素鎖長は辛味度に影響するが，二重結合の有無は辛味に大きく影響しないことが知られる。

ピペリンはコショウの辛味主成分で，サンショオールは山椒の辛味成分である。両者はカプサイシンと同様，その構造にアミド結合をもつ。ジンゲロールはショウガの辛味成分でバニリルケトンと直鎖アルデヒドのアルドール縮合物である。アルキル鎖の炭素鎖長が異なる類縁体が存在する。ショウガオールもショウガの辛味成分として知られるが，これ

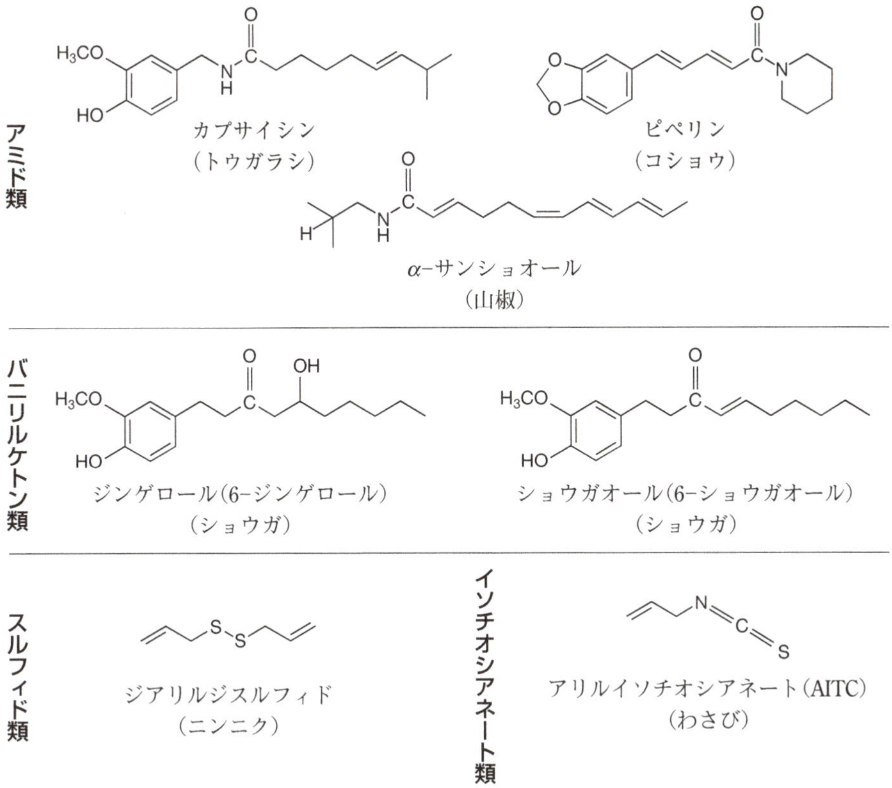

7.7 | 辛味, 渋み, えぐ味 | 125

アミド類

カプサイシン
（トウガラシ）

ピペリン
（コショウ）

α-サンショオール
（山椒）

バニリルケトン類

ジンゲロール（6-ジンゲロール）
（ショウガ）

ショウガオール（6-ショウガオール）
（ショウガ）

スルフィド類

ジアリルジスルフィド
（ニンニク）

イソチオシアネート類

アリルイソチオシアネート（AITC）
（わさび）

図7.13 食品に含まれる代表的な辛味物質の化学構造

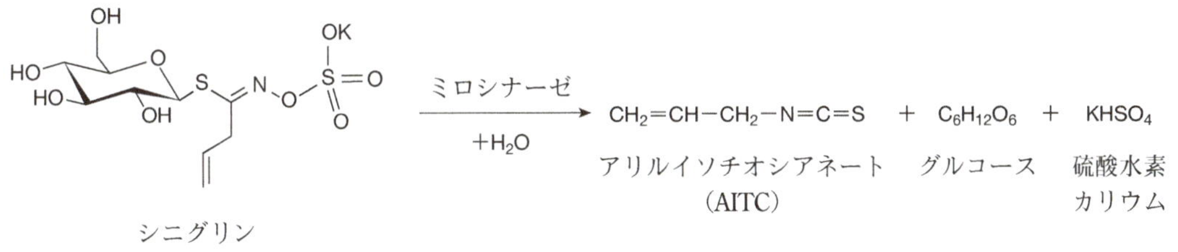

シニグリン
ミロシナーゼ
+H$_2$O
→ CH$_2$=CH-CH$_2$-N=C=S + C$_6$H$_{12}$O$_6$ + KHSO$_4$
アリルイソチオシアネート　　グルコース　　硫酸水素
（AITC）　　　　　　　　　　　　　　カリウム

図7.14 ミロシナーゼによる辛味物質の生成

わさびやからしをすりおろしたり，水と練り合わせたりすると，シニグリンは共存するミロシナーゼのはたらきでアリルイソチオシナネートに変わる。

は加熱・乾燥によりジンゲロールから生じる二次産物である。

　硫黄原子を含む揮発性の辛味物質では，ジアリルジスルフィドやアリルイソチオシアネート（AITC）が知られる。ジアリルジスルフィドはニンニクの辛味成分で，ニンニク特有の香気成分でもある[*9]。AITCはわさびやからしの辛味成分である。カプサイシンやピペリンが香辛料自体に含まれているのに対し，これらの化合物は食品中にその前駆体が含まれ，二次的に生成する。ジアリルジスルフィドは，アリインからアリイナーゼの作用により生じたアリシンの不均化反応により生じる。AITCはミロシナーゼのはたらきによりシニグリンから生じる（図7.14）。カ

*9　ニンニクの香気については，第9章も参照。

プサイシンなどのヒリヒリした辛味に比べ，揮発性の辛味物質は鼻に抜けるツーンとした辛味を呈する。

B. 辛味受容体

口腔内で辛味物質は粘膜で終止する体性感覚神経（三叉神経や舌神経）を刺激する。揮発性の物質は鼻粘膜の体性感覚神経（三叉神経）も刺激する。体性感覚とは，触覚，圧覚，温度感覚，痛覚をいう。このうち，辛味物質が刺激するのは，温度感覚と痛覚を伝える神経終末にある受容体である。

食品の辛味受容には主に2つの受容体TRPV1とTRPA1が関与する（図7.2）。トウガラシの辛味成分であるカプサイシンはTRPV1により受容される。TRPV1は，イオンチャネル型の受容体で，カプサイシン以外にも，43℃以上の熱や，組織中のH^+の刺激で開口する。組織の代謝産物であるH^+は，侵害性の刺激（痛みを生じる刺激）となる。また，43℃以上の温度刺激は痛覚にもなるので，TRPV1の本来のはたらきは温度と痛覚刺激の受容であるといえる。この受容体にカプサイシンが結合することから，辛味の本体は実は熱い・痛いという感覚である。

一方，TRPA1はわさびの辛味成分であるAITCにより活性化する。TRPA1はTRPV1と同様にイオンチャネル型の受容体で，AITCとともに17℃以下の冷刺激に反応する。温度は熱すぎても冷たすぎても痛みを惹起し，15℃以下の冷刺激は侵害性の刺激となる。したがって，わさびの辛味は冷痛感覚を惹起していると考えられる。

C. 辛味の発現と受容体活性

カプシエイトは無辛味のトウガラシ品種CH–19甘から単離されたカプサイシン類縁化合物で，バニリルアルコールと脂肪酸がエステル結合した構造をもつ（図7.15）。カプサイシンのアミド結合がエステル結合に変わっただけであるにもかかわらず，その辛味閾値はカプサイシンの1,000分の1程度と，辛味が非常に弱い（表7.9）。

カプサイシンの類縁体には体温やエネルギー消費量の上昇作用をはじめとしてさまざまな生理活性が知られている。こうした生理作用はTRPV1の活性化により生じる。したがって，TRPV1を活性化させる化

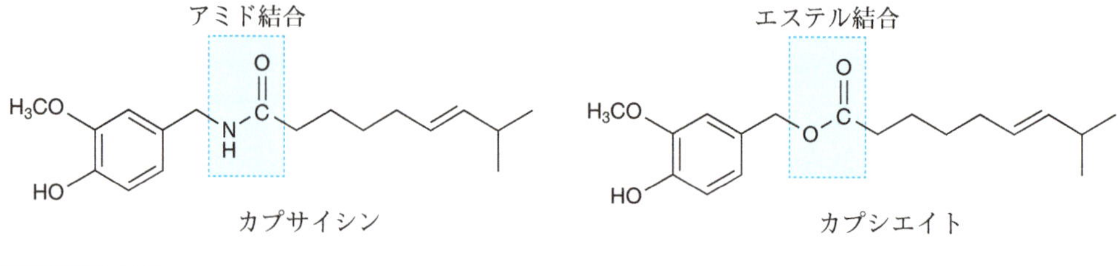

図7.15 カプサイシンとカプシエイトの化学構造

| 表7.9 | 辛味物質のTRPV1に対するEC$_{50}$と閾値の比較

[A. Morita *et al*., *Life Sci.*, **79**, 2303(2006), 小野 郁, 高橋迪雄(岩井和夫, 渡辺達夫 編), 改訂増補トウガラシ辛味の科学, 幸書房(2008), 表8.17]

	EC$_{50}$(M)	閾値(g/kg oil)
カプサイシン	8.2×10^{-8}	0.0041
カプシエイト	6.6×10^{-7}	4.6

EC$_{50}$：最大反応の50％を示す濃度。値が小さいほど低濃度で作用する。カプシエイトは水溶液中で容易に分解してしまうため, ここでは希釈溶媒として大豆油を使用している。

合物には同様の生理作用が期待される。実際, ピペリンやショウガオールなどTRPV1を活性化させる化合物にはカプサイシンと同様の生理活性が観察されている。これらはいずれも強い辛味を呈する。一方で, 低辛味のカプシエイトもTRPV1を活性化させ, カプサイシンと同様の生理活性を示す。カプサイシンは強い辛味を呈するため, 摂取量に限界がある。一方, 低辛味化合物であれば, 摂取しやすく, 生理作用に必要な量を摂取することが可能となるものと考えられている。

7.7.2 ◇ 渋 味

渋味は緑茶や紅茶, コーヒー, 未熟な果実などに含まれるタンニン[*10]に由来する味刺激である。渋味は苦味と同様に, 好ましい味とはされないが, 茶やコーヒーなどの嗜好飲料やワインなどのアルコール飲料においては, 適度な渋味が食味上大切な役割を果たしている。

*10　タンニンについては, 8.1.4項Dも参照。

A. 渋味物質

タンニンはタンパク質, 塩基性物質や金属と難溶性の複合体を生じるポリフェノールの総称であり, カテキン類やプロアントシアニジン類がよく知られる(**図7.16**)。また, 渋味はタンニン以外の物質でも感じられることがあり, 油脂が酸化分解して生じたカルボニル化合物によっても渋味が生じることが知られている。

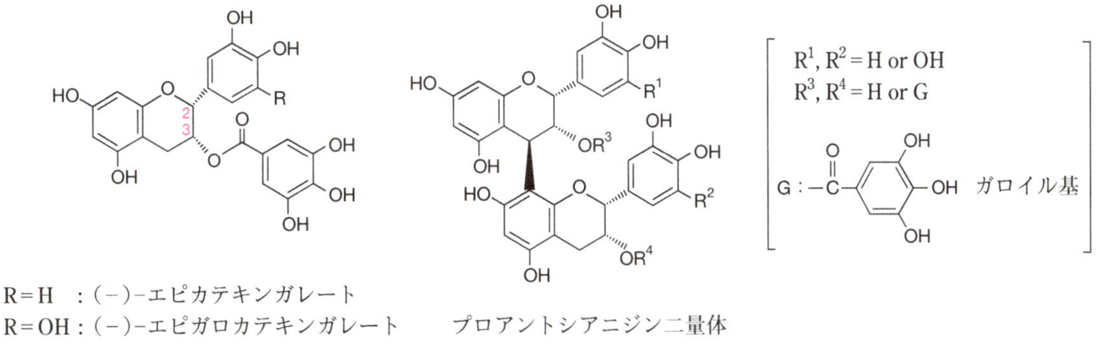

R=H　：(－)-エピカテキンガレート
R=OH：(－)-エピガロカテキンガレート

プロアントシアニジン二量体

$R^1, R^2 = $ H or OH
$R^3, R^4 = $ H or G

G：ガロイル基

| 図7.16 | 食品に含まれる代表的な渋味物質の化学構造

Column

こく

　食べ物を味わったときに，その味を表現する言葉として，「こく」がよく使われる．カレーやラーメン，シチューなど，「こく」はいろいろな食べ物に使われている．「こく」は食品のおいしさを決める要因の1つであるが，それぞれの食品で「こく」がどのような味わいを指しているのか，具体的には説明できない場合が多い．

　実際，「こく」の表現は個々人の感覚に依存するところが大きく，「こく」の明確な定義はまだなされていない．これまでの知見をまとめると，「こく」は味，香りや食感など複数の刺激で引き起こされる感覚で，食べ物の味に複雑さ，広がり，持続性を付与し，その食べ物のおいしさを増強させる要因といえる．

　こくの主体成分についてはさまざまな報告がある．一例として，γ-グルタミルペプチドが知られている．グルタチオンなどのγ-グルタミルペプチドは，うま味や塩味，甘味溶液を増強し，食品の味に厚みや広がりなどの「こく」を付与する．

　最近，グルタチオンによる「こく」の付与に，カルシウム感受性受容体CaSRが関与することが報告された．CaSRは味細胞に発現することから，味細胞レベルで他の呈味物質の応答を修飾している可能性が考えられている．今後の研究により「こく」を付与する機構が明らかにされることを期待したい．

B. 渋味の発生

　渋味物質を口に含んだときに生じる引きつった感覚を収れん感覚という．これは，渋味物質が舌や口腔粘膜のタンパク質と結合することにより生じる触覚刺激だと考えられている．そのため，渋味は基本味ではなく，補助味に分類されている．

　タンニンは水に溶けた状態では渋味を呈するが，タンニンが重合し，不溶化すると渋味を呈さない．タンニンが不溶化すると，舌や口腔粘膜のタンパク質と結合できなくなるため，渋味が発現しないと考えられる．

　果実から渋味を抜くことを脱渋（だつじゅう）という．渋柿の脱渋法として，天日干ししたり，エタノールに浸漬させたりすることが古くから行われている．これらの処置により，タンニンの不溶化が進行し，結果として渋味が抜ける．

7.7.3 ◇ えぐ味

　えぐ味は苦味と渋味が混ざったような不快な味刺激で，タケノコやワラビなどの山菜や野菜類のいわゆる灰汁（あく）の味である．えぐ味の主成分はホモゲンチジン酸（図7.17）であり，チロシンの酸化により生成する．えぐ味成分はデンプンコロイドに吸着される．タケノコのあく抜きのために米ぬかや米のとぎ汁で茹でることがあるが，これを利用した方法である．そのほか，シュウ酸やタンニン，無機塩もえぐ味に関与する．シュウ酸はホウレンソウやタケノコに，タンニンは茶やコーヒー，ワインに含まれる．

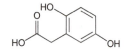

図7.17　ホモゲンチジン酸の化学構造

第8章

視覚成分

8.1 ◆ 天然色素

　私たちが食品を食べるときに目に入る「色」は重要な役割を果たしている。例えば，赤や青や黄色などの背景色が異なるシートの上に，カレーライスの皿を置いて見てほしい。同じカレーライスであるにもかかわらず，背景色が異なると受け取るイメージが変わると思う。一般に，赤や橙，黄色などの暖色系の色には食欲増進効果，青や紫などの寒色系の色には食欲減退効果があるといわれる。また，食品自身がもつ色は食欲への影響があるだけでなく，保存状態を表す指標でもある。例えば，鮮やかな色は新鮮さを表し，反対に褪せた色は保存状態が良くなかったことを推察させる。つまり，変な酸っぱい味がするなどの「味」，いつもとは異なる匂いがするなどの「香り」，異常な歯ごたえがするなどの「テクスチャー」に加えて，「色」も食品の鮮度を判別するうえで重要な役割を果たしている。このように，食品に含まれる色素成分の化学的特徴や変色のしくみを知ることは，食品を理解し，そしてそれを利用するときに役に立つ。

　本節では，食品に含まれる天然色素成分を，ポルフィリン系色素，カロテノイド系色素，フラボノイド系色素，その他の食用色素に大別して，それぞれについて解説する[*1]。

*1　天然色素は5つの基本味および辛味，渋味についてまったくの無味であるわけではない。例えば，フラボノイドの中には，苦味を呈するフラバノン類や渋味を呈するカテキン類，テアフラビン類がある。

8.1.1 ◇ ポルフィリン系色素

　4個のピロール環がメチン基を挟んで結合したテトラピロール環構造を**ポルフィン**といい（**図8.1**），ポルフィンにさまざまな置換基が結合した化合物を総称して**ポルフィリン**とよぶ。天然の食用色素として重要なポルフィリンは，環の中央にマグネシウムが配位結合したクロロフィル色素と，鉄が配位結合したヘム色素である。

A. クロロフィル色素

　クロロフィル（葉緑素）は植物組織に主に含まれる緑系の色を呈する色素であり，植物の光合成において太陽光のエネルギーをとらえるために重要な役割を果たしている。クロロフィルの基本構造は，ポルフィン，ポルフィンのD環のC17＝C18二重結合が単結合となったクロリン，

130 | 第8章 | 視覚成分

Column

ポルフィリンによる卵の鮮度判定

　鶏をはじめとする鳥類の卵殻には，ポルフィン環に4つのメチル基，2つのビニル基，2つのプロピオン酸基が結合した構造をもつプロトポルフィリンIXが含まれている。プロトポルフィリンが紫外線照射によって蛍光を発するという性質をもち，卵殻中のプロトポルフィリンIXの含量は産まれた直後がもっとも高く，その後は経時的に減少していくことを利用して，鶏卵の鮮度判定に紫外線照射が用いられている。

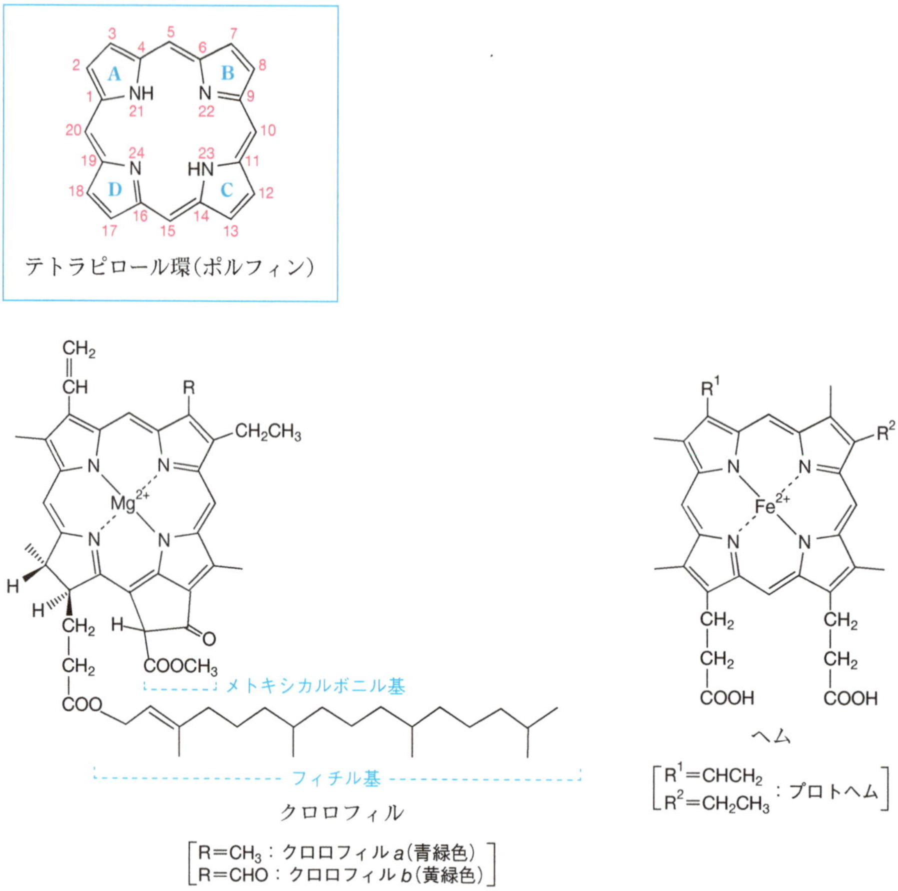

テトラピロール環（ポルフィン）

メトキシカルボニル基

フィチル基

クロロフィル

$$\left[\begin{array}{l} R=CH_3：クロロフィル\ a（青緑色）\\ R=CHO：クロロフィル\ b（黄緑色）\end{array}\right]$$

ヘム

$$\left[\begin{array}{l} R^1=CHCH_2 \\ R^2=CH_2CH_3\end{array}：プロトヘム\right]$$

| 図8.1 | ポルフィリン系色素の化学構造

B環のC17＝C18二重結合およびB環のC7＝C8二重結合がどちらも単結合となったバクテリオクロリンに大別されるが，クロリンを基本骨格とするクロロフィルaとクロロフィルbが代表的である（図8.1）。クロロフィルaとクロロフィルbは，どちらも環の中央にマグネシウムが配位結合し，フィチル基とメトキシカルボニル基を有しており，B環のC7位に結合する置換基（R）の違いによって，それぞれ青緑色および黄緑色

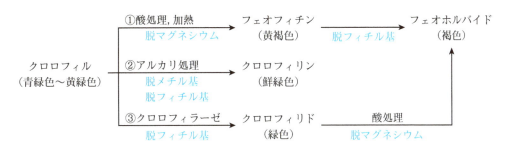

図8.2 クロロフィル色素の色の変化

を呈する。

　クロロフィルはフィチル基をもつため，脂溶性色素である。したがって，食品を水洗いしても溶出されにくい。一方，周囲の環境によって構造の一部が変化して変色する。例えば，酸性条件下では，ポルフィン環内に配位していたマグネシウムが外れ，代わりに水素原子が2つ付加した黄褐色のフェオフィチンとなり（図8.2①），さらに反応が進むと，フィチル基が脱離して褐色のフェオホルバイドとなる。この反応は加熱によって促進される。弱アルカリ性条件下では安定であるが，強アルカリ性条件下ではメトキシカルボニル基からメチル基が，そしてフィチル基が脱離してジカルボン酸となり，鮮やかな緑色を呈するクロロフィリンとなる（図8.2②）。したがって，重曹（炭酸水素ナトリウム$NaHCO_3$）などを加えてpHの低下を防いだ状態で緑色野菜を加熱すると，クロロフィルが安定なクロロフィリンに変化するために，鮮やかな緑色を保つことができる。また，脂溶性官能基であるフィチル基が脱離するために水に溶けやすくなることから，クロロフィリンは水溶性クロロフィルともよばれる。

　植物の細胞内の液胞や小胞体にはクロロフィルのフィチル基を切断するエステラーゼ（クロロフィラーゼ）が存在している。植物の細胞が壊れることで細胞内のクロロフィラーゼが葉緑体内のクロルフィルに接触すると，直ちにクロロフィルからフィチル基が脱離し，緑色のクロロフィリドとなる（図8.2③）。さらに，酸性条件下ではクロロフィリドのマグネシウムは外れ，代わりに水素が付加したフェオホルバイドになる。クロロフィルを多量に摂取した後で日光に当たると皮膚症状が生じることがあるが（光過敏症），その原因物質は光増感作用をもつフェオホルバイドであるとされている。

　クロロフィルのポルフィン環内に配位しているマグネシウムを鉄や銅に置換すると安定化する。鉄鍋を使って調理した野菜が，鮮やかな緑色を保つことができるのはこのためである。また，天然のクロロフィルの配位元素であるマグネシウムを銅に置換したものが銅クロロフィル，さらにアルカリ性条件下で加水分解して水溶性にしたものが銅クロロフィ

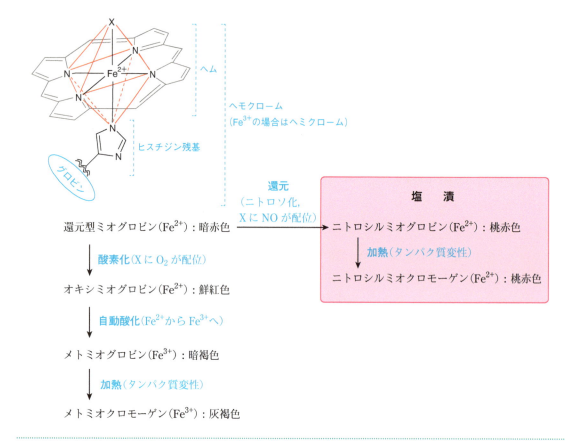

図8.3 ミオグロビンの色の変化

リンナトリウムであり，どちらも緑色の着色料として利用されている。

B. ヘム色素

ヘムは動物組織に含まれる赤系の色を呈する色素であり，ポルフィン環内に鉄が配位結合した基本構造をもち（図8.3），動物体内ではタンパク質（グロビン）とヒスチジン残基を介して結合している。代表的なヘムタンパク質は，**ヘモグロビン**と**ミオグロビン**である。ヘモグロビンは，動物の血液成分である赤血球中に存在している分子量約65,000の四量体タンパク質であり，各サブユニットに1個（合計4個）のヘムが結合した状態で，肺から全身への酸素の運搬体として機能している。一方，ミオグロビンは分子量約17,000の単量体タンパク質であり，グロビン1分子に1個のヘムが結合した状態で動物の筋組織中に存在している。ヘモグロビンと同様に酸素を可逆的に結合するが，ミオグロビンの酸素に対する親和性はヘモグロビンよりも高いため，血中のヘモグロビンから酸素を受け取り筋組織中に貯蔵する酸素の貯蔵体として機能している。生きている動物の肉の赤色はヘモグロビンによるところが大きいが，屠殺後は放血によってほとんどのヘモグロビンが失われるので，食肉の赤色はミオグロビンの含量によって決定される（表8.1）。すなわち，ミオグロ

| 表8.1 | 食肉中のミオグロビン含量と色調 |

[齋藤忠夫, 根岸晴夫, 八田一夫, 畜産利用学, 文永堂出版(2011)]

畜　種	ミオグロビン含量(%)	色　調
鶏　肉	0.10～0.15	淡赤色
豚　肉	0.05～0.15	
羊　肉	0.25	
牛　肉	0.5	↓
馬　肉	0.8	
鯨　肉	1.00～8.00	濃赤色

ビン含量が多い牛肉や馬肉，鯨肉の赤色は，少ない鶏肉や豚肉と比較して濃い色調を示す。また，加齢にともないミオグロビン含量は増加するので，若齢動物よりも老齢動物の方が肉の色調は濃くなる。さらに，活発に運動している野生動物の筋肉には，酸素の貯蔵のためにミオグロビンが多く含まれており，そのために濃い赤色を呈する。

　ミオグロビンの色調は，ポルフィン環内に配位している鉄の状態と結合しているタンパク質の状態によって変化する。ヘム中の2価鉄(Fe^{2+})は，4個のピロール環の窒素と配位結合しているが，さらに2つの配位座(第5と第6)をもつ。また，この2価鉄は自動酸化されて酸化鉄になりやすい。第5と第6配位座にルイス塩基が配位すると八面体の錯化合物となるが(図8.3の構造内の赤線)，このうち鉄が2価のものをヘモクローム，鉄が3価のものをヘミクロームという。ミオグロビンは，配位している鉄が2価の還元型であり，第5配位座にグロビンのヒスチジン残基が，第6配位座(図8.3の構造内のX)に塩素イオンや炭酸イオンなどが配位している。屠殺直後の新鮮な食肉は，還元型ミオグロビンとして暗赤色を呈するが，空気に触れている部位(切り口)では，還元型ミオグロビンに配位する鉄の第6配位座が酸素に置換され，鮮紅色を呈するオキシミオグロビンに変化する。このように，肉色が暗赤色から鮮赤色に変化することをブルーミング(blooming)という。オキシミオグロビンは比較的安定であるが，長時間空気中に放置しておくと徐々に自動酸化が起こり，鉄が2価(Fe^{2+})から3価(Fe^{3+})に酸化されることで，ヘミクロームであるメトミオグロビンに変化し，暗褐色を呈する。この変化をメト化という。生の食肉を加熱すると，肉色は灰褐色に変わる。これは，メトミオグロビンのタンパク質が変性することで，灰褐色のメトミオクロモーゲンに変化するためである。また還元型ミオグロビンが加熱される場合は，タンパク質の変性と同時に鉄の酸化が起こり，メトミオクロモーゲンが生成する。

　第6配位座への酸素の結合は，比較的不安定な結合であるため，酸素はpHの変化や酸素の需要に応じて放出されてしまい，色が変化する。一方，一酸化窒素や一酸化炭素，シアン化物やアジ化物の結合は強固で安定であり，酸素などと交換できなくなる(一酸化炭素は酸素よりも約

Column

一酸化炭素処理マグロと食品衛生法

屠殺直後の食肉の色は，時間とともに変化していく。例えば，新鮮なマグロの刺身は暗赤色だが，空気に触れることで還元型ミオグロビンが酸素化してオキシミオグロビンとなり，鮮紅色を呈する。さらに長く放置しておくと，ヘム内の鉄が2価から3価に酸化されてメトミオグロビンとなるために，暗褐色に変化する。この色の変化は，消費者がマグロの鮮度を知るための指標となる。一方，ヘム鉄の第6配位座を一酸化炭素で置換すると，鮮赤色を呈する安定なカルボキシミオグロビンとなる。したがって，新鮮な凍結マグロを解凍すると1日で変色するが，一酸化炭素で処理した凍結マグロ（「COマグロ」とよばれることがある）を解凍後に冷蔵庫で1週間放置しても鮮赤色を維持できる。これは重要な処理技術ではあるが，1週間放置しても変色しないということは，消費者の鮮度基準を狂わせ，食中毒の原因にもなりかねないことから，一酸化炭素処理は1994年に「食品衛生法」で禁止された（食品衛生法については，12.1節を参照）。なお，一酸化炭素中毒患者の顔色が綺麗な桃赤色になるのは，ヘモグロビンのヘム鉄に一酸化炭素が結合するためである。また血液の酸素運搬能が低下するために，末梢組織で酸素分圧が低下し，中毒症状（酸欠）が引き起こされる。

250倍もヘモグロビンのヘム鉄と結合しやすい）。そこで，保存中や加熱過程における色の変化を防ぐために，ハムやソーセージなどの食肉加工製品を作るときには，加熱前の食肉に食塩や発色剤（亜硝酸塩，硝酸塩）などを加えて一定期間漬け込む「塩漬」を行う。塩漬の過程で，還元型ミオグロビンはニトロソ化され，桃赤色のニトロシルミオグロビンとなる。その後，加熱するとニトロシルミオグロビンのタンパク質が変性し，ニトロシルミオクロモーゲン（桃赤色）となり安定化する。このような原理で，ハムの肉色は綺麗な桃赤色となる。塩漬の過程で亜硝酸と第二級アミンが反応し，発がん性を有する可能性が指摘されているニトロソアミンが生じるが，その生成量は通常の摂取量で人体に影響を与える量ではないため，ほとんど危険性はない。

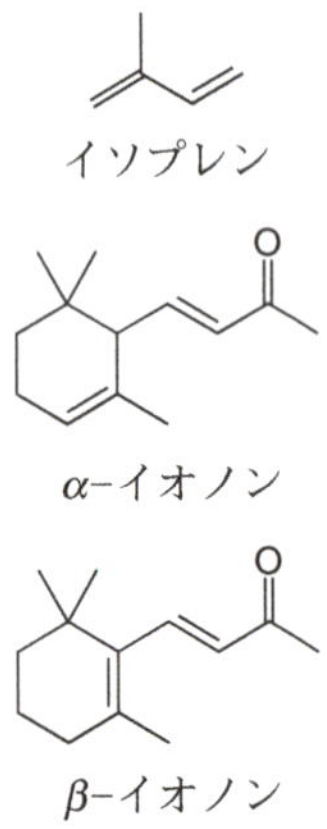

8.1.2 ◇ カロテノイド

カロテノイドは黄〜橙〜赤の色調を示す色素で，動植物に幅広く分布し，これまでに600種類以上が同定されている。カロテノイドは一般に8個のイソプレン単位（図8.4）が重合したもの（テトラテルペン，炭素数は40）が基本構造である。カロテノイド生合成の共通の前駆体であるフィトエンは無色，ζ-カロテンは淡黄色であるが，共役二重結合の数が多くなると電子遷移に必要な光のエネルギーが低くなり，吸収極大波長が長波長側へシフトすることで，カロテノイド独特の色調が現れる。また，カロテノイドの両端はイオノン環（図8.4）になっていることが多い。カロテノイドは構成する元素により分類され，炭素と水素のみからなるもの（炭化水素）を**カロテン**，ヒドロキシ基，カルボニル基，エポキシ基，メトキシ基などの酸素原子を含む官能基をもつものを**キサント**

イソプレン

α-イオノン

β-イオノン

図8.4 イソプレン，α-イオノン，β-イオノンの化学構造

フィルとよぶ。カロテノイドはすべての光合成生物の葉緑体にクロロフィルとともにタンパク質との複合体として存在している。カロテノイドは，吸収した光エネルギーをクロロフィルにわたす光捕集機能と過剰な光による傷害を防御する機能をもっている。これらの機能は，カロテノイドの電子遷移エネルギーや励起状態寿命に依存し，カロテノイドの多数の共役二重結合が重要な役割を果たしていると考えられている。

カロテノイドは葉緑体に存在するほか，ニンジンの根茎，カボチャや柑橘類の果実などに含まれる。動物にもカロテノイドは存在し，鶏卵の卵黄，バター，鮭肉，エビやカニ，魚卵などに認められるが，これらは穀物などの植物性飼料から移行したものである。高等植物の葉緑体（および一部の細菌類）は自らカロテノイドを生合成できるが，動物は生合成できないため，食物から摂取したカロテノイドを代謝して，カロテノイド類緑体やビタミンAへと変換している。

図8.5に，食品に含まれる主なカロテノイドの化学構造および色調と所在をまとめた。食品に含まれるカロテノイドの二重結合はすべてトランス型であり，β-カロテンはビタミンA（レチノール）が2分子つながったような構造をもつ。実際，β-カロテンはβ-カロテン-15,15′-モノオキシゲナーゼによって酸化的に開裂され，2分子のレチナールに変換される。レチナールは還元されてレチノールになるので，β-カロテンはプロビタミンAとしての活性があるとされている。β-カロテンは変換や吸収の効率を無視するとプロビタミンA活性当量は1（100%）であるが，栄養学的にはβ-カロテン12 µgがレチノール1 µgに相当すると定義されている。同様にα-カロテン，γ-カロテン，（β-）クリプトキサンチンもレチノールと同様の部分構造をもつことから，これらからも1分子のレチノールが生成する[*2]。

β-カロテンはもっとも多く存在するカロテノイドであり，2番目に多いのはα-カロテンである。β-カロテンやβ-アポ-8′-カロテナール[*3]は合成品が食品の着色剤として利用されている。γ-カロテンやδ-カロテンはイオノン環をもたないリコペンから環状カロテノイドが生合成される際の中間体である。これらのカロテン類は緑黄色野菜が主要な供給源である。一方，リコピンも環状カロテノイドの生合成中間体であり，トマトやスイカ，グミ，パパイアなど赤色の果物・野菜に含まれるが，イチゴやサクランボには含まれない[*4]。クリプトキサンチンはβ-カロテンに類似した構造で，片方のイオノン環にヒドロキシ基が1つ置換されており，柑橘類やカキ（柿），パプリカなどに含まれている。ルテインはα-カロテンの両方のイオノン環にヒドロキシ基がそれぞれ1つずつ置換されており，ホウレンソウなどの葉菜類や卵黄に含まれる。ゼアキサンチンはβ-カロテンの両方のイオノン環にヒドロキシ基がそれぞれ1つずつ置換されており，トウモロコシやオレンジなどに含まれるが，動物では目の網膜に含まれるカロテノイドである。ゼアキサンチンは眼球

[*2] ビタミンA（レチノール，レチナール）については，6.1.10項も参照。

[*3] β-アポ-8′-カロテナール：β-カロテンの代謝物の1つで，ホウレンソウや柑橘類に含まれるカロテノイドである。ビタミンAの前駆体の役割を果たすが，プロビタミンA活性当量はβ-カロテンの半分である。橙〜橙赤の色調を示し，食品や医薬品，化粧品の着色に用いられている。

[*4] イチゴやサクランボの赤色はペラルゴニジンなどのアントシアニン類による。

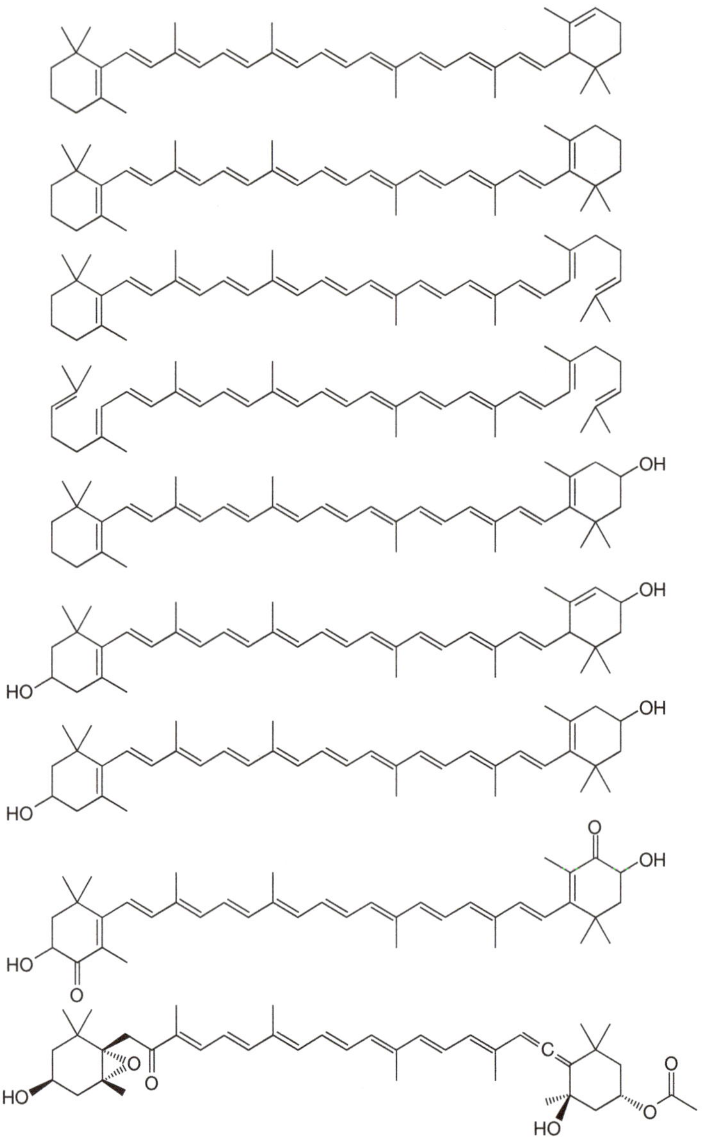

136 | 第8章 | **視覚成分**

α-カロテン：黄橙色
（ニンジン, カボチャ, オレンジ）

β-カロテン：黄橙色
（ニンジン, カボチャ, 卵黄）

γ-カロテン：黄橙色
（アンズ, カンショ）

リコピン：赤色
（トマト, スイカ）

クリプトキサンチン：黄橙色
（オレンジ, カキ）

ルテイン：黄橙色
（卵黄, オレンジ, ホウレンソウ）

ゼアキサンチン：黄橙色
（トウモロコシ, オレンジ）

アスタキサンチン：赤色
（エビ, カニ, サケ）

フコキサンチン：赤色
（わかめ, こんぶ）

図8.5 食品に含まれる主なカロテノイドの化学構造および色調と所在

の黄斑中央部における主要なカロテノイドであり，網膜周辺部位に存在するルテインとあわせ，眼において青色光の吸収剤や抗酸化剤としてはたらくと考えられている。アスタキサンチンはエビやカニ，サケやマスなどの海洋生物（動物）にみられるカロテノイドである。エビやカニの生体内に存在する場合はタンパク質と結合しており無色であるが，加熱するとタンパク質の変性によりアスタキサンチンが遊離し，さらに酸化によりアスタシン（両端のヒドロキシ基がケトン基になったもの）へと変換され，鮮やかな赤色に変化する。フコキサンチンはアレン構造やエポキシ基を有する特異なカロテノイドであるが，わかめやこんぶなどの褐藻の緑茶色の呈色に関わるだけでなく，葉緑体において光合成の補助色素

として機能している。

　カロテノイドが光合成において光捕集と光傷害の防御に寄与すること，および，これらの機能に多数の共役二重結合が重要な役割を果たしていることを前述したが，こうした機能は植物以外でもはたらいていることが知られている。カロテノイドの共役二重結合には，(1)光照射下で異性化や自動酸化されやすい，(2)活性酸素種やラジカルによって酸化されやすい，(3)リポキシゲナーゼの基質となり酸化されやすい，などの特徴がある。これらの特徴から，カロテノイドがさまざまな場面で抗酸化物質として機能することが示唆されている。例えば，β-カロテンは光照射下で酸素と反応してβ-イオノンを生成することや，一重項酸素と反応してヒドロアクチニジオライドへと分解されることが報告されており，自身が酸化されることによって他の生体物質への酸化的損傷を軽減するものと考えられている。このような化学反応による抗酸化作用だけでなく，カロテノイドは一重項酸素[*5]の励起エネルギーを受け取り，熱を放出しながら基底状態に戻ることで一重項酸素を消去することも知られている。**表8.2**に示すようにカロテノイドの中でもリコペンやアスタキサンチンは高い一重項酸素消去能をもち，α-トコフェロールの約100倍の効率であることが報告されている。このようにカロテノイドは抗酸化作用を示すことから，ヒトや動物体内でも抗酸化物質として機能し，酸化ストレスが関与する疾病の予防に貢献することが期待されており，数多くの研究が行われている。

8.1.3◇いわゆる食用色素

　食品や化粧品，医薬品を着色する目的で添加される着色料の中で，食品に用いられる添加物を食用色素とよぶ。食用色素は食品の彩りをより鮮やかにするために用いられるが，食品自体の自然に近い色を長期間にわたって維持することは困難であるため，食品の加工段階で色調を調整・維持する目的でも使用される。日本では伝統的な食習慣などから，派手な原色系のものよりも，より自然に近い色調が好まれる傾向があるとされ，そのような背景から天然の食用色素が幅広く使用されている。一方，タール系食用色素はより鮮明な色調を示し，退色もしにくいという特徴をもつが，安全性が低いのではないかという根拠のない懸念から使用が避けられる傾向にある。しかし，日本の食用色素は，食品衛生法の下，食品安全委員会が安全性を確認し[*6]，厚生労働省が成分規格や使用基準を定め，食品添加物としての利用を承認したものである。ただし，魚介類や食肉，野菜類などの生鮮食品に食用色素を使用することは禁じられている。もし，食用色素を使用すると，それらの品質や鮮度に関して消費者の判断を誤らせるおそれがあるからである。

　天然由来の食用色素には，原料の名前を冠しているものが多い。以下では，日本で使用されている主な食用色素について説明する(**図8.6**)。

表8.2 | **カロテノイドの一重項酸素消去能**

［Di Marcio *et al.*, *Am. J. Clin. Nutr.*, **53**, 194S (1991) を改変］

化合物	k_q $(10^9\,\mathrm{M^{-1}\,s^{-1}})$ *
α-カロテン	19
β-カロテン	14
γ-カロテン	25
リコピン	31
ルテイン	8
クリプトキサンチン	6
ゼアキサンチン	10
アスタキサンチン	24
α-トコフェロール	0.28

k_q：一重項酸素消去定数

*5　前述の一重項酸素によるカロテノイドの化学的分解は一重項酸素の二重結合に対する反応性の高さによるものであるが，カロテノイドは一重項酸素の励起エネルギーを受け取ることで，一重項酸素の消去(クエンチング)を促進することもできる。一重項酸素については，56頁＊12も参照。

*6　食品由来で，食品衛生法改正前に使用されていた添加物(いわゆる天然添加物)についても，現在は食品安全委員会により「食品健康影響評価」が実施されている。例えば，アカネ色素(色素成分はアントラキノン系化合物で黄～赤紫の色調)については毒性が認められたため，2004年7月5日から食品に使用できなくなっている。天然着色料は食品や植物が原料となるものが多いために安全で，合成着色料は危険であるという印象をもつ人が多いが，このように安易に判断するのは科学的ではない。フードファディズム(第1章7頁参照)の1つである。

Column

β–カロテンとフィンランドショック

　緑黄色野菜が健康増進に役に立ち，ある種の疾病，例えばがんや心臓血管疾患などの予防に寄与することを信じている人も多いと思うが，これについては古くから議論されており，その結論については「懐疑的である」あるいは「効果を証明するにはデータが不十分である」といったものが多い。同様にβ–カロテンについても，緑黄色野菜の健康維持効果を担う成分として古くから注目され，合成が可能であることや基礎研究データの支持（動物実験などでの高い疾病予防効果）などもあり，がんをはじめとした疾病の予防に関する臨床試験（臨床試験については，第11章202頁のコラムを参照）も数多く行われている。β–カロテンのがん予防効果についての最初の大規模臨床試験は，1985年から中国江南省臨県の地域住民を対象として実施された臨県スタディ（Blot et al., 1993）である。この研究では，約3万人の対象者のうちβ–カロテンを投与された人たち（投与群は投与されていない人たち（非投与群）と比べ，その後5年間の追跡調査において，全がんで13％，胃がんで21％の死亡率の低下がみられた。しかし，同じ1985年からフィンランドで行われた研究（Hennekens et al., 1996）では，フィンランドの男性喫煙者を対象にβ–カロテン（20 mg）とビタミンE（50 mg）を毎日投与したところ，中間調査においてβ–カロテン投与群の肺がん罹患率が18％上昇したため，研究は途中で中止された。この結果は世界中を驚かせ，「フィンランドショック」とよばれるようになった。続いて，2万人以上を対象として米国で行われた研究（Omenn et al., 1996）では，β–カロテンにはがんの予防効果も有害性もないという結果であったが，別に米国で行われた喫煙者・アスベスト曝露者2万人を対象とした研究では，投与群の肺がん罹患率が28％上昇したため，この研究も途中で中

止された（Lee et al., 1999）。以上のように，大規模な疫学研究において，栄養状態の悪い地域では肯定的な結果も出ているが，喫煙者においてはむしろ肺がんリスクが高まることが示唆されている。なぜこのような結果を招いたのかについては，これまでにさまざまな議論がなされてきたが，その仮説の一例を以下に示す。

（1）β–カロテンの血中濃度が栄養学的に許容される量を超えたため，かえって有害になった。

（2）喫煙ストレスがある状況ではβ–カロテンは酸化を促進する可能性がある。

（3）がん予防などの効果があるのはβ–カロテン以外の緑黄色野菜に含まれる物質である。

（4）β–カロテンが合成品であったことが影響している。

　いずれにせよ，β–カロテンがヒトにおいて発がんのリスクを下げるか否かについては旗色の悪い状況ではあるが，サプリメントなどでβ–カロテンをあえて積極的に摂取する必要性はないように思われる。

[引用文献]

・W. J. Blot et al., "Nutrition intervention trials in Linxian, China : supplementation with specific vitamin/mineral combinations, cancer incidence, and disease-specific mortality in the general population", *J. Natl. Cancer Inst.*, **85**, 1483–92(1993)

・C. H. Hennekens et al., "Lack of effect of long-term supplementation with beta carotene on the incidence of malignant neoplasms and cardiovascular disease", *N. Engl. J. Med.*, **334**, 1145–1149(1996)

・G. S. Omenn et al., "Effect of a combination of beta-carotene and vitamin A on lung cancer and cardiovascular disease", *N. Engl. J. Med.*, **334**, 1150–1155 (1996)

・I. M. Lee et al., "Beta-carotene supplementation and incidence of cancer and cardiovascular disease : the women's health study", *J. Natl. Cancer Inst.*, **91**, 2102–2106(1999)

8.1 | 天然色素 | 139

クロシン(クチナシ)

ビキシン(アナトー)

カプサンチン(パプリカ)

サフロミン A(ベニバナ)

モナスコルブリン(ベニコウジ)

カルミン酸(コチニール)

|図8.6| **天然食用色素に含まれる主要な色素化合物の化学構造**

A. クチナシ色素(黄色, 赤色, 青色, 緑色)

　アカネ科クチナシの果実を水やエタノールで抽出すると, 非環式カロテノイド配糖体のクロシンを主成分とするクチナシ黄色素が得られる。また, クチナシ果実の抽出液に酵素処理などを施すと, イリドイド[*7]が主成分のクチナシ青色素やクチナシ赤色素も得られる。クチナシ黄色素と青色素を混合した緑色の着色料も開発されている。古くから, 黄色素は金団(きんとん)などの菓子の着色に用いられてきたが, 現在でも菓子, 冷菓, めん類, 農産物加工品などに利用されている。

*7　イリドイド:植物または動物の二次代謝産物の一種で, イソプレンより生合成されるモノテルペン。アルカロイド生合成の中間体で, 酸素などを含む複素六員環とそれに隣接した五員環からなるものが多い。

B. アナトー色素(黄〜赤色)

　ベニノキ科ベニノキの種子の皮から油脂や有機溶媒で抽出したものを加水分解して得られるのがアナトー色素であり, 主成分は非環式カロテノイドのビキシンやノルビキシンである。黄〜赤の色調を示し, ハムやソーセージ, 水産加工品, チーズ, マーガリンなどに用いられている。

C. パプリカ色素(橙〜赤色)

　パプリカの果実を油脂で抽出したもので, 主成分はキサントフィルのカプサンチンであり, 橙〜赤の色調を示す。さまざまな用途に用いられるが, 例として, 米菓, キャンディ, 漬物, 味噌, シチュー, ドレッシング, タレ, チーズ, パン粉, 水産ねり製品, 農産加工品などがある。

D. ベニバナ色素（黄色, 赤色）

油糧作物でもあるベニバナ（紅花）の花弁を抽出すると, カルコン（構造は図8.7参照）誘導体のサフロミン類を主成分としたベニバナ黄色素が得られる。また, 花弁を酵素処理し, 黄色素を除去した後に得られるのがベニバナ赤色素であり, 主成分はサフロミン類の誘導体であるカルタミンである。漬物をはじめ, 清涼飲料水やグミ, キャンディ, ゼリーなどの菓子類に利用されている。

E. ベニコウジ色素（赤色）

糸状菌の一種であるベニコウジカビ（*Monascus purpureus*）は古くから中国, 台湾, 沖縄において, 紅酒や豆腐よう[8]などの発酵食品に利用されているが, その培養物を乾燥・粉砕し, アルコールなどの有機溶媒で抽出すると, 赤色色素が得られる。主成分は, モナスコルブリンやアンカフラビンなどのアザフィロン類である。抽出に酸性アルコールを用いると黄色色素も得られる。魚肉ねり製品や畜産加工品, 調味料などに利用されている。

*8 豆腐ようとは, 豆腐を使った沖縄の発酵食品で, 紅麹を使ったものがより高級とされる。

F. コチニール色素（橙〜赤紫色）[9]

カメムシ目に属する一部のカイガラムシ（アジア産のラックカイガラムシ, 南ヨーロッパのケルメスカイガラムシ, メキシコのコチニールカイガラムシなど）の雌の体を乾燥させ, 水またはエタノールで抽出すると得られる。主成分がアントラキノン誘導体のカルミン酸であることから, カルミン酸色素ともよばれており, 橙〜赤紫の色調を示す。イタリアのリキュール「カンパリ」の着色に古くから用いられてきた色素で, 現在では清涼飲料水, 酒飲料, 冷菓, 菓子, 食肉製品, かまぼこなどに利用されている。

*9 コチニール色素や類似品を使った食品・化粧品の製造に関わる人やコチニール色素を含む製品を繰り返し使用・摂取する人がアレルギーを発症する可能性が報告されているが, このアレルギー反応は色素自体によるものではなく, 原料のカイガラムシ由来のタンパク質が原因であると考えられている。また, 海外では日本で食用色素として認められていないコチニールレーキ（カルミン酸をアルミニウム塩として不溶化（レーキ化）させたもの, 別名カルミン）を含む口紅が販売されており, その繰り返しの使用が問題であるともいわれている。食品からの通常の摂取であれば問題ないはずであるが, 現在, 低アレルゲン化の試みや代替品の利用が推奨されている。

G. ウコン色素（ターメリック色素, 黄色）

ショウガ科ウコンの根茎を乾燥し, エタノールや有機溶媒で抽出して得られる。主成分はクルクミン（構造は図8.13参照）で, 黄色の色調を示す。カレー粉の色はこの色素による。さまざまな食品に使われており, たくあん, 栗の砂糖漬けやマスタードをはじめ, 食肉加工品, 農水産物加工品などに利用されている。

H. カラメル色素（褐色）

グルコースやスクロース, あるいはデンプン加水分解物や糖蜜などを加熱処理することで得られる（8.2.3項Aも参照）。製法の違いにより4種類に分類されるが, いずれも同様の褐色の色調を示す。また, カラメルには着色に加え, 香ばしい風味付けの効果もあり, 古くからウイスキー, しょうゆやソースなどに使用されてきた。そのほか, 清涼飲料水, 乳飲

料，菓子，漬物，つくだ煮などに利用されている。

I. β-カロテン系色素（黄色～橙色～赤色）

β-カロテンは前述のように合成品も食用色素として利用されているが，β-カロテンやリコペンを主成分とする天然由来色素も利用されており，黄色～橙色～赤色の着色に用いられる。さつまいも，ディナリエラ藻，ニンジン，トマトなどから抽出される。バター，マーガリンなどの油脂製品や混濁系果汁飲料に使われるほか，めん類，菓子類，健康食品などにも使用される。

J. アントシアニン系色素（赤～赤紫～青紫色，8.1.4項も参照）

さまざまな野菜や果物から抽出される着色料で，pHにより色調が変化する（構造は図8.10参照）。主な原料は赤シソの葉，赤キャベツの葉，赤ダイコンの赤紫色の根茎，紫いもの塊根，紫トウモロコシの種子，ブドウの果皮，エルダーベリーの果実などである。漬物の着色によく利用されており，紅ショウガや梅干し，さくら漬けが有名である。それ以外では，乳飲料，清涼飲料，グミ，キャンディ，ゼリー，冷菓子に使われている。

K. 銅クロロフィル，銅クロロフィリンナトリウム（緑色）

さまざまな植物材料から抽出されたクロロフィルに対して，配位子をマグネシウムから銅へ置換したものが銅クロロフィル，さらにそれに酵素処理などを施して水溶性を高めたものが銅クロロフィリンナトリウムであり，いずれも青～緑色を呈する。これらには使用基準があり，褐藻類，野菜類，果実類の貯蔵品，チューインガム，キャンディ，魚肉ねり製品，生菓子および缶詰中の寒天に使用できる（8.1.1項Aも参照）。

L. 食用タール系色素（赤色，黄色，緑色，青色）

食用赤色2号，食用赤色3号，食用赤色40号，食用赤色102号，食用赤色104号，食用赤色105号，食用赤色106号，食用黄色4号，食用黄色5号，食用緑色3号，食用青色1号および食用青色2号の12種類が指定されている。使用基準については次頁のコラムを参照のこと。

8.1.4 ◇ フラボノイド色素と関連化合物

フラボノイドは，植物の二次代謝産物でジフェニルプロパン構造（C6-C3-C6）を有するポリフェノールの総称である[10]。植物の花や果実中に広範に存在する黄色，赤色，紫色などを呈する色素成分で，天然には大部分が配糖体として存在していることから水溶性色素として分類される。フラボノイドの中には無色のものも存在するが，本項では呈色の有無にかかわらずフラボノイド全般について記述する。加えて，フラ

*10 フラボンの語源はギリシャ語で「黄色」を意味するflavusに由来する。

Column

食用タール系色素の使用が禁じられている食品

本文で述べたように，食品の色は食欲を増進したり，保存状態を示す指標となったりするが，食品そのものがもつ自然の色を長期にわたって維持することは困難である。そこで，加工段階で天然色素（天然着色料）や人工色素（合成着色料）を加えることで，色調が調整されている。ここで注意したいのは，「天然だから安心」，「合成だから危険」と安易に判断すべきではないという点である。日本では，合成着色料のうち12種類の食用タール系色素の使用が食品衛生法により認められているが，いずれの食用タール系色素についても，1日摂取許容量（生涯にわたり毎日摂取し続けても影響が出ないと考えられる1日あたりの摂取量）から食品への推奨添加量が定められており，この範囲を守っていればいずれも高い安全性が保証されている。一方，天然着色料であっても，過剰に摂取し続けると健康を害してしまう。このように，食用タール系色素には推奨添加量が定められているが，それに加えて使用できない食品が定められている。すなわち，「食品添加物等の規格基準（1959年厚生省告示第370号）第2添加物（2017年11月30日現在）」では，次の食品への使用は許可されていない。

> カステラ，きなこ，魚肉漬物，鯨肉漬物，こんぶ類，しょうゆ，食肉，食肉漬物，スポンジケーキ，鮮魚介類（鯨肉を含む），茶，海苔類，マーマレード，豆類，めん類（ワンタンを含む），野菜，わかめ類

これは，このような食品に着色料を使用すると，その品質や鮮度などに関して消費者の判断を誤らせる可能性があるからである。しかしながら，違反事例は後を絶たない。例えば，製造者Aが販売したカステラの外装に「着色料（赤3，赤102）」とあり，検査したところ，食用タール系色素が含まれていることが認められた。これは，使用してはいけない食品に使用してしまったという製造者Aの認識不足が原因であった。また，製造者Bが販売した漬物中から使用可能な着色料（黄色4号）が検出されたが，外装には無表示であったという事例も報告されている。いずれにしても，着色料として食用タール系色素を使う場合および使用されている食品を購入する場合には注意が必要である。

---

*11　フラボノイドの生合成は，酢酸・マロン酸経路とシキミ酸経路の複合経路を経る。酢酸・マロン酸経路は，アセチルCoAを出発物質とし，マロニルCoAとの脱炭酸縮合によりアセトアセチルCoAを生じる反応で，繰り返しによりポリケタイドとよばれる構造を生じる。一方シキミ酸経路は，ペントースリン酸回路から派生するシキミ酸を出発物質とした芳香族アミノ酸の生合成反応であり，フェニルプロパノイド（C6-C3構造）を産生する。

ポリケタイド

ボノイド骨格をもたないフェノール性化合物についても示す。

フラボノイドの基本骨格は**図8.7**に示すように2つのベンゼン環（A環とB環）が3つの炭素によってつながったジフェニルプロパン構造（C6-C3-C6）である。「狭義」のフラボノイドはフラボン，フラボノール，フラバノン，フラバノノール（ジヒドロフラボノール），イソフラボンに分類され，これら5種類はベンゼン環に挟まれた3つの炭素が酸素を含む環状構造（C環）をつくり，C4位にケトン基を有する。これら「狭義の」フラボノイドに対し，ケトン基をもたないカテキン（フラバン-3-オール）やアントシアニジン，C環部分が環状構造をとらないカルコンなどを含めたものを広義のフラボノイドとよぶ。植物におけるフラボノイドは，分子内に複数のヒドロキシ基を有するポリフェノールである。生合成経路に起因して，A環のC5位，C7位，B環のC4′位にヒドロキシ基をもつものが多い*11。

表8.3に，フラボノイドの主な含有食品と食品中にみられる配糖体（同定されているものの例）を示した。植物中のフラボノイドの多くは，

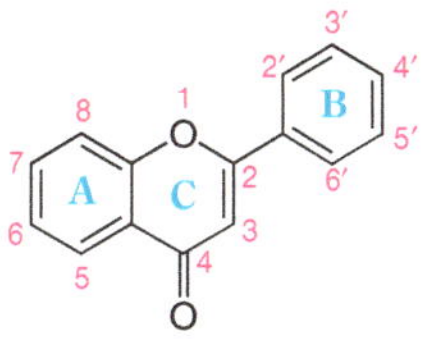

8.1 | 天然色素 | 143

フラボン：黄色 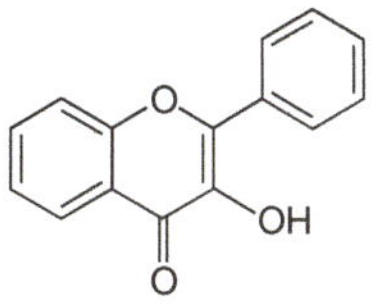　　　フラボノール：黄色 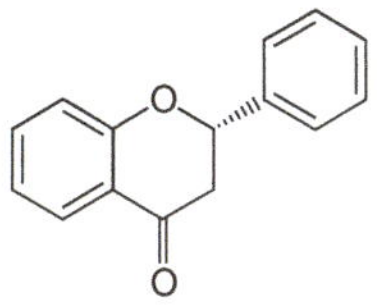　　　フラバノン：淡黄色 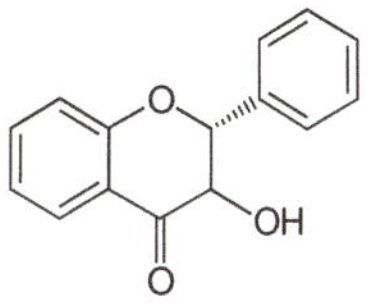　　　フラバノノール：淡黄色

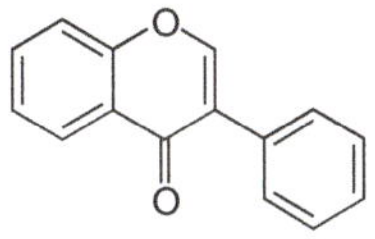

イソフラボン：淡黄色 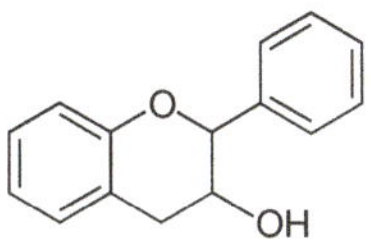　　　カテキン：ほぼ無色 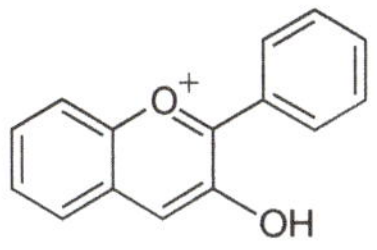　　　アントシアニジン：赤紫色 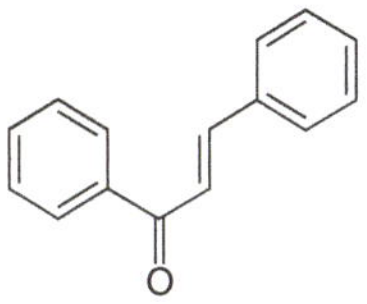　　　カルコン：黄色

図8.7 | フラボノイドの化学構造と色

アルファベットは環の番号，数字は炭素の番号である。

表8.3 | 主なフラボノイド配糖体の所在

	アグリコン（非配糖体）	豊富に含まれる植物性食品		食品中にみられる主な配糖体
フラボン	アピゲニン	パセリ，セロリなど	アピイン	apigenin-7-O-β-apiosylglucoside
	ルテオリン	セロリ，シソ，ピーマンなど	シナロシド	luteolin-7-O-β-glucoside
フラボノール	ケルセチン	たまねぎ	スピレオシド	quercetin-4′-O-β-glucoside（下図）
		ソバ	ルチン	quercetin-3-O-β-rutinoside（下図）
		ブロッコリー，ワインなど	イソケルシトリン	quercetin-3-O-β-glucoside（下図）
		リンゴなどの果物	ヒペロシド	quercetin-3-O-β-galactoside（下図）
	ケンフェロール	ブロッコリー，ハクサイ，グリーンピースなど		（同定データなし）
フラバノン	ナリンゲニン	グレープフルーツ	ナリンギン	naringenin-7-O-β-neohesperidoside（図7.11）
	ヘスペレチン	オレンジ，レモン	ヘスペリジン	hesperetin-7-O-β-rutinoside（図7.11）
イソフラボン	ゲニステイン	大豆	ゲニスチン	genistein-7-O-β-glucoside
	ダイゼイン		ダイジン	daidzein-7-O-β-glucoside

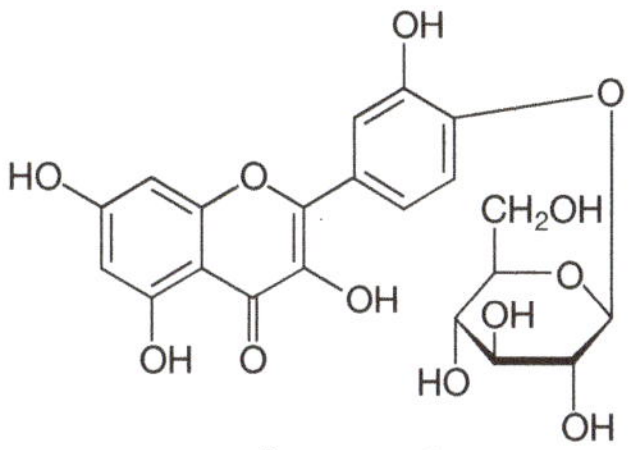

スピレオシド

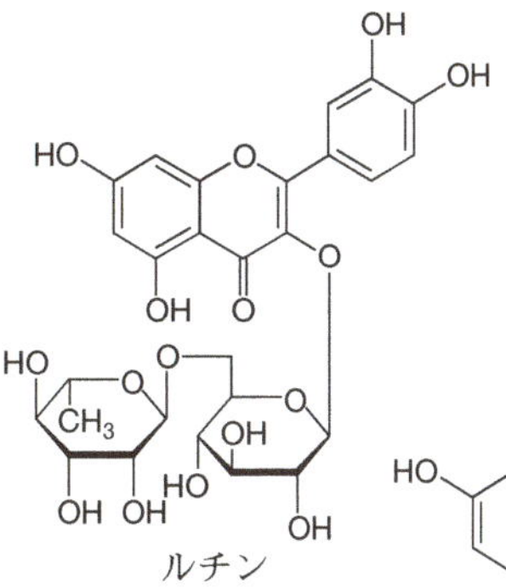

ルチン

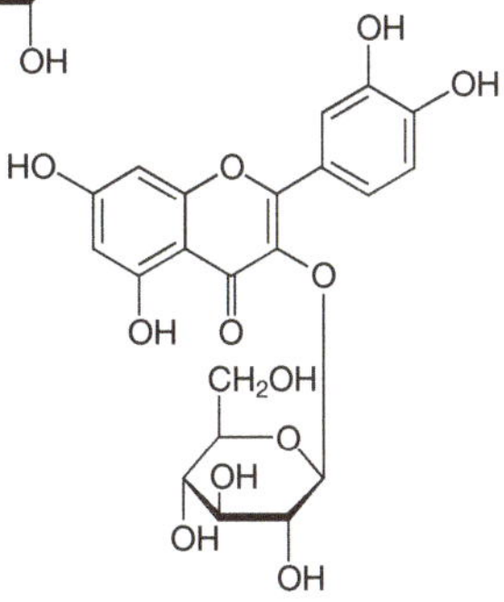

イソケルシトリン

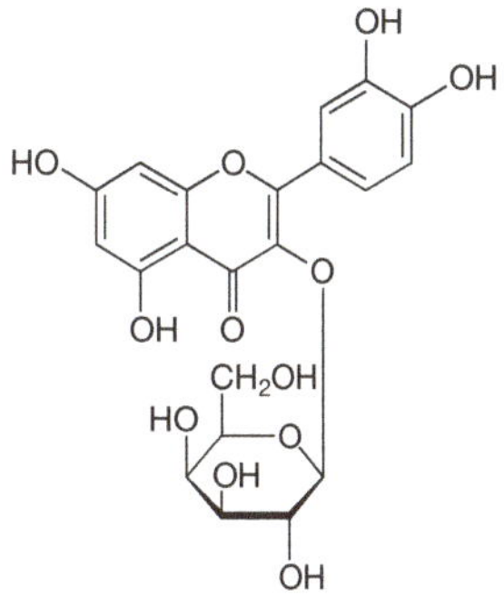

ヒペロシド

1つ以上のヒドロキシ基にさまざまな種類の糖がβ結合したO-配糖体として存在している。なかにはA環の炭素に直接糖が結合したC-配糖体や，糖の代わりに有機酸が結合したものも存在する。

A. フラボン・フラボノール

　フラボン，フラボノール類は淡黄色〜黄色を呈するフラボノイドであり，緑黄色野菜，果物，茶など多岐にわたる植物性食品に存在している。フラボンの吸収極大波長は315〜350 nm，フラボノールは350〜385 nmである。植物においてフラボノイドは，紫外線からの保護や昆虫・微生物に対する防御などに利用されるため，一般的に外皮やもっとも外側の葉などに多く含まれている。フラボン，フラボノールは，強い抗酸化性を示すものが多く，特にB環がカテコール構造であるもの（o-ジフェノール）は還元性を示しやすい。さらに，フラボノールの場合，C3位のヒドロキシ基がC4位のケトン基の共鳴状態に引きつけられて安定性を増すため，カテコール構造を有するフラボノールであるケルセチンは，非常に強い抗酸化性を示す。

　代表的なフラボンにはパセリやセロリに含まれるアピゲニンや，シソなどに含まれるルテオリンがある（**図8.8**(a)，表8.3）。フラボン配糖体の場合，主にA環のC7位のヒドロキシ基に糖が結合している。

　代表的なフラボノールには，たまねぎやそばの成分であるケルセチンや，葉菜類に多いケンフェロールなどがある（図8.8(a)，表8.3）。フラボノール配糖体の場合，A環のC7位，B環のC4′位，C環のC3位のヒドロキシ基のいずれか，あるいはこれらの複数に糖が結合した分子がみられる（表8.3の構造）。

B. フラバノン・フラバノール

　柑橘類にはフラバノンであるヘスペレチンやナリンゲニンが豊富に含まれる（**図8.8**(b)，表8.3）。フラバノンの吸収極大波長は275〜295 nmであり，非常に淡い黄色を呈するものの見た目にはほぼ無色である。食品中ではむしろ苦味成分として認識されている[*12]。フラバノン配糖体はA環のC7位のヒドロキシ基に二糖類が結合しているものが多い（構造は図7.11参照）。

　フラバノールはフラバノンのC3位にヒドロキシ基が結合したものであり，植物には広く存在しているが，食品成分としてはあまり取り上げられない。針葉樹などに含まれるタキシフォリン（ジヒドロケルセチン，図8.8(b)）はフラボノールに比べて細胞毒性が低いが薬理作用を示す分子である。カラマツ抽出物のサプリメントの成分として知られている。

C. イソフラボン

　イソフラボンはその他のフラボノイドとは異なり，B環がC3位に結

*12　苦味については，7.4.1項を参照。

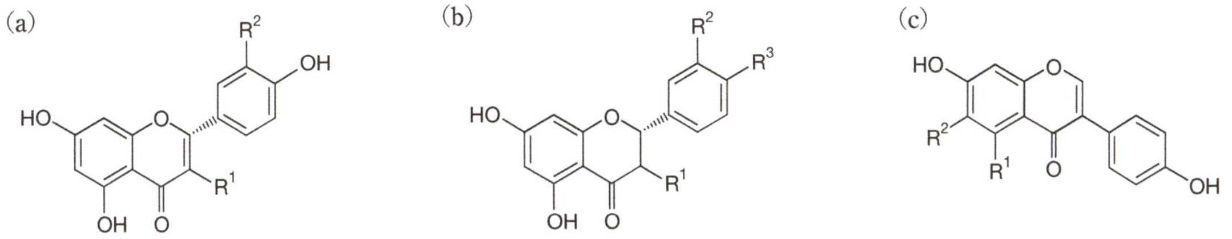

8.1 | 天然色素 | 145

(a) フラボン
$$\begin{bmatrix} R^1=H, R^2=H：アピゲニン \\ R^1=H, R^2=OH：ルテオリン \end{bmatrix}$$
フラボノール
$$\begin{bmatrix} R^1=OH, R^2=H：ケンフェロール \\ R^1=OH, R^2=OH：ケルセチン \end{bmatrix}$$

(b) フラバノン
$$\begin{bmatrix} R^1=H, R^2=H, R^3=OH：ナリンゲニン \\ R^1=H, R^2=OH, R^3=OCH^3：ヘスペレチン \end{bmatrix}$$
フラバノノール
$$\begin{bmatrix} R^1=OH, R^2=OH, R^3=OH：タキシフォリン \\ （ジヒドロケルセチン） \end{bmatrix}$$

(c) イソフラボン
$$\begin{bmatrix} R^1=H, R^2=H：ダイゼイン \\ R^1=OH, R^2=H：ゲニステイン \\ R^1=H, R^2=OCH_3：グリシテイン \end{bmatrix}$$

| 図8.8 | 狭義のフラボノイドの代表的な分子構造

合した基本骨格を有する分子群であり，ほぼ無色といえる程度の淡黄色を呈する。イソフラボンは，A環の7位とB環の4′位にヒドロキシ基をもつものが多く，その化学構造が女性ホルモンである17-β-エストラジオール（構造は図11.10参照）と立体的に類似しているため，エストロゲン受容体に弱い親和性を示し，エストロゲン様の作用を発揮する。

イソフラボンは大豆や大豆製品に豊富に含まれており，主要なものは，ゲニステイン，ダイゼイン，グリシテインである（図8.8(c)）。ダイゼインから腸内細菌の作用により産生されるエクオールは，親化合物であるダイゼインよりも強いエストロゲン様活性を示す[13]。

イソフラボン配糖体はA環の7位に糖が結合している（表8.3）。また大豆にはマロニル化あるいはアセチル化されたイソフラボンも含まれている。

[13] エストロゲンの作用については，11.2.6項を参照。

D. カテキン類

カテキンはフラバノール（フラバン-3-オール）の代表的な分子群であり，茶，果物，黒大豆，カカオ種子などに含まれているが，野菜にはほとんど存在しない。本来無色であるが，鉄と反応すると青〜青紫色を呈する。

カテキン類はC環に二重結合をもたず，C2位とC3位に結合した水素の立体配置に違いがあるため，原子の配列順は同じであっても，（−）-カテキン，（＋）-カテキン，（−）-エピカテキン，（＋）-エピカテキンの4種類が存在する（図8.9）。

茶はカテキンを豊富に含む食品であり，主要なものは（−）-エピカテキンや（−）-エピガロカテキン，これらに没食子酸（3,4,5-トリヒドロキシ安息香酸）が結合したガレート型カテキンである（−）-エピカテキンガレート（ECG）や（−）-エピガロカテキンガレート（EGCG）である（図8.9）。

一方，リンゴやベリー類，ブドウなどの果実には（＋）-カテキンと

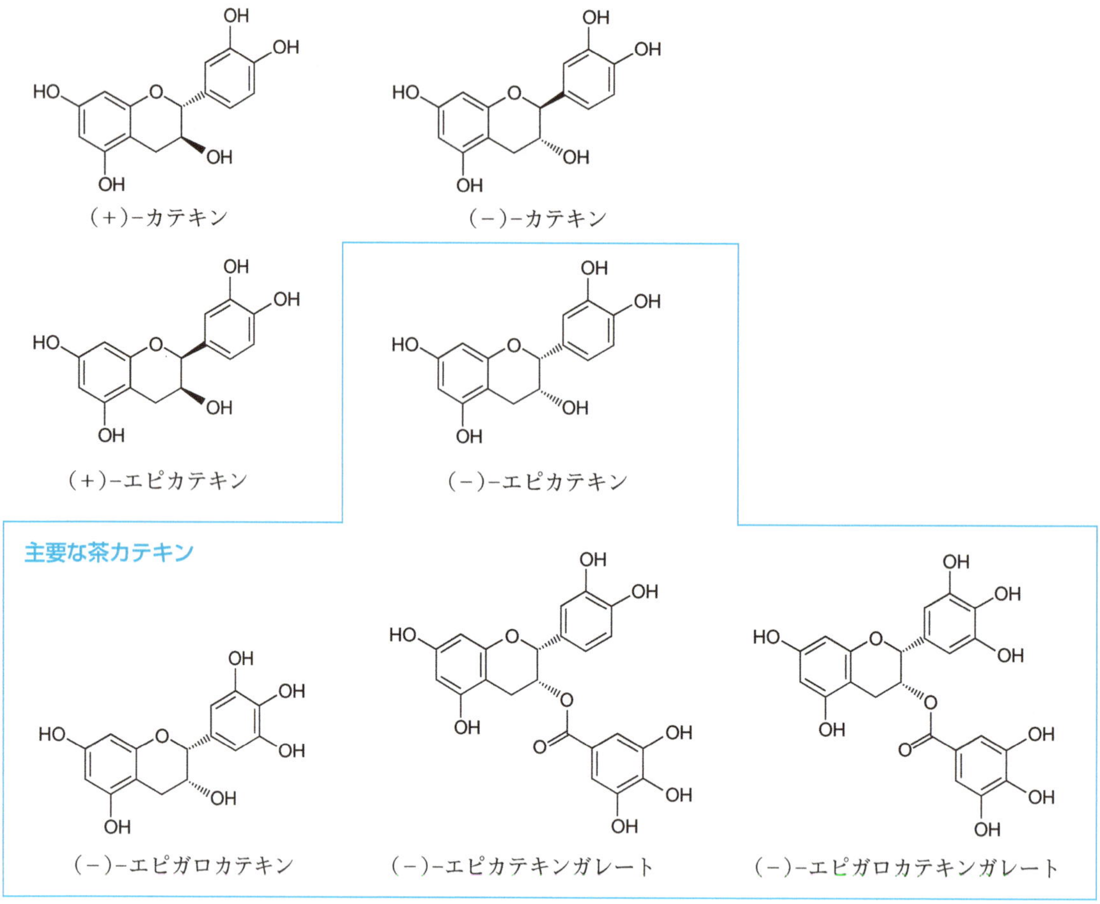

146 | 第8章 | 視覚成分

（＋）-カテキン　（−）-カテキン

（＋）-エピカテキン　（−）-エピカテキン

主要な茶カテキン

（−）-エピガロカテキン　（−）-エピカテキンガレート　（−）-エピガロカテキンガレート

図8.9 カテキンの立体異性体の化学構造と主要な茶カテキン

*14 縮合タンニン：加水分解されないフラバン-3-オールの重合体のこと。一方，没食子酸などの有機酸と糖やアルコールがエステル結合した重合体を加水分解性タンニンとよぶ。

（−）-エピカテキンが多く含まれている。ソラマメやエンドウマメなどの豆類にはガレート型カテキンが含まれる。カカオ種子はカテキン含量の非常に高い食品である。

　カテキンが縮合して重合したものは，プロアントシアニジン（縮合タンニン）*14 とよばれる。プロアントシアニジンという名称は，これらを酸性条件下で加水分解するとシアニジンやデルフィニジンなどのアントシアニジンを形成するために付けられた。プロアントシアニジンは無色である。重合の様式や重合度により，多様な構造のものが存在し，ブドウ種子，小豆や黒大豆などの豆類の種皮やリンゴなどの果実に含まれる。カカオ種子のプロアントシアニジンには配糖体が重合したものも存在する。

E. アントシアン

　アントシアンは，アグリコン（非配糖体）であるアントシアニジン，配糖体であるアントシアニンを含む色素群全体の総称である。赤〜紫〜青色を呈する代表的な水溶性色素であり，ベリー類やナスなどに含まれる。発色はアグリコンであるアントシアニジンに由来している。B環のヒド

| 8.1 | 天然色素 | 147

| 表8.4 | アントシアニンの所在

アグリコン	含まれる植物性食品		食品中にみられる配糖体
ペラルゴニジン	イチゴ	カリステフィン	pelargonidin-3-*O*-glucoside
	赤ダイコン	ラファヌシン	pelargonidin-3-*O*-diglucoside-5-*O*-glucoside
シアニジン	ブラックベリー，黒大豆	クリサンテミン	cyanidin-3-*O*-glucoside
	クロスグリ（カシス）	ケラシアニン	cyanidin-3-*O*-rutinoside
	紫シソ	シアニン	cyanidin-3,5-*O*-diglucoside
		シソニン	cyanidin-3-*O*-(6-*O*-*p*-coumaroyl)glucoside-5-*O*-glucoside
デルフィニジン	ビルベリー，小豆	ミルチリン	delphinidin-3-*O*-glucoside
	ビルベリー		delphinidin-4-*O*-galactoside
	ナス	ナスニン	delphinidin-3-*O*-rhamnosyl-(6-*O*-cinnamoyl)glucoside-5-*O*-glucoside
ペオニジン	ビルベリー，ブルーベリー		peonidin-3-*O*-glucoside
			peonidin-3-*O*-arabinoside
ペチュニジン	ビルベリー，ブルーベリー		petunidin-3-*O*-glucoside
			petunidin-3-*O*-galactoside
マルビジン	ブドウ，ビルベリー，ブルーベリー		malvidin-3-*O*-glucoside
	ビルベリー，ブルーベリー		malvisin-3-*O*-galactoside

ロキシ基の数により，ペラルゴニジン，シアニジン，デルフィニジンの3種類に分類され，また，それぞれにメチル基が結合したペオニジン，ペチュニジン，マルビジンを加えた6種類に分類されることもある（**図8.10**，**表8.4**）。B環のヒドロキシ基が増えると吸収極大波長は長波長側にシフトする。そのため，ペラルゴニジンは橙～赤色を呈するのに対し，シアニジンは鮮赤色（マゼンダ色），デルフィニジンは紫色を呈する。さらに，メチル基が付加すると赤みが増す。配糖体であるアントシアニンの場合，糖は通常C環の3位またはA環の5位に結合している。

アントシアニンの色調は，pHの影響を受けやすい（**図8.11**）。C環の酸素は正（＋）に荷電しており，一般に強い酸性溶液中では安定な赤系色のフラビリウムカチオンとして存在する一方，弱酸性から中性付近では脱プロトン化して青紫系色のキノノイダル塩基となる。アルカリ性では，キノノイダル塩基はイオン化してアニオンとなる。アントシアニンはSn^{2+}，Fe^{2+}，Cu^{2+}などの金属イオンと反応して金属錯体を形成し，その結果青みが強くなる。これを深色化反応とよぶ。金属錯体の形成により沈殿を生じることもあるため，食品加工の際には注意が必要である。

アントシアニンは野菜や果実などさまざまな食品に含まれている。表8.4には，アントシアニンの主な含有食品と食品中にみられる配糖体（同定されているもの）を示した。植物から抽出したアントシアニン色素は食品添加物として使用されている。赤キャベツ，紫トウモロコシ，エルダーベリー，シソ，ボイゼンベリーからは，シアニジン配糖体を主成

$R^1=H, R^2=H：ペラルゴニジン$
$R^1=OH, R^2=H：シアニジン$
$R^1=OH, R^2=OH：デルフィニジン$
$R^1=OCH_3, R^2=H：ペオニジン$
$R^1=OCH_3, R^2=OH：ペチュニジン$
$R^1=OCH_3, R^2=OCH_3：マルビジン$

| 図8.10 | アントシアニンの基本構造

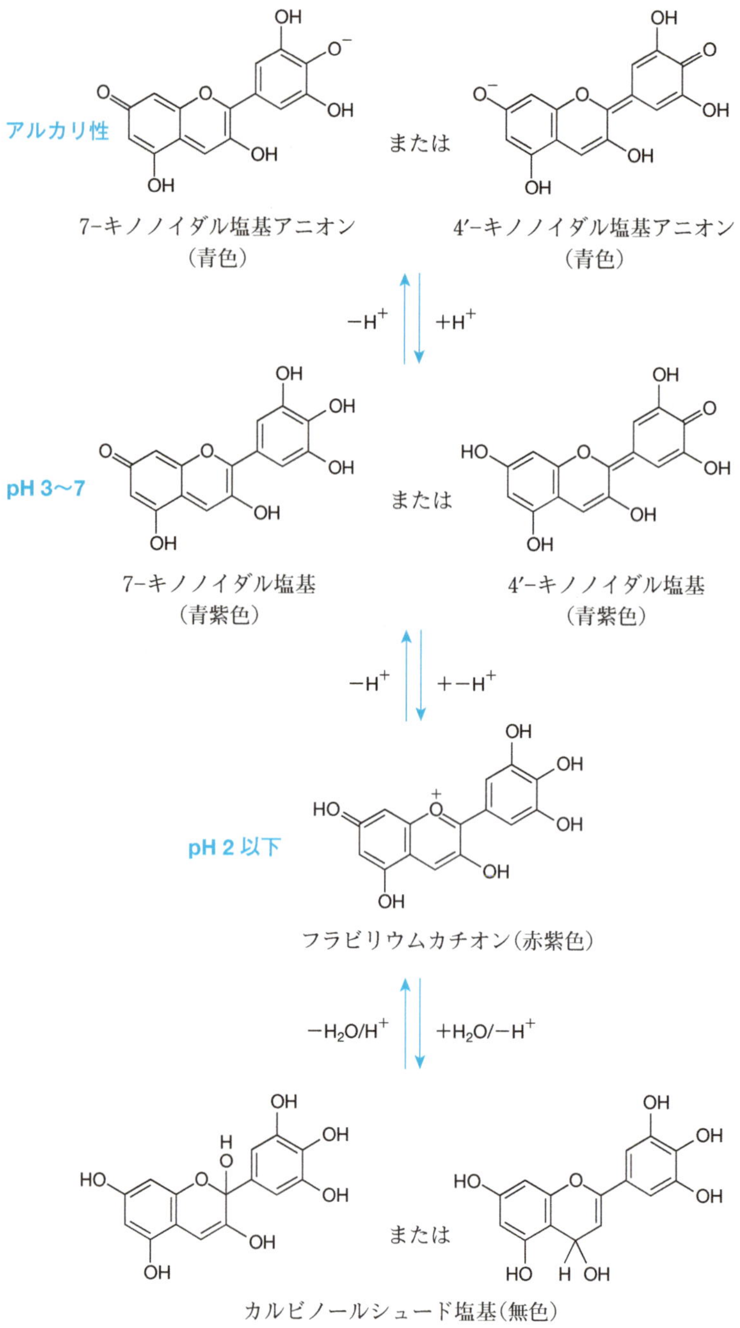

148 | 第8章 | 視覚成分

アルカリ性

7-キノノイダル塩基アニオン
（青色）

または

4′-キノノイダル塩基アニオン
（青色）

$-H^+$　$+H^+$

pH 3〜7

7-キノノイダル塩基
（青紫色）

または

4′-キノノイダル塩基
（青紫色）

$-H^+$　$+-H^+$

pH 2 以下

フラビリウムカチオン（赤紫色）

$-H_2O/H^+$　$+H_2O/-H^+$

または

カルビノールシュード塩基（無色）

図8.11 | **デルフィニジンの水溶液中でのpH変化にともなう色と構造の変化**
［斎藤規夫，"花の色とアントシアニンの化学"，蛋白質 核酸 酵素，**47**, 202（2002）］

分とする色素が製造される。ブドウからはマルビジン配糖体，赤ダイコンからはペラルゴニジン配糖体を主成分とする色素が製造される。国内で製造されるアントシアニン色素の主な原料は赤キャベツ，紫イモ，赤シソである。紫トウモロコシはペルー，ブドウやベリーは北米やヨーロッパ，赤ダイコンは中国などから原料が輸入されている（8.1.3項Jも参照）。

8.1 | 天然色素 | 149

F. カルコン・オーロン

　カルコンはフラボノイドの中でも強い黄色を呈する色素であり，黄色の花弁などに含まれている。一方，ジヒドロカルコン（**図8.12**）は無色であり，リンゴなどに存在しているフロリジン（フロレチン-2′-グルコシド）が代表的である。

　オーロン（図8.12）はC環が5員環でB環とは炭素の二重結合でつながっており，広義のフラボノイドの中でも特殊な構造をしている。カルコンと同様に黄色の花弁などに含まれている。

G. その他のフェノール性化合物

　フラボノイドの生合成経路のうち，シキミ酸経路から生じるC6-C3構造をもつ化合物をフェニルプロパノイド（**図8.13**）とよぶ。代表的なものはカフェー酸（コーヒー酸）で，その誘導体であるクロロゲン酸（カ

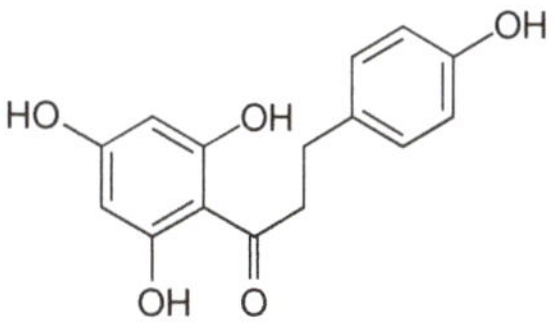

ジヒドロカルコン（フロレチン） 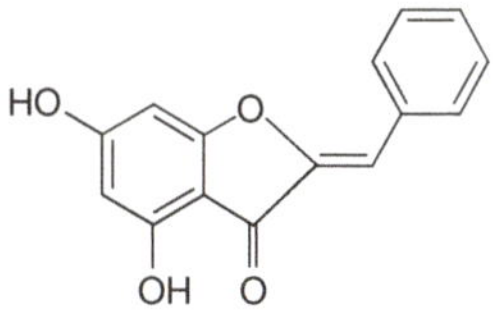　　　　　オーロン

図8.12 | **ジヒドロカルコンとオーロンの化学構造**

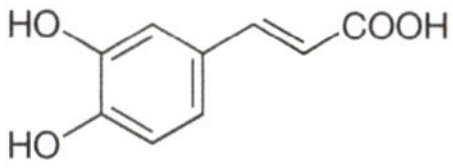

カフェー酸（コーヒー酸） 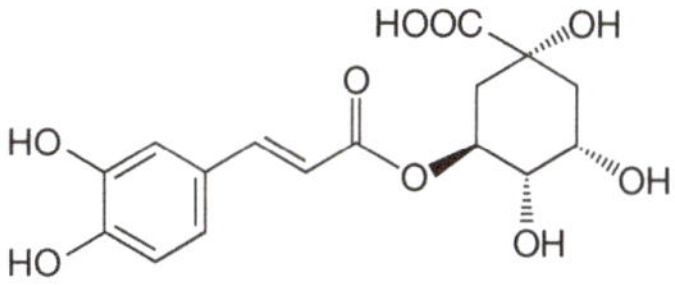　　　クロロゲン酸 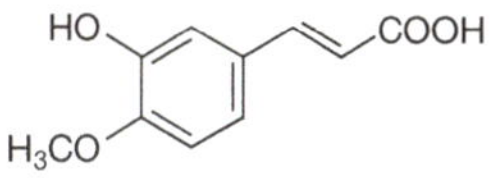　　　　フェルラ酸

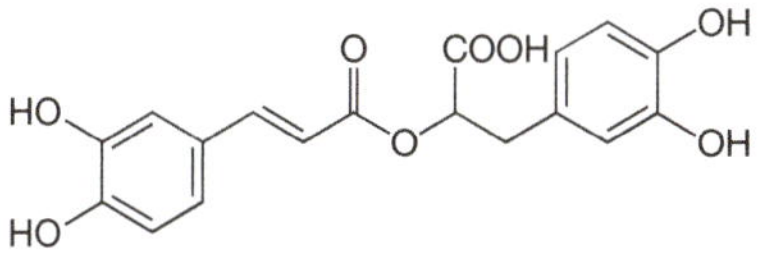

ロスマリン酸 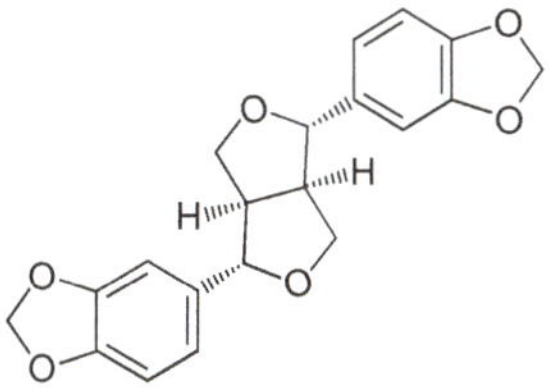　　　　　セサミン（ゴマリグナン）

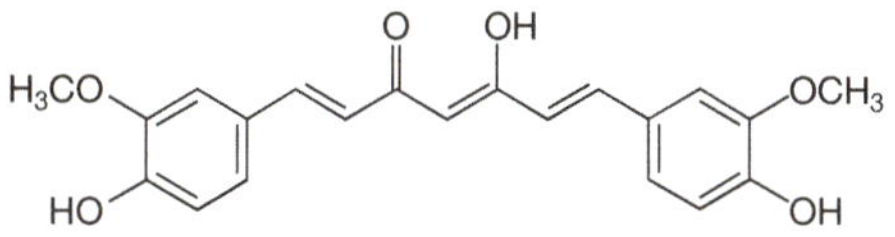

クルクミン 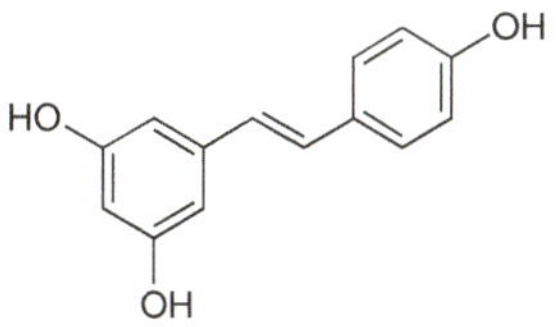　　　　レスベラトロール（スチルベン構造）

図8.13 | **フェニルプロパノイド化合物の化学構造**

Column

フラボノイド配糖体の消化と吸収

　植物中に存在するフラボノイド配糖体の多くはそのままでは吸収されることはない。O–配糖体は糖がβ結合しており，一般的な消化酵素であるα–グリコシダーゼでは加水分解されない。そのため，ほとんどの配糖体は腸内細菌が有するβ–グリコシダーゼ活性によりアグリコンへと変換されることになり，結果として吸収は大腸粘膜で起こる。ただし，腸内細菌は配糖体の加水分解だけでなく，フラボノイド骨格を開裂させたり還元したりする異化酵素も有しているため，大腸で吸収されるフラボノイド代謝物には，さまざまなフェノール酸も含まれる。一方で，一部のO–グルコース配糖体は，小腸粘膜において加水分解され，生じたアグリコンが小腸で吸収されることが報告されている。小腸粘膜には唯一のβ–グリコシダーゼ酵素である

ラクターゼ–フロリジンハイドロラーゼが消化酵素として刷子縁（小腸吸収上皮細胞の管腔側細胞膜）に局在しており，一部のフラボノイド配糖体はこの酵素により分解を受ける。また，細胞質にもβ–グリコシダーゼが存在することが知られており，細胞内へ配糖体が取り込まれた場合には，この酵素によりアグリコンへと変換される。大腸と小腸のいずれから吸収された場合にも，フラボノイドアグリコンの大部分はグルクロン酸や硫酸がヒドロキシ基に結合（この反応を抱合という）した代謝物に変換されて体内に存在することが報告されている。C–配糖体や有機酸結合体の研究例は少ないが，アグリコンと比べれば非常に低い吸収率ながらもそのままの形で体内で検出されるとの報告がある。

＊14　リグニンについては，38頁＊20を参照。

フェー酸＋キナ酸）やロスマリン酸（カフェー酸誘導体の二量体）は，それぞれコーヒーやローズヒップティーの機能性成分として注目されている。フェルラ酸は米ぬかなどに含まれ，リグニン＊14などのさまざまなフェノール化合物重合体の構成成分となっている。また，広義にはフェニルプロパノイドが2分子結合したリグナン類もフェニルプロパノイドに含まれ，代表的なものにゴマ種子に存在するセサミンなどがある。リグナン類は，腸内細菌による代謝を受けた後，エストロゲン様活性を有する分子（エンテロラクトンなど）へと変換されることが知られている。

　その他の植物性フェノール色素としてクルクミノイドがある。ターメリックとよばれるカレー粉の黄色い色素の本体はクルクミン（図8.13）であり，アキウコンに豊富に含まれる。また，発がん抑制や抗炎症作用などが期待され，研究されている。近年では，肝臓におけるアルコール代謝促進作用をもつ飲料としての利用が盛んである。

　ベンゼン環がC＝C二重結合を介してつながった構造をスチルベンとよぶ。フラボノイドより炭素が1つ少ないスチルベン構造（C6–C2–C6）をもつ植物性フェノール色素も存在し，ワインなどに含まれるレスベラトロール（図8.13）がショウジョウバエ，線虫，酵母などに対して寿命延長効果を示すことが報告されて以来，注目される成分となった。レスベラトロールは病原性細菌や害虫から植物が身を守るためのファイトアレキシン＊16として産生される物質である。

＊16　ファイトアレキシン：植物が病原菌に感染したときに生合成する防御物質の総称。

8.1.5 ◇ 酵素による褐変

A. ポリフェノールオキシダーゼと褐変

食品の加工，調理，貯蔵などの過程において，その色調が褐色に変化する現象がしばしばみられる。このような色調変化を一般に**褐変**（browning）とよび，その原因となる反応を褐変反応という。野菜や果物の切断面が時間の経過により褐色あるいは黒色に変化することがあるが，この現象は植物に含まれるポリフェノールオキシダーゼ類のはたらきにより，フェノール性化合物が酸化されて重合するために生じる。この酵素的褐変反応は，食品の色彩を悪くすることから，品質の劣化につながると考えられているが，後述するように積極的に利用する場合もある。褐変に関与するポリフェノールオキシダーゼ類にはチロシナーゼやラッカーゼ，カテコラーゼなどが知られている。

ポリフェノールオキシダーゼ類はすべて**図8.14**に示すようなカテコール（o-ジフェノール）と1分子の分子状酸素（O_2）からo-キノン（o-ベンゾキノン）と水が生成する反応を触媒する。この反応を触媒する酵素は，命名法に従うとo-ジフェノールオキシドレダクターゼ（diphenol : oxygen oxidoreductase，EC番号1.10.3.1）[17] となるが，慣用的にはカテコラーゼやカテコールオキシダーゼ[18] とよばれている。もともとカテコラーゼは後述のクレソラーゼ活性をもたない酵素として発見され，じゃがいもやタバコ，茶にその存在が認められている。一方，チロシナーゼやラッカーゼなどの銅を含むカテコラーゼはジフェノールをo-キノンへと酸化する活性だけでなく，モノフェノールをジフェノールへと酸化する活性（モノフェノールモノオキシゲナーゼ活性，クレソラーゼ活性）ももっている。例えば，チロシナーゼはL-チロシンからo-ジフェノールであるL-3,4-ジヒドロキシフェニルアラニン（L-DOPA）への酸化反応も触媒でき，さらにカテコラーゼ活性によりL-DOPAをL-DOPAキノンへと酸化する。したがってチロシナーゼは，L-チロシンからL-DOPAキノンを生成する酵素であるといえる（**図8.15**）。

チロシナーゼなどの酵素が，クレソラーゼ活性とカテコラーゼ活性をあわせもつ理由は，触媒の活性化機構にある（**図8.16**）。モノフェノー

[17] EC番号（酵素番号，Enzyme Commission numbers）：酵素を反応形式に従って整理し，4組の数で表記したもの。国際生化学分子生物学連合の酵素委員会が設定している。

[18] カテコールオキシダーゼとよばれる酵素には，カテコールを二量化し，ジベンゾ[1,4]ジオキシン-2,3-ジオンを生成する別酵素（EC番号1.10.3.14）も存在するので注意が必要である。

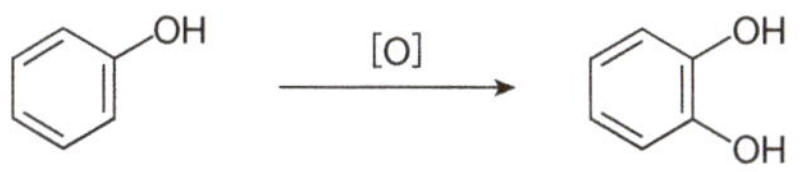

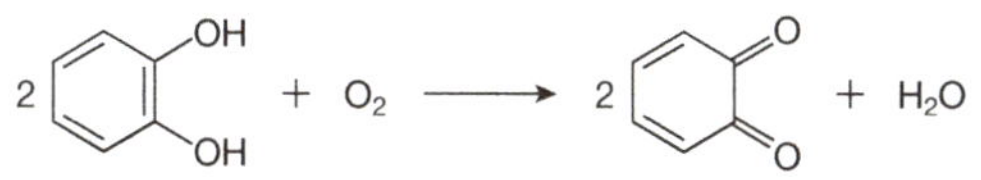

図8.14 ポリフェノールオキシダーゼの反応

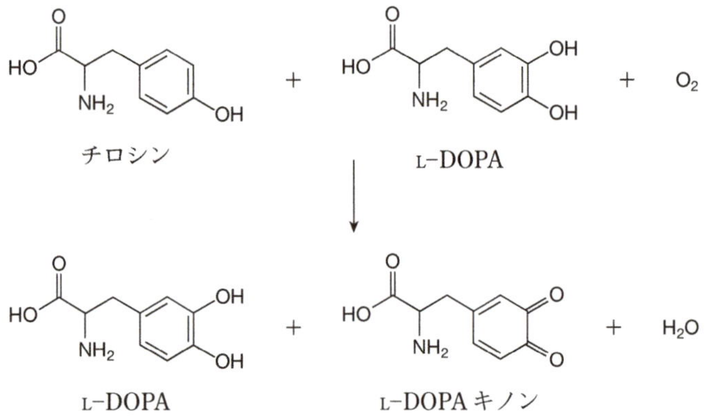

| 図8.15 | チロシナーゼによるチロシンの酸化反応

| 図8.16 | クレソラーゼによるモノフェノールの酸化機構

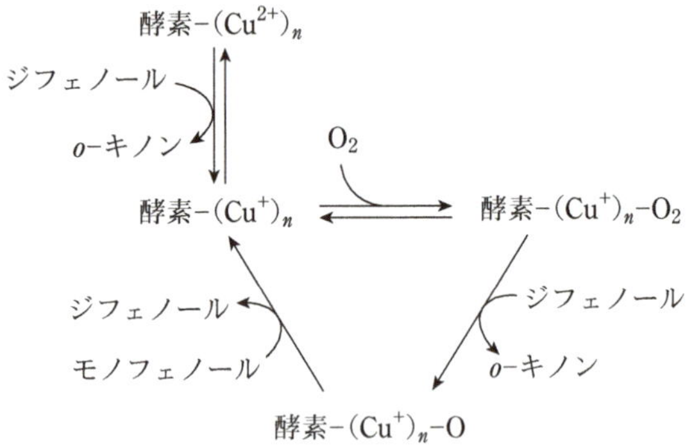

ルの酸化反応を触媒するためには，活性化状態の酵素と酸素の複合体(酵素1分子と酸素1原子との複合体；酵素-Cu^+-O)の形成が必要である。クレソラーゼが不活性化あるいは劣化した状態では活性中心の銅イオンは2価(酵素-Cu^{2+})である。少量のo-ジフェノールが存在すると，o-キノンへの酸化にともなってCuが2価(Cu^{2+})から1価(Cu^+)に還元される。さらに，このCu$^+$型酵素(酵素-Cu^+)は分子状酸素と複合体(酵素-Cu^+-O_2)を形成した後，もう1分子のo-ジフェノールの酸化により，活性型(酵素-Cu^+-O)へと変換される。この活性型酵素はモノフェノールをジフェノールへと変換し，自身は基底状態(酵素-Cu^+)へと戻る。したがって，クレソラーゼの活性化にはo-ジフェノールが必要であり，同時にo-ジフェノールのo-キノンへの酸化を促すことから，クレソラーゼはカテコラーゼ様の活性をあわせもち，この2つの活性を分離できないのである。

　動物はこのチロシナーゼと同様の酵素をもっており，この酵素は皮膚などのメラノサイト(色素細胞)においてL-チロシンからメラニンという黒色色素を合成する初期段階を担っている。植物や一部の菌類もメラ

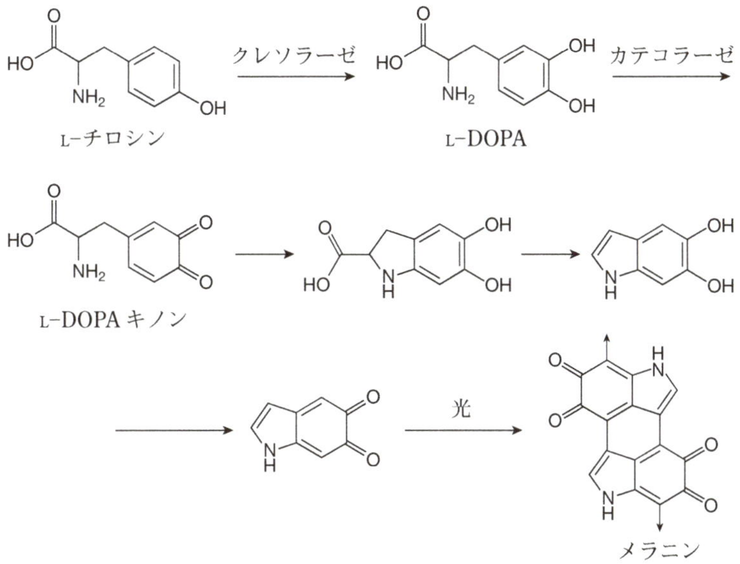

8.1 | 天然色素 | 153

図8.17 | チロシンからメラニンの生成経路

表8.5 | ポリフェノールオキシダーゼの基質となるポリフェノールと含有食品

基　質	含有食品
チロシン	じゃがいも，ビート，きのこ類など
カテキン類	茶，カカオ豆，リンゴ，モモ，ナシ，レンコンなど
プロアントシアニジン	リンゴ，ブドウ，カキ，モモ，バナナ，レンコンなど
クロロゲン酸	コーヒー豆，カカオ豆，リンゴ，モモ，じゃがいも，きのこ類，ごぼうなど
カフェー酸	カカオ豆，ブドウ，さつまいもなど

ニンを合成することが知られている（**図8.17**）。メラニンはタンパク質と強く結合して顆粒状の構造を形成しているが，メラニンは構造が不明確な多様な重合物の集合体であり，生成機構も複雑である。

　古くはチロシナーゼがモノフェノールの酸化酵素（クレソラーゼ），ラッカーゼが o-ジフェノールを o-キノンに酸化する酵素（カテコラーゼ）として分類されていたが，チロシナーゼやラッカーゼのように両方の触媒作用をもつ酵素があることや2つの活性は分離できないことから，現在では総称としてポリフェノールオキシダーゼとよばれることが多い。

B. ポリフェノールオキシダーゼの基質

　ポリフェノールオキシダーゼの基質には，モノフェノールや o-ジフェノール，ガレート（没食子酸エステル）型トリヒドロキシベンゼンなどのポリフェノール類があげられる。基質になる化合物と含有食品を**表8.5**に示した。代表的なモノフェノールとしてはアミノ酸のチロシンがあげ

られるが，カテキン類やカテキンオリゴマーなどのプロアントシアニジン類，カフェー酸やクロロゲン酸などのフェニルプロパノイドなどが主要な基質であると考えられている。基質の種類はもちろん，その含有量や酵素も食品によって異なるため，反応により生成する色素や色調は食品によって多種多様である。

ポリフェノールオキシダーゼを積極的に利用して食品の機能性を高めている代表例が紅茶である。茶葉に含まれるエピカテキンやエピガロカテキン，カテキンガレート類が基質となり，ポリフェノールオキシダーゼにより酸化・重合して，紅茶に特有の色素であるテアフラビンやテアルビジンが生成する。テアフラビンはカテキンが二量化した赤橙色を呈する色素であり（**図8.18**），テアルビジンは分子量が千から数万と幅のある構造未同定の混合物で，暗褐色を示す。紅茶の発酵は微生物によるものではなく，茶葉に含まれるポリフェノールオキシダーゼのはたらきが室温25℃，湿度95％で促進されることによる。その他の例としてはカカオ豆ポリフェノールがあり，その主要成分はエピカテキンであるが，その他にクロロゲン酸などのフェニルプロパノイドも含まれる。これらも発酵や乾燥の過程で酸化・重合し，チョコレートやココアの色調を生成するのに大きな役割を果たしている。ポリフェノールオキシダーゼは色調だけでなく，香気成分や味覚成分の生成にも寄与するものと考えられているが，詳細についてはまだ不明な点が多い。

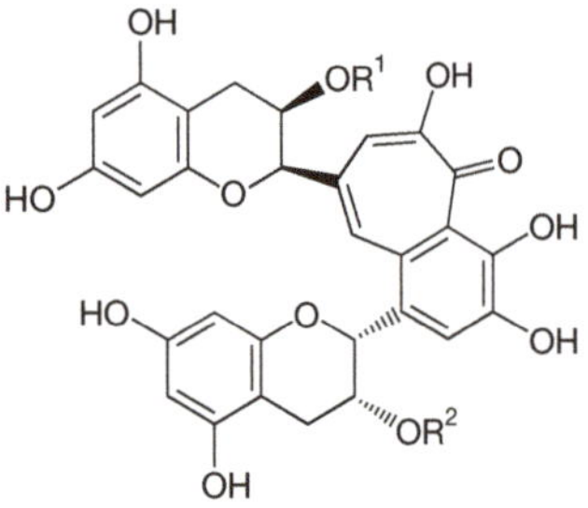

[R¹, R²＝H or ガロイル基]

図8.18 テアフラビンの化学構造

C. 褐変反応を遅延・阻害する要因

ポリフェノールでも，アントシアニン類やフラボン類はポリフェノールオキシダーゼの基質にはならないと考えられており，野菜や果物に遍在するアスコルビン酸もポリフェノールオキシダーゼでは酸化されない。しかし，ポリフェノールオキシダーゼにより酸化されて生成したo-キノンは酸化力が高いため，これらの基質となる化合物を酸化する可能性がある。見方を変えると，アントシアニン類やアスコルビン酸はo-キノンをポリフェノールオキシダーゼの基質であるカテコールに還元するため，これらの化合物は酵素的褐変反応を遅くしたり，阻害したりできる物質であるといえる。さらにアントシアニン類は酸化により脱色することから，ポリフェノールオキシダーゼの活性化はアントシアニンが担う食品の色調を劣化させる要因であるとも考えられている。チロシン以外のアミノ酸が存在すると褐変の色調が変わることも知られている。

ポリフェノールオキシダーゼによる褐変反応は，酵素に依存した酸化反応により進行するため，理論的には酵素反応の阻害と還元反応により調節できると考えられる。もっとも簡便な酵素失活法は加熱処理であるが，野菜や果物などの生鮮食品やその加工品を想定した場合には現実的ではないため，その場合は還元剤などによる処理が有用な方法となる。

ポリフェノールオキシダーゼは熱に対して比較的耐性があり，80℃では失活に10分以上，100℃でも5分程度要すると考えられている。日本において，緑茶の製造工程で行われる蒸熱（100℃の水蒸気で20秒から120秒ほど加熱する作業）は，ポリフェノールオキシダーゼの失活を目的としたブランチング作業[19]の1つである。後述する非酵素的褐変だけでなく，酵素的褐変を抑制するために用いられる阻害剤としては，亜硫酸塩が有名である。亜硫酸塩の作用機構には不明な点が多いが，(1)脱酸素剤として機能する（亜硫酸塩自身は酸化される），(2)o-キノンと反応して，その後の重合を阻害する，(3)o-キノンとアミノ酸との付加物に結合し，その後の重合を阻害する，(4)ポリフェノールオキシダーゼに作用して不活性化する，などの機構が提唱されている。そのほか，無機塩（のハロゲンイオン）もポリフェノールオキシダーゼ阻害剤として機能する。前述のアスコルビン酸は還元剤，脱酸素剤として褐変反応を阻害する。ポリフェノールオキシダーゼの至適pHは6～7であるため，アスコルビン酸やクエン酸などの有機酸によってpHを3程度に変化させることでも，酵素活性を制御できる。

*19 ブランチング作業：野菜などの食品の酵素や微生物のはたらきを止め，加工や保存中の変化を防ぐために行う加熱処理のこと。

8.2 ◆ 非酵素的褐変

8.2.1 ◇ 非酵素的褐変反応

8.1.5項では酵素による褐変（酵素的褐変）について述べたが，褐変には酵素の関与しない褐変（非酵素的褐変）もある。代表的な非酵素的褐変反応としてアミノ－カルボニル反応があげられる。このほかにも，糖質を単独で加熱した場合に褐変するカラメル化反応，脂質の酸化やアスコルビン酸の分解による褐変反応が知られる。これらの反応は褐変と同時に特有の香気をともなうことが多い。味噌やしょうゆなどのように褐変反応を利用して食品価値を向上させる食品も多い一方で，素材や調理・加工直後の色・香りを重視する食品にとって褐変は品質低下につながる要因にもなる。食品化学では褐変反応を制御することが食品の品質を保持・向上するためにきわめて重要な課題となっている。

8.2.2 ◇ アミノ－カルボニル反応

A. 食品のアミノ－カルボニル反応

貯蔵，加工および調理の過程で食品中のアミノ酸，ペプチドやタンパク質のアミノ基と還元糖のカルボニル基が反応して褐色物質であるメラノイジンが生成する反応を**アミノ－カルボニル反応**とよぶ。この反応は，1912年にフランスの化学者メイラード（Louis Camille Maillard）が初めて発見したためメイラード反応（またはマヤール反応，マイヤー反応）ともよばれる。褐変だけでなく，香りの生成およびテクスチャーの変化をもたらすため，食品の品質と嗜好性に大きな影響を与える非常に重要な反

応として古くから認識されてきた。アミノ－カルボニル反応は，幅広い食品でみられる反応であり，加熱によって短時間で進行するが，熱を加えなくても長期間の貯蔵や熟成によってゆっくりと進行する。肉類，菓子類，飲料，発酵・醸造食品などの調理・加工中に起こり，食品に特徴的な色や香味を付与する効果がある。特にコーヒーやパン，クッキー，ウイスキー，ビール，味噌，しょうゆなどの独特の色合いや風味の付与にアミノ－カルボニル反応は不可欠である。また，アミノ－カルボニル反応による褐変は食品の加熱履歴や貯蔵時間と相関することから，鮮度低下や品質劣化の指標にもなっている。

B. アミノ－カルボニル反応の化学

　食品成分のアミノ基とカルボニル基との反応が開始すると，数段階の可逆・不可逆的反応，開裂，酸化，分解など複雑な反応経路を経て，最終的にメラノイジンと総称される複数の褐色物質が生成する。反応経路，反応生成物については未解明な部分も多いが，その反応機構としてシッフ塩基の異性化，酸化開裂などを含む初期（前期），中期（中間），終期（後期）の3段階に分けて考えるHodge経路（図8.19）と，シッフ塩基の開裂をともないフリーラジカルを生成するNamiki経路（図8.21）が知られている。以下，グルコースとアミノ酸のアミノ－カルボニル反応を例に概説する。

(i) Hodge経路の初期段階（図8.19の青色部分）

　初期段階は，アミノ酸のアミノ基窒素原子による還元糖（鎖状構造）のカルボニル炭素原子への求核反応によりカルビノールアミンが生成するところから開始される。カルビノールアミンは，可逆的に脱水されて，炭素窒素二重結合をもつイミンまたはシッフ塩基（Schiff's base）とよばれる窒素配糖体が生成する。シッフ塩基のpK_aは5〜7であり，中性付近ではプロトン化されやすく，続いて2位の炭素からプロトンが脱離して1,2-エナミノールを生成し，その互変異性により比較的に安定な1-アミノ-1-デオキシケトースを与える。

(ii) Hodge経路の中期段階（図8.20の緑色部分）

　中期段階では，アマドリ転位生成物がエナミノールなどのレダクトン（ケトエンジオール基をもつもの）を経由して脱水，酸化，脱アミノ反応などにより反応性の高いさまざまなα-ジカルボニル化合物を生成する（図8.20）。レダクトンは，エンジオール基やエナミノール基などを有する還元性物質の総称であり，鉄や銅イオンなどの遷移金属イオンの存在下で酸素と反応し，活性酸素種であるスーパーオキシドアニオン（O_2^-）を産生する。なお，発生したO_2^-はアミノ－カルボニル反応を促進することが明らかにされている。アマドリ転位生成物が2,3-エノール化によ

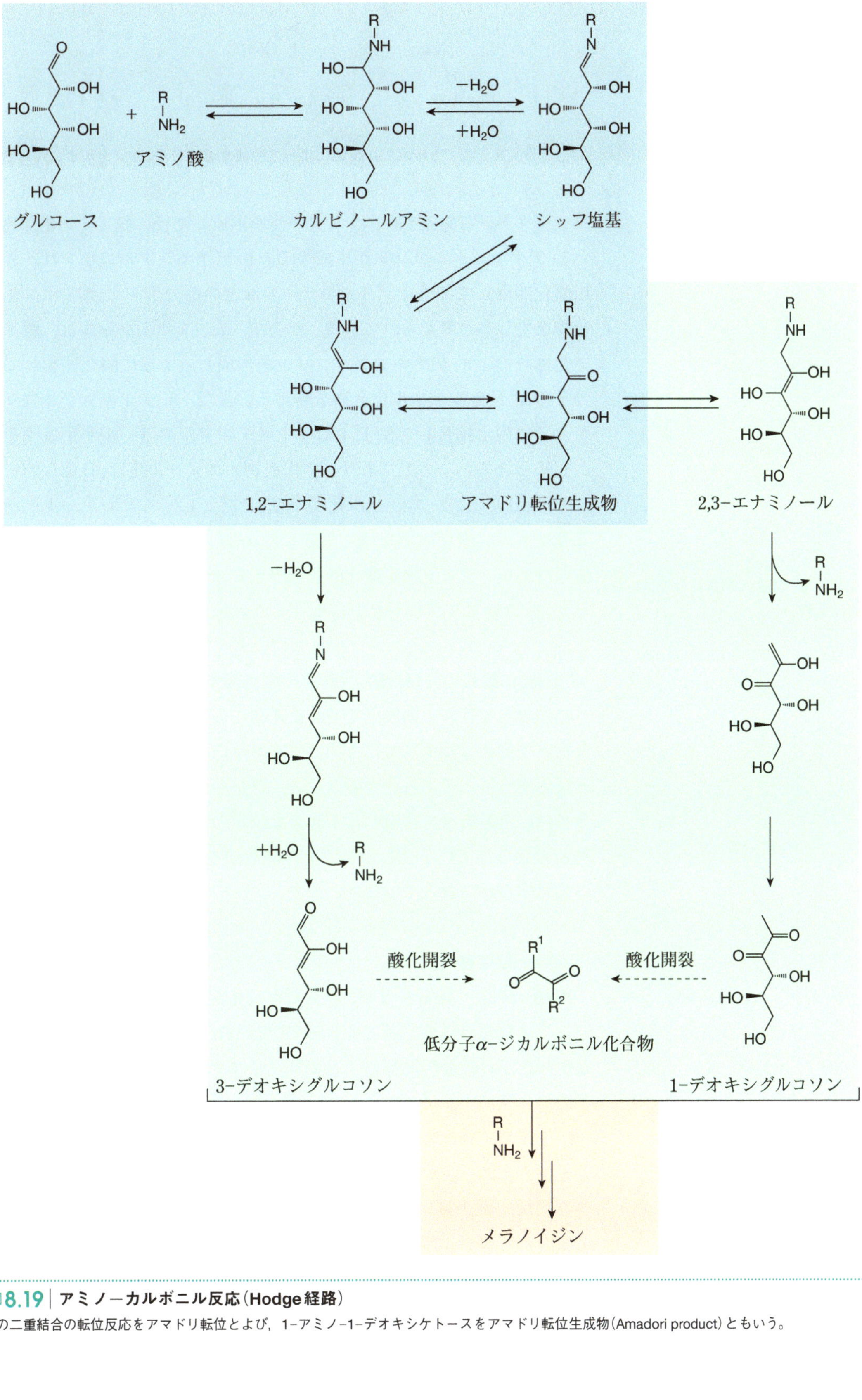

8.2 非酵素的褐変　157

グルコース　　アミノ酸　　カルビノールアミン　　シッフ塩基

−H₂O
+H₂O

1,2-エナミノール　　アマドリ転位生成物　　2,3-エナミノール

−H₂O

+H₂O

酸化開裂　　低分子α-ジカルボニル化合物　　酸化開裂

3-デオキシグルコソン　　1-デオキシグルコソン

メラノイジン

図8.19 ｜ アミノ−カルボニル反応（Hodge経路）
この二重結合の転位反応をアマドリ転位とよび，1−アミノ−1−デオキシケトースをアマドリ転位生成物（Amadori product）ともいう。

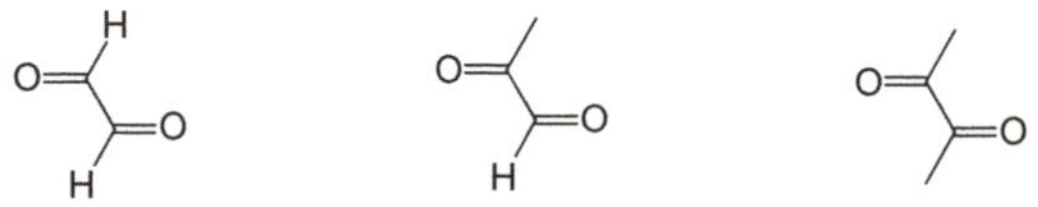

グリオキサール　　メチルグリオキサール　　ジアセチル

図8.20｜アミノ－カルボニル反応によって生成する低分子α–ジカルボニル化合物

りレダクトンである2,3–エナミノールを形成した後に脱アミノ化されると1–デオキシグルコソンが生成する。1–デオキシグルコソンは，さらに酸化開裂してメチルグリオキサールなどの低分子α–ジカルボニル化合物を生じると考えられている。一方で，1,2–エナミノールは，脱アミノ化されると3–デオキシグルコソンを形成し，さらに酸化開裂して低分子のα–ジカルボニル化合物を与える。また，3–デオキシグルコソンがさらに脱水縮合して5–ヒドロキシメチルフルフラールが生成することも知られている。アマドリ転位生成物のエノール化はpH依存的であり，高pHだと2,3–エノール化が，低pHだと1,2–エナミノール化が起こりやすい。中期段階では，生成したα–ジカルボニル化合物とアミノ酸が反応し，アミノ酸が酸化的脱炭酸を受けて炭素数が元のアミノ酸より1つ少ないアルデヒドを生じるストレッカー分解も起こる[20]。

*20　ストレッカー分解については，9.2.2項を参照。

(iii) Hodge経路の終期段階（図8.19の橙色部分）

　終期段階では，中期段階で生じた非常に反応性の高いジカルボニル化合物，不飽和カルボニル化合物，フルフラール類がさらにアミノ化合物と反応することで褐色色素のメラノイジンが生成する。メラノイジンは，分子内に窒素原子を含有する不均質な特定の構造をもたない高分子化合物と考えられている。しかし，その構造や生成機構の詳細については，いまだ明らかになっていない。

(iv) Namiki経路（図8.21）

　Hodge経路と並ぶもう1つの主要な反応経路であるNamiki経路ではシッフ塩基の形成後，逆アルドール反応（retro aldol reaction）による2位と3位のC–C結合の開裂によって低分子エナミノールが生成する。2分子の低分子エナミノールの縮合反応によってジアルキルジヒドロピラジンが生成し，酸化を経てピラジニウムラジカルを形成する。一方で，低分子エナミノールからはグリコールアルデヒドやグリオキサールなどの非常に反応性の高いα–ジカルボニル化合物が生成する反応も生じる。生成したピラジニウムラジカルとα–ジカルボニル化合物が反応し，メラノイジンの生成に関与する。

(v) タンパク質のグリケーション

　タンパク質のアミノ基とカルボニル化合物の間で起こるアミノ－カル

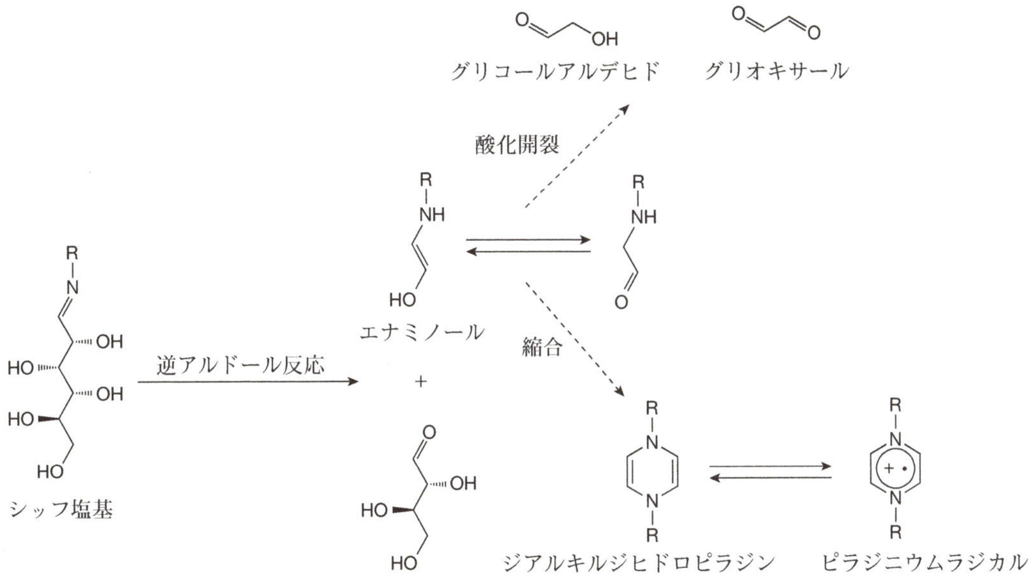

図8.21 アミノ−カルボニル反応（Namiki経路）

ボニル反応は，**グリケーション**（glycation）ともよばれる。グリケーションの後期段階では，タンパク質の側鎖，特にリシンやアルギニンの側鎖が修飾されて複雑な**終末糖化産物**（advanced glycation end products, **AGEs, 図8.22**）が形成される。AGEsは多様な構造体の総称であり，その全容はいまだ解明されていない。AGEsの中には，ペントシジンやクロスリンのようにタンパク質の分子内および分子間に架橋を形成するものもあり，タンパク質の立体構造や機能に重大な影響を与える。最近の研究によって，生体内でもタンパク質のグリケーションによってAGEsが生成し，加齢によって組織に蓄積すること，また，糖尿病などの種々の疾患の発症や進展にかかわることが明らかにされつつある。

C. アミノ−カルボニル反応の反応速度にかかわる因子

アミノ−カルボニル反応の反応速度は，アミノ化合物と還元糖の種類，反応温度，pH，水分，金属イオン，酸素，光などの諸因子によって大きく影響を受ける。以下にアミノ−カルボニル反応の反応速度にかかわる代表的な因子を概説する。

（ⅰ）アミノ化合物

第一級アミンと第二級アミンが主に反応にかかわり，第一級アミンの方が反応性が高い。また，アミノ酸では一般的に，酸性アミノ酸，中性アミノ酸，塩基性アミノ酸の順にα−アミノ基の反応性が高くなる。α−アミノ基よりも側鎖のアミノ基の方が反応しやすいため，特にリシンやアルギニンなどの塩基性アミノ酸は反応性が高い。一方で，環状ア

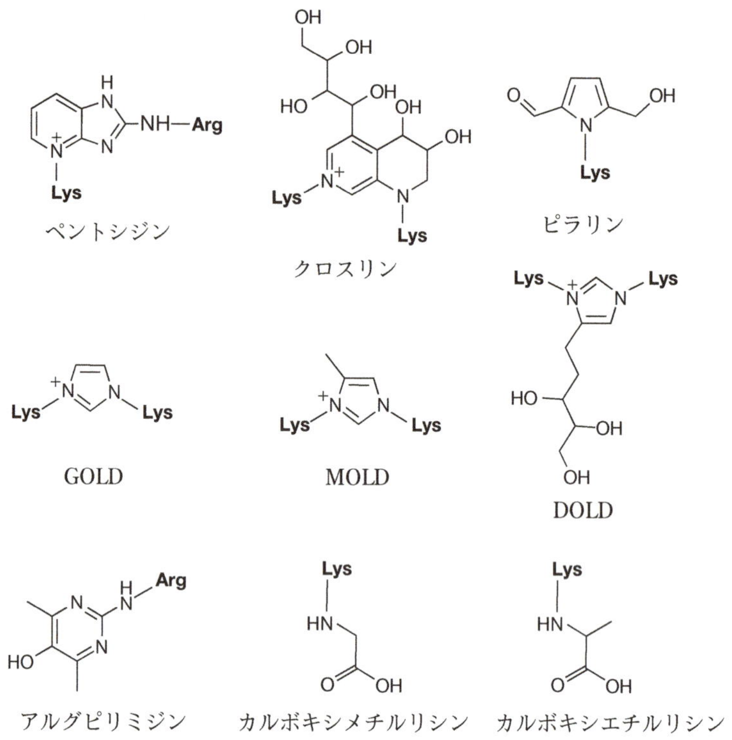

図8.22 AGEsの化学構造
Lysはリシン，Argはアルギニンを表す。

ミノ酸であるプロリンと含硫アミノ酸であるシステインは，反応性が低いことが知られている。

(ii) カルボニル化合物

食品中に含まれる還元糖にはグルコース，フルクトース，マルトース，ラクトースおよびオリゴ糖の発酵過程で生じるキシロースなどがあげられる。一般的にアルデヒドの方がケトンよりも反応性が高いため，開環型のアルドースとケトースを比較するとアルドースの方が褐変速度が速い。しかし，フルクトースの水溶液中における開環型の存在比(0.8%)はグルコースの約400倍であり，pHが低い場合にはフルクトースの方が褐変しやすい。また，ヘキソースと比較してペントースの方が褐変しやすいとされる。これも，反応速度が水溶液中における開環型のカルボニル構造の存在比に依存しているためと考えられる。例えば，グルコースの水溶液中での開環型の存在比は約0.002%であるのに対し，キシロースは約0.05%である。したがって，環状アセタールを形成しないより低分子の糖類であるエリトロースやグリセルアルデヒド，グリコールアルデヒドは非常に反応しやすい。アミノ–カルボニル反応の過程で生じるα-ジカルボニル化合物とα,β-不飽和アルデヒドも非常に反応性が高く，メラノイジンの形成に直接的に関与する。

(iii) pHの影響

アミノ–カルボニル反応は，溶液のpHによって反応機構が変わるため，褐変はpHに強く依存している。一般的に褐変反応は，pH 5以下の酸性領域では遅いが，中性からアルカリ性になるに従って速くなる。特にpH 8以上では，急激に反応が促進される。pHが高くなると非プロトン化アミノ基と還元糖の開環型の割合が増加することがその要因の1つとされる。また，中性からアルカリ性の条件下では中期段階以降でラジカルや低分子カルボニル化合物の生成が促進されて，メラノイジンの生成が促進される。

(iv) 温度の影響

褐変は，温度が高いほど進みやすく，10℃上昇すると速度は3倍以上になる。また，60℃以上になると急激に反応が促進される。室温でも反応は進行するが10℃以下では抑制される。

(v) 水分活性の影響

アミノ–カルボニル反応は，水分活性（A_w）が高い場合（0.8以上）と低い場合（0.4以下）に遅く，中間水分活性領域でもっとも速い[21]。したがって，中間水分食品の製造においてその品質に重大な影響を与えうる。水分活性が高いと反応物質の濃度が減少し，水分活性が低いと物質移動が低下し，反応物質どうしの接触が少なくなるため反応速度が遅くなる。

*21 水分活性については，2.2.2項を参照。

(vi) 金属イオン

金属イオンとアミノ酸の複合体（錯体）の形成は，アミノ–カルボニル反応に大きな影響を与える。鉄や銅イオンは特に反応を促進し，ある濃度範囲においてアミノ酸の種類によってはマグネシウム，アルミニウム，カルシウム，亜鉛イオンも反応を促進することがある。糖によってはカルシウムイオンと複合体を形成し，反応が抑制されることもある。また，10%以上の高濃度の塩化ナトリウムは反応を大きく阻害することが知られている。

8.2.3 ◇ その他の非酵素的褐変反応

A. カラメル化反応

スクロースやグルコースを融点以上の高温で加熱すると甘い香りを発生して溶解し，カラメルとよばれる褐色物質が生成する。この褐変反応を**カラメル化反応**（caramelization）という。加熱による糖質の異性化と脱水縮合反応によって生じる5–ヒドロキシメチルフルフラールや2–ヒドロキシアセチルフランなどのフラン化合物（**図8.23**）が複雑な重合反応によりポリマー化してカラメルが生成すると考えられている。砂糖の場合，約165℃の加熱でべっこうあめ状になり，さらに加熱するとカラ

5-ヒドロキシメチルフルフラール　　　2-ヒドロキシアセチルフラン

図8.23 **5-ヒドロキシメチルフルフラールと2-ヒドロキシアセチルフランの化学構造**

メルソース，約190℃で黒褐色の非結晶質（カラメル）となる。カラメルは，しょうゆ，ソース，ウイスキー，コーラ，黒ビール，菓子，漬物などの着色料としても利用されており，食品用着色料の中では用途がもっとも広く，使用総量がもっとも多い。また，カラメルは着色のほかに副次的効果として，食品や飲料にロースト感，香りとの相乗作用，苦味，こくなどの特性を付与することもある。一般に食品は複雑な組成でできているため加熱時に共存する成分が触媒的にはたらき，カラメル化反応とアミノ–カルボニル反応が並行して起こる。カカオやコーヒー豆の焙煎，焼肉，製パンなどの場合はカラメル化反応の割合が高いと考えられている。

B. 脂質の酸化

食用油または食品中に含まれる油脂は酸化されやすく，酸化によって生じる過酸化脂質が分解すると飽和アルデヒドやメチルケトンのほか，反応性の高い2-エナールや2,4-ジエナールを生成する[22]。微量のアルデヒドは香気成分として重要であるが，量が多くなると異臭の原因となり，またタンパク質などとアミノ–カルボニル反応を起こして褐変する。特に水産食品は酸化されやすい不飽和脂肪酸を多く含むためその影響は大きい。魚の煮干しや干物にみられる「油焼け」という褐変現象は，脂質の自動酸化にともなうカルボニル化合物の生成によるアミノ–カルボニル反応が主な原因であると推測されている。

[22] 脂質の酸化については，4.3節も参照。

C. アスコルビン酸の分解

果実や野菜は，アスコルビン酸が褐変を起こすことによって色調が劣化する[23]。また，アスコルビン酸は広範な食品に食品添加物として使用されており，褐変や赤変の要因となっている。アスコルビン酸による褐変反応には，2,3-エングロン酸から3-デオキシペントソンを経てフルフラールを形成する非酸化的反応経路と，デヒドロアスコルビン酸からα-ジカルボニル化合物である2,3-ジケトグロン酸を経て，さらに酸化分解，重合を繰り返して褐色色素を生成する酸化的反応経路がある（図8.24）。それぞれの反応系にアミノ酸が存在すると褐変がより促進される。食品中での褐変反応の大部分はアミノ–カルボニル反応である。

[23] アスコルビン酸（ビタミンC）については，6.1.1項を参照。

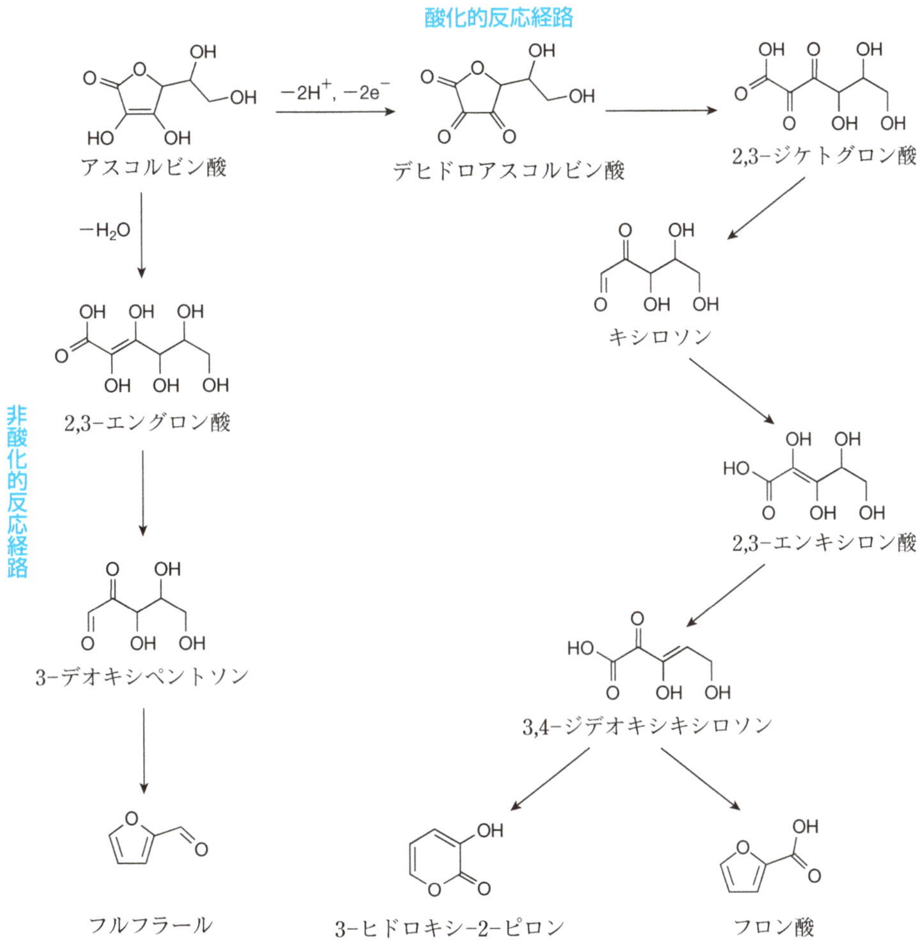

図8.24 **アスコルビン酸の分解反応**
[J. P. Yuan and F. Chen, *J. Agric. Food Chem.*, **46**, 5078 (1998) より改変]

D. ポリフェノールの非酵素的褐変

　ポリフェノールは水分の存在下において空気中の酸素によって酸化されて褐変する。ポリフェノール分子中のベンゼン環上で隣接する炭素原子に結合しているフェノール性ヒドロキシ基をもつ化合物（o-カテコール）は，中性またはアルカリ性条件下において不安定であるために，容易に自身が酸化する。この自動酸化とよばれる一連の酸化反応によって，ポリフェノールはO_2^-を発生するとともにo-セミキノンラジカルを中間体としてo-キノンを生成し，分子間で重合して褐色の着色物質を生じる（**図8.25**）。この自動酸化は加熱によって促進される。コーヒー，味噌，しょうゆの褐変には，ポリフェノールの自動酸化も一因となっている。

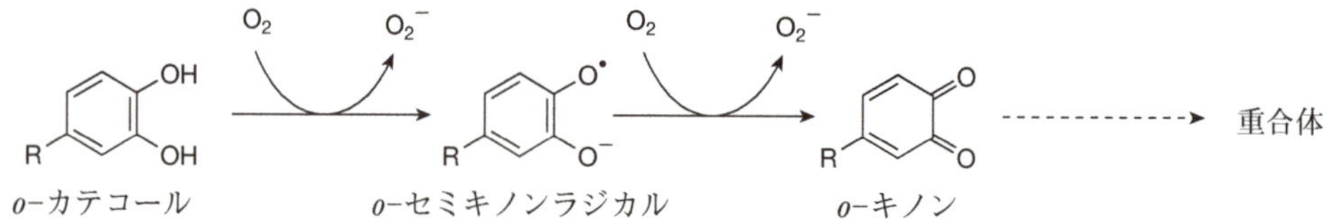

164 | 第8章 | 視覚成分

o−カテコール　　　　　o−セミキノンラジカル　　　　　o−キノン　　　　　→ 重合体

| 図8.25 | ポリフェノールの自動酸化

8.2.4 ◇ 食品の非酵素的褐変による栄養生理学的影響

　アミノ−カルボニル反応によってアミノ酸から生成するメラノイジンは，遷移金属キレート作用とラジカル消去活性を有し，抗酸化作用をもつ。さらに，メラノイジンは抗菌活性，食物繊維様の作用，薬物代謝酵素誘導作用を有することが近年になって報告されている。一方で，アミノ−カルボニル反応は，食品中のリシンなどの必須アミノ酸を修飾して損失させるため栄養品質を低下させる。また，タンパク質との反応でもリシン，アルギニン，トリプトファン，メチオニン残基が修飾される。さらにタンパク質に架橋が形成されると，溶解度が低下するとともにプロテアーゼの作用を受けにくくなり，消化吸収率が低下する。アミノ−カルボニル反応による食物アレルゲン由来のAGEの形成は，免疫原性を高めT細胞を活性化するためアレルギー発症への関与が示唆されている。

　アミノ−カルボニル反応によって生成する低分子化合物には，変異原性や発がん性を有するものもあるが，抗変異原性や抗発がん性を示すものもある。焼魚や焼肉などの「焦げ」に含まれる変異原性物質であるヘテロサイクリックアミン類は，アミノ−カルボニル反応産物とクレアチニンの縮合によって生成する可能性が指摘されている（**図8.26**）。一方で，しょうゆなどに含まれるメラノイジンは，ヘテロサイクリックアミ

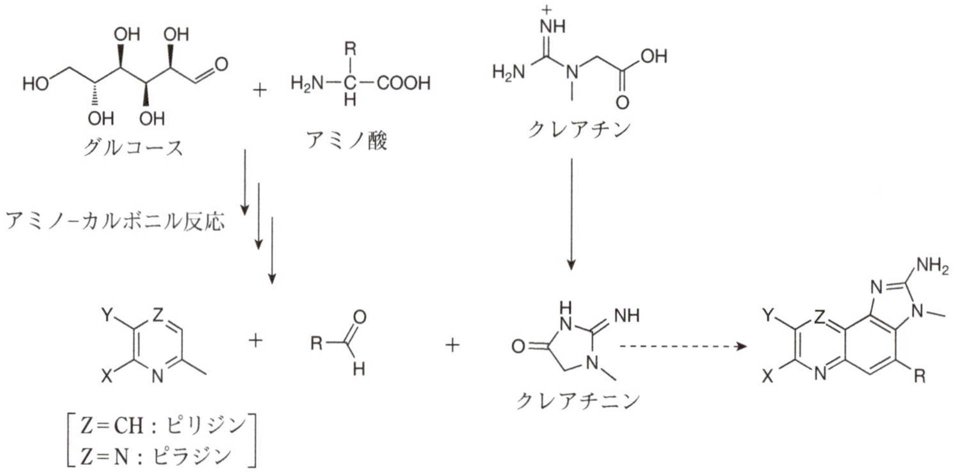

| 図8.26 | アミノ−カルボニル反応によるヘテロサイクリックアミン類の生成

［K. W. Cheng *et al.*, *Mol. Nutr. Food Res.*, **50**, 1150（2006）］

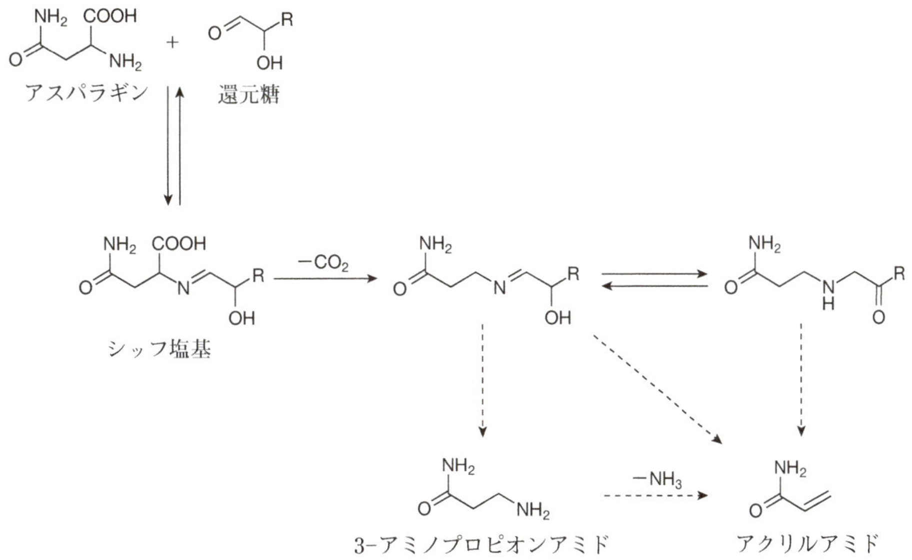

図8.27 アスパラギンのアミノ−カルボニル反応によるアクリルアミドの生成

ンの変異原性を抑制することが明らかにされている。近年，揚げる・焼く・焙るなどの高温（120℃以上）での加熱調理の過程で，アスパラギンと還元糖のアミノ−カルボニル反応によって神経毒性・肝毒性を有するアクリルアミドが生成することが明らかにされた（図8.27）。例えば，ポテトチップス，フライドポテトなど，じゃがいもを揚げたスナックや料理，ビスケット，クッキーのように穀類を原材料とする焼き菓子などで，多く生成することが報告されている。しかし，日本人における食事由来のアクリルアミド摂取による，神経疾患などの発がん性以外の健康に対する影響は，「きわめてリスクは低い」とされている。

8.2.5 ◇ 非酵素的褐変の防止

　これまで述べてきたように，アミノ−カルボニル反応による褐変は，食品の品質形成に重要な役割を果たす場合と，逆に品質を低下させる場合がある。食品の褐変の防止は，8.2.2項で述べたアミノ−カルボニル反応に影響を与える諸因子を制御すれば可能となる。すなわち，水分活性を0.4以下にし，温度を10℃以下にする，pHを5以下とするなどの環境条件の制御，共存金属イオンの除去などが，褐変速度の減少には有効である。しかし，一般的に食品のpHの調整，水分含量の減少，共存金属イオンの除去などは困難であるため，温度の制御がもっとも有効な抑制手段となっている。また，アミノ−カルボニル反応の基質は，アミノ化合物とカルボニル化合物であることから，それらのいずれかと結合して反応を遮断する化合物を反応阻害剤として使用することによる褐変防止が図られている。実際には，亜硫酸水素塩やシステインなどのチオー

| 第8章 | 視覚成分

Column

体の中で起こるアミノ―カルボニル反応

近年，糖尿病合併症や老化の原因として，生体タンパク質のアミノ―カルボニル反応がクローズアップされている。生体内ではアミノ―カルボニル反応と同様の反応機構で赤血球のヘモグロビンβ鎖の末端アミノ酸であるバリンのα–アミノ基がグルコースと反応し，アマドリ転位生成物を形成する。この生成物をヘモグロビンA_{1c}（HbA_{1c}）とよび，過去1～2ヶ月の血糖値を反映する糖尿病マーカーとして世界的に利用されている。また，高血糖状態が続くとアミノ―カルボニル反応が促進され，糖尿病性腎症の腎臓，アテローム性動脈硬化病変部，白内障の水晶体などに顕著にAGEsが蓄積することが明らかにされている。タンパク質にAGEsが形成されると，物理化学的性質が変化して機能不全に陥り，組織の生理的機能の低下や障害が進展する。さらに，血管内皮細胞やマクロファージ，腎メザンギウム細胞の細胞表面には，AGEs特異的受容体(receptor for AGEs, RAGE)が発現しており，食事由来のAGEsも含めて病態への関与が指摘されている。

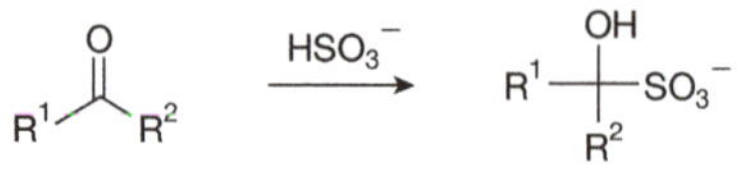

α–ヒドロキシスルホン酸

────────────────────────

|図8.28| **亜硫酸水素イオンとカルボニル基の反応**

ル化合物が使用されている。例えば，亜硫酸水素塩を添加することにより，カルボニル基と付加物（α–ヒドロキシスルホン酸）が形成され，反応速度が減少する（**図8.28**）。

第9章

嗅覚成分

9.1 ◆ 天然香気成分

　鼻が詰まっているときには，何を食べても味を感じることができず，おいしくない。このように，「味」にとって嗅覚が重要であることは，風邪をひくなどして鼻を詰まらせたときに実感できる。経験がない方は，「味に対する嗅覚の重要性」を体験しておくことは大切であろう。例えば，香料が入った市販の清涼飲料水を準備し，鼻をつまむか息を止めた状態で飲んでもらいたい。甘い水のような感じはあるが，おそらく味の区別がつかないだろう。ところが，口に含んだ後に，鼻をつまんだ手を離し呼吸をすると，一気に香りが口の中に広がり，その清涼飲料水の本来の味を感じることができる。このように，嗅覚を介して感じる匂いは，嗜好(味覚)にとっても重要なのである。だからこそ，苦手な食べ物を前にしたときには，鼻をつまんで口に入れると，比較的食べることができる。本節では，食品の代表的な香気の特徴を形成している天然香気成分について示す。

9.1.1 ◇ 嗅覚と香気成分の関係

　嗅覚は匂いを感じる器官であり，私たちヒトを含めた陸上で生活している動物は酸素や窒素などの一部の気体を除いたほとんどの揮発性成分を「匂い」として感じ取ることができる。食品から放出された香気成分は，2つの経路を介して体内へ入る。すなわち，香気成分が呼吸とともに鼻先から鼻腔に吸い込まれるオルソネーザル経路と，食品を咀嚼したり飲み込んだりしたときに喉ごしに鼻腔内に香気成分が入り込むレトロネーザル経路である(**図9.1**)。どちらの経路を介したとしても，鼻腔に入った香気成分は，鼻腔の最深部の上側にある嗅上皮に存在している嗅覚受容体に結合することで感知される。嗅覚で感知できる成分は数十万種類存在するといわれているが，その中で食品に含まれている香気成分は約6,000種類程度である。そして，食品独特の匂いは，その食品に含まれている多種多様な香気成分のバランスによって決定されている。

　ヒトの嗅上皮には約350種類の嗅覚受容体が存在しており，それぞれの受容体で受け取った香気成分の情報が嗅球を介して脳に伝わり，その情報が脳内で統合されることで特定の匂いとして認識されている。具体

Column

かき氷のシロップ

　夏祭りにいくと，思わず食べたくなるのが，フレーク状の氷にさまざまな色のシロップをかけて食べる夏の風物詩「かき氷」である。赤，緑，黄，青，…さまざまな色があるが，かき氷で使われている代表的な色のシロップの味はすべて同じであることは有名な話である（宇治金時やカルピス味のような特殊な味付けのシロップに関しては同じではない）。ところが，実際に食べてみると異なる味を感じる。その「味」の違いを生み出しているのは，香料と着色料である。つまり，味覚に直結する原材料は同じであっても，香料と着色料が違うことで，赤はイチゴ味，緑はメロン味，黄はレモン味のように感じられるのである。これは，私たちが食べ物を味わうときに舌の感覚（味覚）だけで味を感じているのではなく，香り（嗅覚）と色（視覚）で得られる情報も含めて，脳が味を「認識」していることを示唆している。

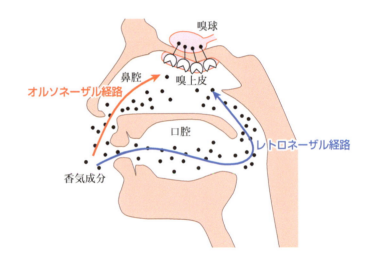

図9.1　香気成分が嗅上皮に到達する2つの経路

的には，香気成分が受容体に結合すると，受容体に結合しているGタンパク質が活性化され，その結果，環状アデノシン一リン酸（cyclic AMP, cAMP）の分泌が促進される。このcAMPがメッセンジャーとなり，嗅繊毛のイオンチャネルが開口すると，受容器電位が発生し，嗅神経細胞が電気的に刺激状態となる。この刺激により，匂いの電気信号が脳へ運ばれ匂いを感知できる。一方，ヒトよりも鼻が良いとされる動物の嗅上皮にはヒトよりも多い数の嗅覚受容体が存在している。例えば，イヌには約800種類，マウスには約1,000種類の嗅覚受容体が存在しており，ヒトよりもさまざまな匂いの違いを感じていると考えられている。興味深いことに，1つの香気成分は1つの嗅覚受容体にのみ結合するのではなく，複数の受容体に結合できる。また，1つの嗅覚受容体には，複数の類似した構造を有する香気成分が結合できる。

食品を口に入れたときにレトロネーザル経路を介して感知される匂い
は，一般的に，舌で感じられる味（味覚）と一体化して感じ取られる。こ
のように，レトロネーザル経路で感じ取られた匂いと一体化した味のこ
とを**フレーバー**とよぶ。

9.1.2 ◇ 嗅覚順応

同じ匂いを嗅ぎ続けると，徐々に嗅覚が鈍り，香気成分への感受性が
低下する。この感受性の低下を**嗅覚順応**という。この嗅覚順応は，単一
の匂いに対して生じる現象であって，すべての匂いを感じ取れなくなる
わけではない。例えば，カレーショップに入店したときに嗅覚を刺激す
るカレーの特徴的な香りは，カレーを食べているうちに感じにくくなる。
ところが，食後のコーヒーが届くと，コーヒーの香ばしい香りは感じる
ことができる。

9.1.3 ◇ 食品に含まれる特徴的な香気成分

嗅覚で感知できるのは空気中に漂っている成分である。したがって，
食品が有する特徴的な匂いの元となる香気成分は，常温あるいは加温し
たときに揮発しやすい性質（揮発性）を有している。また香気成分は，食
品に含まれている水には溶けにくい。さらに，香気成分の分子量は比較
的小さい（一般的に分子量は300以下）。香気成分を構成している主要な
元素は水素（H），炭素（C），窒素（N），酸素（O），硫黄（S）の5つであり，
構造中の官能基の種類から①アルコール，アルデヒド，カルボン酸，
②エステル，ラクトン，③テルペン，④含硫化合物，⑤その他に大別さ
れる。

食品が放つ特徴的な匂いの原因成分を**鍵化合物**という。嗅覚受容体に
結合できる香気成分は膨大な数になるが，鍵化合物はそれほど多くない。
また，香気成分は，「常時匂いを放つ成分」（A〜D項，**図9.2**）と「加工
調理や保存中に生じる成分」（E〜I項，**図9.3**）の2つに分類して考える。
また，植物性食品と動物性食品では，鍵化合物は異なる。

A. 野菜の青臭さや若葉の香気成分（図9.2）

野菜の青臭さや新鮮な野菜，若葉の匂いの原因成分は，アルコールや
アルデヒドが中心であり，野菜の成長過程で不飽和脂肪酸であるα-リ
ノレン酸やリノール酸がリポキシゲナーゼなどの脂質過酸化酵素のはた
らきで分解されて生成する。例えば，野菜独特の青臭さは3-ヘキセノー
ル（青葉アルコール）と2-ヘキセナール（青葉アルデヒド），キュウリの
特徴的な匂いは2,6-ノナジエノール（キュウリアルコール）と2,6-ノナジ
エナール（スミレ葉アルデヒド）に起因する。セリ科やキク科の野菜が放
つ強い香りは主にテルペンに由来し，春菊のオシメンやミルセン，ふき
のフキノンがある。

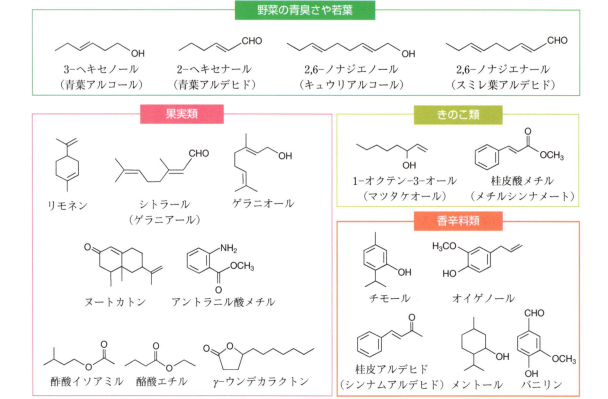

図9.2 常時香りを放つ特徴的な天然香気成分（鍵化合物）

B. 果実類の香気成分（図9.2）

　植物性食品の中で，特に強い匂いを放つのが果実類である。果実の主要な香気成分は，柑橘類ではテルペン類，他の果実ではエステルやラクトンである。柑橘類で代表的なテルペン類としては，温州ミカンやオレンジの香気成分であるリモネン，レモンのシトラール（ゲラニアール）やゲラニオール，グレープフルーツのヌートカインがあげられる。柑橘以外の果物に含まれる代表的なエステルはブドウの香気成分であるアントラニル酸メチル，バナナの酢酸イソアミル，パイナップルの酪酸エチル，同様に代表的なラクトンはモモのγ-ウンデカラクトンである。果実は，未熟果から成熟果への成長過程で，アルコールと酸味成分が反応してエステルが生成する。したがって，未熟果の強い酸味は成熟とともに弱まり，その反面，香りが強くなる。

C. きのこ類の香気成分（図9.2）

　きのこ類が放つ特徴的なカビ臭い匂いの原因成分は，1-オクテン-3-オール（マツタケオール）である。この成分は，マツタケやシイタケ，つくりたけなどに広く含まれている。マツタケには，これに加えて桂皮酸メチル（メチルシンナメート）が含まれており，これら2つの成分がマツ

タケの特徴的な香りを生み出している。

D. 香辛料類の香気成分（図9.2）

香辛料類も特徴的な匂いを放つ。その原因成分はアルコールやアルデヒド，テルペンであり，なかでも代表的な成分としては，タイム（タチジャコウソウ）の香気成分であるチモール，クローブやローリエのオイゲノール，シナモンの桂皮アルデヒド（シンナムアルデヒド），ミントやハッカのメントール，バニラのバニリンがあげられる。

E. ニンニクやたまねぎなどの香気成分（図9.3）

ニンニクやたまねぎなどが放つ特徴的な匂いの原因成分は含硫化合物であり，硫黄の結合形式によって，スルフィド，チオールに分類される。

塊のままのニンニクはほとんど臭わないが，潰すと細胞内に存在していた前駆物質アリイン（無臭）が酵素アリイナーゼ（C–Sリアーゼ）のはたらきによってアリシン（ジアリルチオスルフィネート）に変形し，匂いを放つ。さらにアリシンはジアリルジスルフィド（ジプロピルジスルフィド）に変形し，強い匂いを放つ。たまねぎの場合は，潰すと細胞内に存在していた前駆物質 *S*–プロピル–システインスルホキシドが，酵素アリイナーゼの作用によってプロピルスルフィン酸を経てジプロピルジス

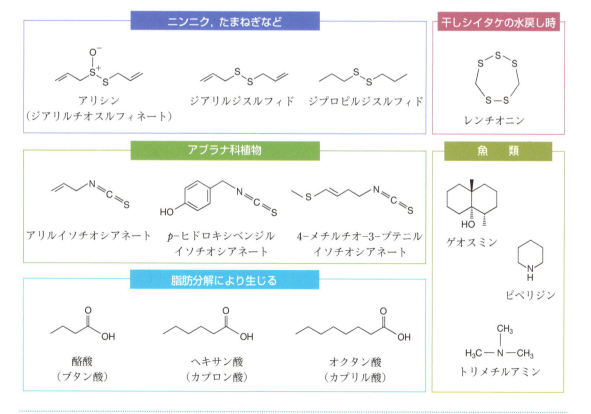

図9.3 加工調理や保存中に生じる特徴的な天然香気成分（鍵化合物）

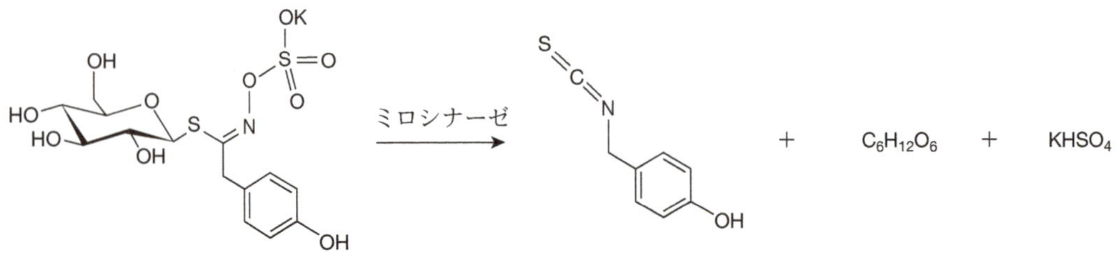

172 | 第9章 | 嗅覚成分

シナルビン　　　　　　　　　　　　p-ヒドロキシベンジル　　　グルコース　硫酸水素カリウム
　　　　　　　　　　　　　　　　　　イソチオシアネート

| 図9.4 | 白からしの香気前駆物質から香気成分の生成

ルフィドに変形し，特徴的な匂いを放つ。

F. アブラナ科植物の香気成分（図9.3）

　アブラナ科植物の特徴的な匂いの原因成分も含硫化合物である。普段は細胞内に前駆物質として蓄えられており，細胞が破壊されたときに酵素ミロシナーゼのはたらきによって香気成分イソチオシアネートに変換される。例えば，わさびやからしの場合は，前駆物質シニグリンが酵素に触れると香気成分であるアリルイソチオシアネートに変換されて匂いを放つ（図7.14参照）。白からしの場合は，前駆物質シナルビンが酵素のはたらきによって香気成分p-ヒドロキシベンジルイソチオシアネートに変換される（図9.4）。ダイコンでは，前駆物質4-メチルチオ-3-ブテニルグルコシノレートが酵素の作用によって香気成分4-メチルチオ-3-ブテニルイソチオシアネートに変換される。このようにして生成したイソチオシアネート類は，香気成分であるとともに辛味成分でもある[*1]。

*1　辛味については，7.7.1項を参照。

G. 脂肪分解により生じる香気成分（図9.3）

　食品に含まれている不飽和脂肪酸が加工調理中に酸化されると脂質ヒドロペルオキシドとなる。脂質ヒドロペルオキシドはさらに分解され，特徴的な匂いを放つ揮発性アルデヒドに変形する。このとき生じる匂いは食品の品質低下を引き起こすことからオフフレーバーとよばれる。例えば，オレイン酸やリノール酸からは，n-ヘキサナール，2-ヘキセナール，2,4-デカジエナールなどの低分子化合物が生じ，これが油の腐敗臭の原因となる。また，揚げ油を繰り返し使用し続けると，油酔いの原因物質であるアクロレイン（2-プロペナール）が生じる。

　牛乳の特徴的な匂いの原因成分は，脂肪分解によって生じる酪酸（ブタン酸），ヘキサン酸（カプロン酸），オクタン酸（カプリル酸）などの低級脂肪酸やタンパク質分解によって生じる含硫化合物である。豆乳の青臭さは，大豆に含まれる酵素リポキシゲナーゼが不飽和脂肪酸に作用することで生じるn-ヘキサナールなどのアルデヒドに起因している。米が古くなると匂う古米臭は，不飽和脂肪酸が酸化されて生じるn-ペン

タナール（吉草酸アルデヒド）や n–ヘキサナールなどの脂肪分解物による。

H. 干しシイタケの水戻し時に生じる香気成分（図9.3）

きのこをいったん干し，その後水に入れて戻すと，もともときのこに含まれていた香気成分とは異なる特徴的な匂いを放つ。生のシイタケには，ほぼ無臭の前駆物質レンチニン酸が含まれている。シイタケを干した後に水で戻すと，レンチニン酸は2種類の酵素 γ–グルタミルトランスフェラーゼとC–Sリアーゼの作用を受けて，香気成分であるレンチオニンに変形して匂いを放つ。

I. 魚類や畜肉の香気成分（図9.3）

魚類は劣化すると特徴的な生臭い匂いを放つ。その原因成分は淡水魚と海水魚では異なる。コイやナマズなどの淡水魚が放つ生臭い匂いの原因成分はゲオスミン，生臭い匂いの原因成分はリシンの分解によって生じるピペリジンである。一方，海水魚の生臭さの原因成分は，トリメチルアミンオキシドが分解して生じるトリメチルアミンやジメチルアミンである。

畜肉の生臭い匂いの主な原因成分は含硫化合物であり，これにアルコールやアルデヒド，ケトンなどの成分が加わることで特徴的な匂いを放つ。

9.1.4 ◇ 食品の異臭原因

食品を放置しているとさまざまな変化が生じ，その結果，異臭を発する場合がある。一般的に，ヒトは柑橘類から発せられるような心地よい香りよりも腐敗などによる異臭の方を敏感に感じ取ることができる。それゆえに，手に持った食べ物が食べられる状態か否かを嗅覚で判断することができる。食品が放つ異臭は，腐敗臭とカビ臭に大別される。

A. 腐敗臭

腐敗臭は，タンパク質やアミノ酸などの含窒素化合物に富んだ動物性食品と炭水化物やアミノ酸に富んだ植物性食品で異なる。動物性食品で生じる主な腐敗臭原因成分は，アミノ酸に起因するアンモニアである。また，上述したオレイン酸やリノール酸から生じる n–ヘキサナール，2–ヘキセナール，2,4–デカジエナールなどの低分子化合物も油の腐敗臭の原因となる成分である。一方，植物性食品では，炭水化物の分解により生成する糖やアミノ酸の分解によって生じる有機酸（ギ酸，酪酸，酢酸など）が腐敗臭原因成分である。

B. カビ臭

カビ臭は，2,4,6-トリクロロフェノール（前駆物質）を*Fusarium*属などのカビがメチル化することで生じる2,4,6-トリクロロアニソールを主とするハロゲン化アニソール類と*Phormidium*属などの藍藻類や放線菌の代謝によって生じるゲオスミンや2-メチルイソボルネオールが主要な原因成分である。

9.1.5◇香　料

これまでは，野菜や果物などの天然物に含まれている，あるいは加工調理中に生じる香気成分について見てきた。一方，私たちが普段食する機会が多い加工食品中にはさまざまな香料が使われている。香料は，食品に香りを付与するために使われる食品香料（フレーバー*2）と，食品以外のものに香りを付与するために使われる香粧品香料（フレグランス）に大別される。また，香料は天然物由来の天然香料と有機合成によって作られる合成香料に分類される。ここでは，天然香料についてまとめておく。

天然香料は，食品衛生法（第4条第3項）において，「動植物から得られた物又はその混合物で，食品の着香の目的で使用される添加物」と定義されている。そして，天然香料基原物質リスト（消食表第377号　消費者庁次長通知　別添2，平成22年10月22日）には600種類を超える動植物由来の基原物質名が例示されている。

天然香料は，香気成分を含有している原料の違いによって動物由来香料と植物由来香料に分けられるが，現在流通している大部分の天然香料は植物由来香料である。というのも，動物由来香料としては，ジャコウジカから得られるジャコウ（麝香，ムスク）やジャコウネコから得られるシベット（霊猫香）などが有名であるが，いずれも香気成分を産出する動物の個体数が激減しており，保護されているために入手困難となっているからである。

天然香料は，天然物に含まれている香気成分を採取したものである。その代表的な採取方法には次のような方法がある。

（1）圧搾法

オレンジやレモン，ユズなどの柑橘類の果皮において，外側の着色部分をフラベド，内側の白い部分をアルベドという。フラベドには小さな粒々（油胞）があり，その中に精油（香気成分を含んだ揮発性油）が含まれている。この精油を圧搾（プレス）することで採取する方法である。

（2）水蒸気蒸留法

天然香料基原物質に水蒸気を当て，沸点が高く水にほとんど溶けない香気成分を水蒸気とともに留出させる方法である。

（3）溶剤抽出法

エタノールやアセトンなどの有機溶剤や含水エタノールと基原物質を

＊2　ここで使う「フレーバー」は，9.1.1項で用いたフレーバー（レトロネーザル経路で感じ取られる匂いと一体化した味）とは異なる意味をもつ。混同を避けるために，食品香料にはフレーバーではなくフレーバリングを用いる場合もある。

9.2 | 食品の加熱香気成分 | 175

混合し，香気成分を採取する方法である。

　このように，天然香料は600種類を超える基原物質からさまざまな手法を用いて取り出されるため，単一の香気成分ではなく，複数の香気成分の集合体である。ゆえに，対象となる香気成分の数は膨大になる。そこで，食品衛生法に基づく添加物の表示などについて「2 運用上の留意事項(1)」（①エ，消食表第377号，平成22年10月20日）では，「天然香料の物質名の表示にあっては，基原物質名または別名に「香料」の文字を附すこと」と定めている。つまり，香料を使用した食品では，天然香料基原物質の区別なく一括して「香料」と表示することができる。

9.2 ◆ 食品の加熱香気成分

9.2.1 ◇ 食品の加熱香気とは

　食肉などの食品を加熱調理すると食欲を刺激する強い匂いが生じる。食品を加工や調理のために加熱した際に生じる独特の香ばしい匂いを加熱香気とよぶ。コーヒーやチョコレート，キャラメルやトーストの香りも加熱香気である。食品の加熱香気の元となる香気成分は非常に多種多様であり，カルボニル化合物，アルコール類，フラン類，有機酸類，アミン類，ピロール類，ピラジン類，含硫化合物などの揮発性化合物群が知られている。このような香気成分は，主にアミノ−カルボニル反応，糖やアミノ酸の加熱分解によって生成する[*3]。実際の食品では，これらの反応が複雑に絡みあって多種類の香気成分が発生して食品特有の香りが作り出される。

*3 アミノ−カルボニル反応については，8.2.2項も参照。

9.2.2 ◇ アミノ−カルボニル反応による加熱香気の生成

　アミノ−カルボニル反応によって生じる香気成分は，反応の元となったアミノ酸や糖の種類，反応条件などにより異なり，焦げ臭，カラメル様香気，ナッツ様香気，トースト様香気，チョコレート様香気，スミレの花様香気など，さまざまな香りが生じる（表9.1）。例えば，100℃におけるグルコースとフェニルアラニンの反応ではスミレの花様，アルギニンではポップコーン様，グルタミン酸ではチョコレート様の香気が発生する。以下，アミノ−カルボニル反応によって生成する代表的な香気成分を概説する。

A. ストレッカー分解物

　アミノ−カルボニル反応は，褐色色素を形成する過程で種々のカルボニル化合物を生成する。グリオキサール，メチルグリオキサール，グルコソン，3−デオキシグルコソンなどのα−ジカルボニル化合物は，アミノ酸のアミノ基とシッフ塩基を形成し，アミノ酸の酸化的脱炭酸を経て炭素数が1個少ないアルデヒドとエナミノールを生じる（図9.5）。この

第9章 嗅覚成分

表9.1 各種アミノ酸とグルコースの加熱により生成する香気

[藤巻正生, 倉田忠男, 化学と生物, **9**, 85(1971)]

アミノ酸	香り	
	180℃加熱	100℃加熱
グリシン	カラメル様	
アラニン	カラメル様	
バリン	刺激性の強いチョコレート様	ライ麦パン様
ロイシン	焼いたチーズ様	甘いチョコレート様
イソロイシン	焼いたチーズ様	
フェニルアラニン	スミレの花様	甘い花様
チロシン	カラメル様	
メチオニン	じゃがいも様	じゃがいも様
ヒスチジン	トウモロコシパン様	
スレオニン	焦げ臭	チョコレート様
アスパラギン酸	カラメル様	氷砂糖様
グルタミン酸	バターボール様	チョコレート様
アルギニン	焦げた砂糖様	ポップコーン様
リシン	パン様	
プロリン	パン屋様	焦げたタンパク質様

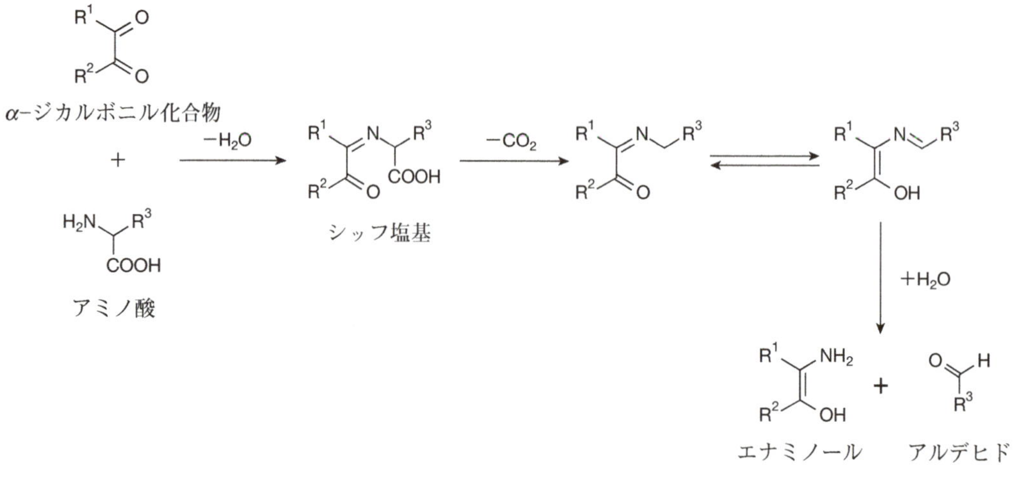

図9.5 ストレッカー分解

アミノ酸の酸化的分解反応を**ストレッカー分解**（Strecker degradation）という。ストレッカー分解は，個々のアミノ酸に特有のアルデヒドを生成し，さらに二次的なアルドール縮合などの反応により非常に多様な揮発性化合物の生成に関与する。例えば，フェニルアラニンのストレッカー分解によって生成するフェニルアセトアルデヒドは，ハチミツ様，甘い，花香様，みずみずしい，草の香りと表現される。ロイシンから形成される3-メチルブタナールは，麦芽臭，花香様，トースト様香気と説明される。メチオニンから生成するメチオナールは，しょうゆや清酒に含まれており，茹でたじゃがいも様の匂いと表現される。一般的に，アルデ

ヒドは特徴的な香気を示し，閾値も比較的低いため加熱食品の香気特性に大きな影響を及ぼす。

B. ピラジン類

ストレッカー分解によって生成したエナミノール類は2分子が縮合・環化して，六員環構造をもつ複素環式芳香族化合物であるピラジン類を与える（図9.6）。生成するピラジン類は，炭素数が1〜3のアルキル基で修飾されており，アセチル基，シクロペンタン環，フラン環を有するものも存在する（表9.2）。一般的に検知閾値が低く，ローストナッツ様の香気を示し，食品の焙炒によって生成する主要な香気である。特にコーヒー，チョコレート，ナッツ，ローストビーフなどの加熱香気から多種多様なピラジン類が同定されている。また，一部のピラジン類は焼菓子，キャンディ類，冷凍乳製品類，および清涼飲料などさまざまな加工食品において香りの再現，風味の向上の目的で食品添加物として使用されている。

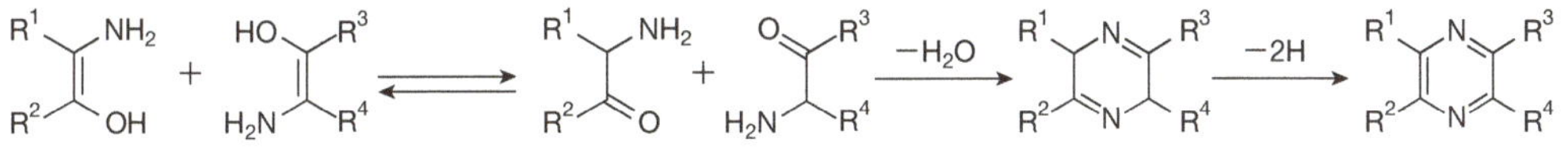

図9.6 ピラジンの生成反応

表9.2 ピラジン類の香気特性
[宮澤陽夫，五十嵐 脩，新訂 食品の機能化学，アイ・ケイコーポレーション（2010）]

置換基	香気特性
2-メチル	焙煎ナッツ様
2-エチル	焙煎ナッツ様
2-プロピル	緑葉野菜様
2-イソプロピル	緑葉，ナッツ様
2,3-ジメチル	緑葉，ナッツ様
2,5-ジメチル	ナッツ様，ポテトチップ様，土くさい，生ポテト様
2,6-ジメチル	甘い，揚物様
2-エチル-3-メチル	焙煎ナッツ様
2-エチル-5-メチル	甘い，揚物様
2-エチル-6-メチル	甘い，揚物様
2,3,5-トリメチル	焙煎ナッツ様
2,5-ジメチル-3-エチル	ポテトチップ様
2,6-ジメチル-3-エチル	焙煎ナッツ様，焦げ臭
2,3-ジエチル-5-メチル	焙煎ナッツ様
2-アセチル	ポップコーン様
2-メトキシ	甘い，ナッツ様
2-エトキシ	甘い，ナッツ様
2-ブトキシ	緑葉野菜様

> **Column**
>
> ## ニンニクの加熱香気
>
> ニンニクが示す多様な健康増進作用の多くは，その破砕液中に検出される硫黄化合物によるものである。調理の過程で細胞が破壊されるとアリイナーゼという酵素がアリインに作用してアリシンが生成する。さらにこれらの分子が非酵素的に反応し，ニンニク特有の香気成分であるアリルスルフィド類を生成する。ジアリルトリスルフィド（diallyl trisulfide, DATS）は，ニンニクの加熱調理で生成する主要な加熱香気である（**図**）。DATSは揮発性のポリスルフィドであり，がん細胞増殖抑制作用，血小板凝集抑制作用，血糖値改善作用，第二相解毒酵素誘導作用などニンニクに含まれる機能性含硫化合物の中でも非常に強い生理活性をもつことが明らかにされつつある。そのため，香気をもつ機能性食品分子としてDATSは注目されている。 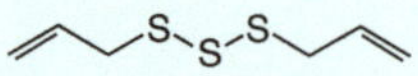
>
> | **図** | **DATSの化学構造**

C. ピロール類

ピロール類は，デオキシオソンまたはフルフラール類とアミノ酸の反応で生成すると考えられている。コーヒー豆などのフレーバー成分として多数見いだされており，一般にベンズアルデヒド様の香気をもつとされているが，甘いコーン様の香気やカラメル様の香気など，より好ましい香気を示すものもある。例えば，ピロール–2–カルボキシアルデヒドは甘い，コーン様の香気を，2–アセチルピロールはカラメル様の香気を示す（**図9.7**）。

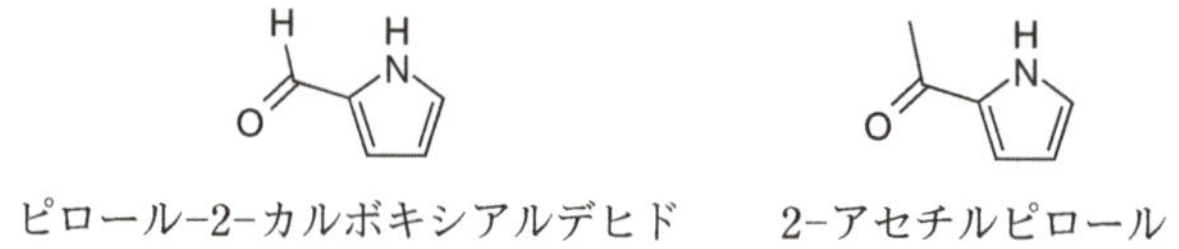

ピロール–2–カルボキシアルデヒド　　2–アセチルピロール

| **図9.7** | **ピロール類の化学構造**

D. フラン，フラノン，ピロン類

糖とアミノ酸を加熱すると，カラメル様の好ましい甘い焦げ臭が生じる。こうした香気は主にフラン，フラノン，ピロン類によると考えられており，加熱食品の香りの特性に大きな影響を与えている。これらの香気成分は，アミノ–カルボニル反応の過程で生じるデオキシオソン類の脱水・環化反応によって生成し，カラメル化反応によっても生成することが知られている。個々の香気成分は次で説明する。

9.2.3 ◇ 糖の加熱分解による加熱香気の生成

糖や濃度の高い糖溶液を加熱するとカラメル化反応[*3]が起こり，褐変とともに，多様な揮発性成分が生成して独特なカラメル様の香気を与える。生成物は加熱温度や時間などによって異なり，比較的低温ではカラメル様の香気が生成するが，糖の加熱分解が進むと揮発性のアルデヒドやケトンが多く生成し，焦げたような臭いになってしまう。カラメル様香気は，デオキシオソン類の脱水・環化によって生成すると考えられているフラン，フラノン，γ-ピロン誘導体によるところが大きい(図9.8)。マルトールやイソマルトール，シクロテン，フラネオール(2,5-dimethyl-4-hydroxy-2,3-dihydrofuran-3-one)は，パンを焼成したときに発生する特徴的な甘い焦げ臭を示す成分である。また，ソトロン(3-hydroxy-4,5-dimethyl-2(5H)-furanone)は，糖蜜の特有香として知られ，しょうゆや長期貯蔵酒などに含まれている。一方で，フルフラール，5-メチルフルフラール，5-ヒドロキシメチルフルフラールは刺激的で良い香りとはいえないが，希薄状態ではカラメル様の焦げ臭を与える。糖の加熱分解が進むと発生するアルデヒドやケトンは，焦げ臭や刺激臭の元となる。

*3 カラメル化反応については，8.2.3 項Aを参照。

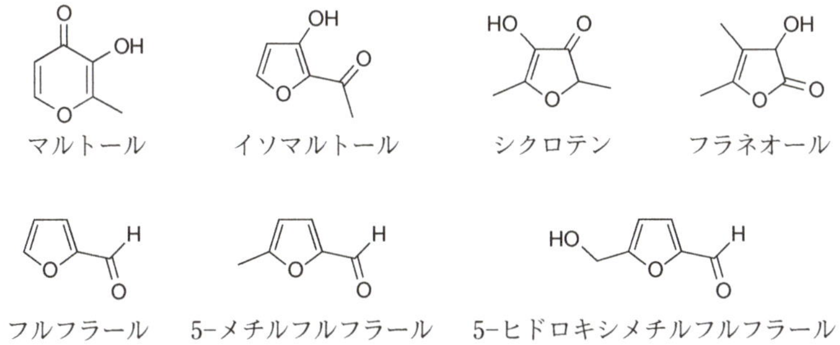

マルトール　　イソマルトール　　シクロテン　　フラネオール

フルフラール　　5-メチルフルフラール　　5-ヒドロキシメチルフルフラール

図9.8 糖の加熱分解によって生成する香気成分

9.2.4 ◇ アミノ酸の加熱分解による加熱香気の生成

アミノ酸は，糖類よりも高い温度で分解し，脱炭酸して個々のアミノ酸に特有のアミン類を生成し，さらにアルデヒドやその他の分解物を生じる。糖類とは異なりアミノ酸の種類によってその分解物や香気は非常に多様である。一般的に，生成するアミン類は好ましくない香りであることが多い。アミノ酸由来の香気成分の中でも含硫香気成分は，特徴的な香りのために食品の香気形成に独特の役割を果たしていると考えられている。含硫アミノ酸であるシステインやシスチン，メチオニンの加熱によって硫化水素(H_2S)やメタンチオール(CH_3SH)，チオフェン類などの含硫香気成分が生じる。

> **Column**

香気成分の存在を確かめる

世界有数のワイン産地であるボルドー地方(フランス)を原産地とする,緑色の果皮をもったブドウの品種にソーヴィニヨン・ブランがある。このブドウ品種から作られた白ワインは,特徴的な爽やかな香りを放つ。そのもととなる香気成分は**図**に示す4-メルカプト-4-メチル-2-ペンタノンや3-メルカプトヘキサノールなどのチオール化合物(水素化された硫黄(S)を末端にもつ有機化合物)であるが,このような化合物のチオール基(-SH基)は金属イオン,特に銅イオンと結合しやすい特徴をもつ。チオール基と銅イオンが結合すると,チオール化合物の性質が変化し,その結果,香りが失われてしまう。この性質を利用して,面白い実験ができる(参考:富永敬俊,きいろの香り—ボルドーワインの研究生活と小鳥たち,フレグランスジャーナル社(2003), p. 25)。

【準備】
- ソーヴィニヨン・ブランの白ワイン
  ＊未開栓のものを準備する。
  ＊ボルドー産のはっきりと品種香の現れているものがよい。わからない方は,ワインに詳しい方に聞いてみよう。
- ワイングラス2脚
- 10円玉2〜3個

【方法】
　開栓した白ワインを2つのワイングラスに等量(グラスの4〜5分の1程度)を注ぐ。片方のワイングラスの台座をテーブルにつけたまま数回回転させた後,鼻に近づけて立ち上る香りを嗅ぎ(これをスワリングという),ソーヴィニヨン・ブランの香りを覚える。次に,もう片方のワイングラスに10円玉を2〜3個入れて,ガチャガチャとかき回した後,スワリングしてみると,先ほど嗅いだソーヴィニヨン・ブランの香りが感じられないと思う。これは10円玉から溶出した銅イオンとソーヴィニヨン・ブランの香気成分であるチオール化合物が結合することで香りが失われたためである。

【注意】
- 10円玉を入れてかき回すときに,グラスを割らないように注意すること。
- 未成年の方は決して飲まないこと。また,10円玉を入れたワインはもったいないが,実験のためと理解して必ず廃棄すること。

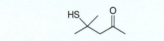

4-メルカプト-4-メチル-2-ペンタノン　　3-メルカプトヘキサノール

図 ソーヴィニヨン・ブランの白ワイン中の香気成分

第10章

触覚成分（テクスチャー）

　食品を口に入れたときの感じ方は，食品に含まれる化学的な成分だけでなく，**テクスチャー**（texture）に反映される，食品の物理的性質にも大きく依存する。テクスチャー，すなわち舌触り，歯ごたえ，のどごしなどをもたらす要因は，主に食品の力学的性質である。水分子が液体（水）であるか固体（氷）であるかでテクスチャーは明らかに異なるように，食品の状態，すなわち液体状態，結晶状態，ガラス状態，コロイド状態などによってテクスチャーは異なる。

　テクスチャーは人が感じる性質であり，（1）「硬い」「軟らかい」などと表現される食品の変形に対する応答のほかに，（2）ざらつき，なめらかさといった食品が口腔内に接触したときの感覚も影響を及ぼす。（1）を理解するには食品の力学的性質を人がどのように感知するかを把握することが必要である。一方，（2）を理解するには，食品の形状，すなわち幾何学的性質を把握する必要がある。（1），（2）ともに官能評価がよく行われるが，官能評価は呈味成分などにおいても重要な評価法であるため，本章では説明しない。本章では，食品の物理的性質を中心に述べる。

10.1 ◆ コロイド

　ある物質（分散質）が他の物質（分散媒）に微粒子状に分散し，その分散粒子の大きさが数nm〜100 μmのとき，その状態または粒子は**コロイド**とよばれる（**図10.1**）。分散粒子の大きさが一般的な低分子の大きさ（直径1 nm以下）のときは分子分散系とよばれ，溶液などがこれに当てはまる。DNAやタンパク質などの高分子の水溶液は通常，溶液として扱われるが，分散粒子の大きさから分類するとコロイドである。ある粒子について，単位体積当たりの表面積を比較すると，大きな粒子の表面積よりも分割して小さくした粒子の表面積の方が大きくなるため，表面あるいは界面の性質の影響が大きくなる（**図10.2**）。その影響がコロイド特有の粘度増加などをもたらす[*1]。

　食品の多くはコロイドであり（**表10.1**），粒子自体（分散質）およびその粒子を分散させるもの（分散媒）が気体，液体，固体のいずれであるか，粒子径の大小，全体における粒子の占める割合などがテクスチャーに大

*1　低分子の糖も濃度を高くすると粘度増加がみられる。コロイドでは比較的低濃度から指数関数的に粘度が増加することが多い。

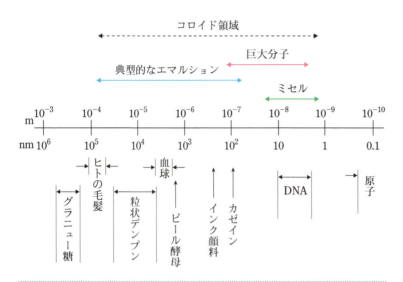

| 図10.1 | コロイド領域にある物質の大きさと典型例 |

[T. Cosgrove 編, 大島広行 訳, コロイド科学, 東京化学同人(2014), 図1.2を改変]

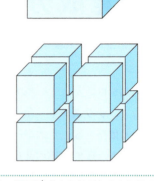

| 図10.2 | 大きな粒子と小さな粒子の比較 |

同じ体積でも粒子が小さくなると表面積が大きくなる。

| 表10.1 | コロイドの分類 |

[辻 英明ほか 編, 食べ物と健康, 食品と衛生 食品学総論 第3版, 講談社(2018), 図5.1]

分散媒 (連続相)	コロイド粒子 (分散相)	例	一般名 (分散系)
気体	液体	香りづけのスモーク, 噴霧中の液体(霧, 雲, 煙, スプレー製品)	エアロゾル
	固体	小麦粉, 粉ミルク, 粉砂糖, ココア	粉末
液体	気体	ビール, 炭酸飲料, ホイップクリーム, ソフトクリーム	泡
	液体	生クリーム, マヨネーズ, バター, 牛乳中の脂肪球	エマルション
	固体	味噌汁, スープ, ジュース, 牛乳中のカゼインミセル	サスペンション
	固体	ソース, デンプンペースト, ポタージュ	ゾル
	固体	ゼリー, 水ようかん, ババロア	ゲル
固体	気体	パン, クッキー, スポンジケーキ, マシュマロ, 各種乾燥食品	固体泡
	液体	吸水膨潤した乾燥食品(凍り豆腐, 寒天), 煮物, 生体組織	ゲル
	固体	冷凍食品, 砂糖菓子(薬の錠剤, 色のついたガラスや宝石)	固溶体

きく影響する。以下では, コロイドが形成するサスペンション・エマルションおよびゾル・ゲルといった状態についてそれぞれ述べる。

10.1.1 ◇ サスペンション・エマルション

サスペンションは懸濁液ともよばれ, 液体(分散媒)に対して, 固体微粒子(分散質)が分散している状態を指す(図10.3)。サスペンションには果実の搾汁液などがあげられる。この場合, 液体は水, 固体微粒子は

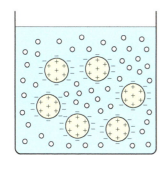
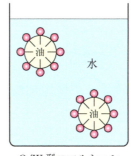
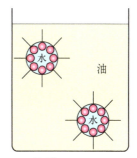

| 図10.3 | サスペンション（懸濁液） | 図10.4 | 水中油滴型（O/W）エマルションと油中水滴型（W/O）エマルション |

果汁に含まれる食物繊維（ペクチン，セルロース，リグニンなど）である。**エマルション**は乳濁液ともよばれ，互いに混ざりあわない液体の一方が両親媒性物質の作用によって液滴となり，もう一方の液体に分散している状態を指す。こうした作用をもつ両親媒性物質を乳化剤とよぶ。図10.4に示すようにエマルションには，水の中に油滴が分散した水中油滴型（oil in water, O/W）エマルションと，油の中に水滴が分散した油中水滴型（water in oil, W/O）エマルションとがある。食品におけるO/Wエマルションの例としてはマヨネーズ，W/Oエマルションの例としてはバターなどがあげられる。エマルションやサスペンションのテクスチャーは，分散質のサイズや濃度（体積分率）などによって異なる。

　タンパク質や多糖類などの高分子を水に分散させると，分子1個でコロイド粒子の大きさをもち，コロイド溶液となる。ほかに，親水基と疎水基をあわせもつ分子が複数集まり，疎水基の部分どうしを内側（または外側）に，親水基の部分を外側（または内側）に向けるようにしてコロイド粒子をつくる場合がある。その集合体を**ミセル**とよぶ。カゼインは牛乳タンパク質で，牛乳中ではミセルを形成している。エマルションは，乳化剤によって液滴を含むミセルを形成している。

　コロイド粒子が分散してから沈殿または浮上する速度が遅く比較的安定な状態で存在できるのは，コロイド粒子がすべて同じ電荷を帯びており，粒子どうしが反発しあっているためである。

10.1.2 ◇ ゾル・ゲル

　液体を分散媒，固体を分散質とする分散系のうち，流動するものを**ゾル**（sol），流動しないものを**ゲル**（gel）という。表10.1に示したように，ゾルにはソース，デンプンペースト，ポタージュなどが，ゲルにはゼリー，水ようかん，ババロアなどが該当する。ゲルには限りなく液体に近いものがあり，ゾルと区別するには，試験管のような容器に入れた試料を，逆さまにしたときに流れ落ちればゾル，流れずに試験管の底にとどまっていればゲル，と判別する方法がとられる。しかし，ある程度の時間が

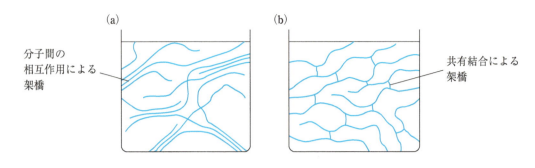

図10.5 物理ゲル(a)と化学ゲル(b)

経過すれば流れ出す試料もあるため，ゾルかゲルかの判定が観測者によって異なることもありうる。

直鎖状の多糖類が水に分散し溶液となったゾルは粘性が高く，とろみ剤や増粘剤として，すなわちテクスチャー改良剤として使用される。一方，多糖類やタンパク質が水に分散するとゲルを形成する場合があり，寒天やゼラチンは代表的なゲル化剤として昔からよく使われている。また，米飯や豆腐，肉，野菜なども水を多量に含むゲルとみなすことができる。近年のえん下困難者用食品の需要増加にともない，ゲル化剤を用いて固めた食品のテクスチャー評価が求められている。

ゾルについてはその流動挙動，ゲルについてはその変形・破断挙動がテクスチャーに大いに関係する。

ゲルには物理ゲルと化学ゲルの2種類がある。**図10.5**にゲルの構造を模式的に示す。(a)が物理ゲルであり，線状高分子が水素結合やファンデルワールス力のような化学結合以外の二次的な力で結合して架橋を形成し，網目構造をつくっている。これに対し，(b)は化学ゲルであり，線状高分子が共有結合によって結合して架橋を形成し，網目構造をつくっている。いずれも架橋により網目状となった巨大分子が溶媒（食品では水）を取り込むことで形成される。

食品における物理ゲルの例は，カラギーナンやアガロースのゲルで，多糖類分子が規則的な形態をとり会合して架橋を形成すると考えられている。天然の糖やタンパク質からなるゲルの多くは物理ゲルである。一方，化学ゲルの例は加硫した天然ゴムで，天然ゴム溶液が加硫により硫黄原子が天然ゴムの分子どうしを結びつけて架橋を形成する。また，生化学などの実験においてタンパク質やDNAの電気泳動に用いられるポリアクリルアミドゲルも化学ゲルである。

10.2 ◆ ガラス状態

ガラス状態は，食品を構成している成分が結晶を形成していないにもかかわらず，内部の分子の運動が抑えられることで形成される非常に安定した固形状態を指す（図10.6）。キャンディ，クッキー，せんべい，スナック菓子などがガラス状態の食品である。アメ細工では，高温で軟らかくなった状態のアメを使って成形するが，それが冷めて固くなったものがガラス状態のアメである。このように高温から低温にしていくことでガラス状態に変化する現象をガラス転移，そのときの温度をガラス転移温度という。

ガラス状態は，固体状態のためパリッとした食感を示すが，吸湿するとガラス状態から変化して軟らかい状態になる。後者は湿ったせんべいやスナック菓子のように，好まれない食感である。

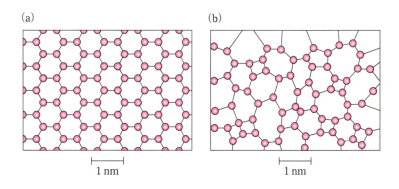

図10.6 結晶状態（a）とガラス状態（b）

10.3 ◆ 力学的性質

食品のほとんどは粘性と弾性の両方をあわせもつ。粘性と弾性の両方をあわせもつ性質を**粘弾性**，粘弾性を示す物体を**粘弾性体**とよぶ。粘弾性は品質管理・評価のうえでも重要であるため，盛んに調べられており，テクスチャーにも大きく影響する。粘弾性は機器測定が可能であり，測定で得られるさまざまなパラメーターをテクスチャーと照らしあわせるということがなされている。

以下では弾性，粘性それぞれについて説明した後，粘弾性の評価法および具体的な測定例を示す。その後で，食品が大きく変形して破壊されるとき（大変形）について紹介する。

10.3.1 ◇ 弾　性

物体に力を加えると変形する。力は物体の面に対して作用するが，そ

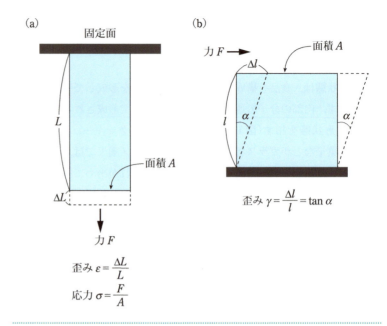

図10.7 直方体の伸長変形(a)とずり変形(b)

の力は面の大きさにより変化してしまうため，面の違いによる影響をなくすために応力(外部からの力に対して物体の内部にはたらく抵抗力)が弾性を評価する際の力の指標として用いられる。応力はσで表され，単位面積当たりの力で定義される。また変形の量は元の大きさに対してどの程度変化したかの比で表し，歪み(ひずみ)とよぶ。食品の弾性を評価するときのパラメーターは，応力と歪みおよび以下で説明するヤング率，剛性率，ポアソン比である。

変形の例として，直方体に力を加えたときに伸長する様子を図10.7(a)に示す。応力σにより歪みεが生じ，その応力を除くと変形がただちに元に戻る場合，応力と歪みは比例し，比例定数Eを用いて$\sigma = E\varepsilon$と書ける。Eは伸長弾性率(ヤング率)とよばれる定数で，物体の変形しにくさを表す。

別の変形として，直方体にかかるずり変形を図10.7(b)に示す。ずり変形は直方体の1組の平行な面に沿って力を加えるときの変形である。このときの応力は固定した面に沿って作用する力をその面積で割った値となる。応力σで歪みγが生じ，またその応力を除くと変形がただちに元に戻る場合も応力と歪みは比例し，比例定数Gを用いて$\sigma = G\gamma$と書ける。ここで，Gは剛性率とよばれる定数で，ずり変形のしにくさを表す。実際には応力と歪みが比例関係にあるのは変形が微小なときのみで，変形が大きいときにはヤング率E，剛性率Gは応力または歪みに依存するようになる。応力と歪みの関係を示す応力－歪み曲線が歪みの増大とともに下に凸となる場合は歪み硬化とよび，上に凸となる場合は歪み軟化とよぶ。歪みは無次元の量なので弾性率の単位はN/m^2またはPaと

なる。

物体を一方向に伸ばすとき、側面の方向には縮む。丸い棒の形状の物体（半径r，長さl）をΔlだけ伸ばしたとき，半径がΔrだけ縮むとすると，伸び歪みは$\Delta l/l$，側面の収縮歪みは$-\Delta r/r$と書ける。伸び歪みと収縮歪みの比νをポアソン比という。νは$|(収縮歪み)/(伸び歪み)|$で表し，0から0.5の値を示す。ゴムやゼリーのような圧縮できない食品では0.5に近い値，コルクやスポンジケーキのような多孔性の食品では0に近い値を示す*2。

10.3.2 ◇ 粘　性

食品は固形のものばかりではなく，液体や10.1節で説明したサスペンション・エマルションやゾルの状態であるものも多い。これらの状態の食品の特徴はその粘度である。液体では，応力は歪みの量ではなく歪みの変化速度に依存する。図10.8のようにずり変形させたときのずり応力σと歪みγの速度（ずり速度）$\dot{\gamma}=du/dy$が比例関係にある液体をニュートン液体とよぶ（図10.9(a)）*3。水や油はニュートンの粘性法則に従う流体，すなわちニュートン流体として知られている。

液状の食品にはニュートン流体でないものも多く，それらを非ニュートン流体とよぶ。大多数の非ニュートン流体においては，ずり速度の増加につれて，粘度は減少する（図10.9(b)）。このようなずり速度の増加によって食品が流れやすくなる現象をずり流動化という。これに対して，ずり速度の増加につれて，粘度が増加する現象をずり粘稠化という（図10.9(c)）。

一定の応力を加えないと流れ出さないような非ニュートン流体もあり，変形させるのに必要な応力を降伏応力という。例としてビンガム流体があり，ある一定の値以上のずり応力を加えるまで流動しないが，降伏応力以上のずり応力に対してはニュートン流体のようにふるまう（図10.9(d)）。降伏応力以上の応力で流動し，力を除いても元に戻らな

*2　ヤング率E，剛性率G，ポアソン比νの間には$E=2(1+\nu)G$の関係があり，ポアソン比が0.5である場合は$E=3G$となる。

*3　$\dfrac{du}{dy}=\dfrac{dx/dt}{dy}=\dfrac{dx/dy}{dt}=\dfrac{d\gamma}{dt}=\dot{\gamma}$より$\dfrac{du}{dy}=\dot{\gamma}$となる。ニュートン流体においては，$\sigma=\eta\dot{\gamma}$（$\eta$は定数）である。

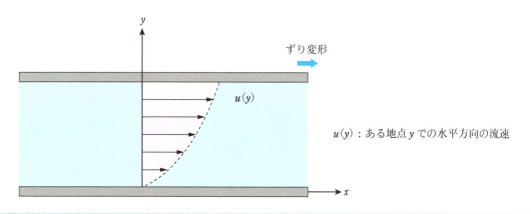

図10.8 ｜ x軸方向のずり流動

$u(y)$：ある地点yでの水平方向の流速

Column

口腔内のずり速度と粘度感知

1968年のWoodの研究によると，官能評価で同じ粘性であると判断されたニュートン流体のシロップの粘度と，非ニュートン流体のスープの粘度をさまざまなずり速度で測定したところ，約 $50\ s^{-1}$ のずり速度で交差したことから，人が液状食品を飲み込むときのずり速度は約 $50\ s^{-1}$ であるとされた。しかし，その後の研究によると，粘度の高い液状食品は約 $10\ s^{-1}$ または $10\ s^{-1}$ 以下の低いずり速度で，粘度の低い液状食品は高いずり速度（$100\ s^{-1}$ 以上），低いずり応力（約10 Pa）で摂取されるとの報告がある。

消費者庁が指定する特別用途食品に，とろみ調整用食品がえん下困難者用食品として2017年に加えられ，その許可基準が設けられた。コーンプレート型回転粘度計を用いて，ずり速度を $50\ s^{-1}$ に設定して得られる粘度を指定している。

規格基準は以下の粘度要件と性能要件を満たすものとされている。

[粘度要件]

平均粘度（mPa・s）	100	400
添加濃度（%）*	0.1以上1.5未満	1.5以上4.0未満

＊蒸留水に対する添加濃度

[粘度要件]
(a) 溶解性・分散性：当該食品で調整する際，10℃，20℃および45℃において，5 mm以上の不溶解物の塊（だま，表面部分のみが吸水して中心部まで溶媒が浸透せず，膨潤・水和が不十分な状態）が認められないこと。
(b) 経時的安定性：当該食品で調整30分後の粘度が，調整10分後の粘度の±15%以内であること。
(c) 唾液抵抗性：当該食品で調整後，アミラーゼを添加し，30分後の粘度が，アミラーゼ無添加の粘度の75%以上であること。
(d) 温度安定性：当該食品で調整後の10℃，45℃の粘度がそれぞれ20℃の粘度の±35%以内であること。

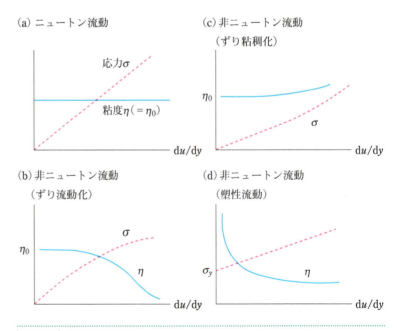

図10.9 さまざまな粘性
［西成勝好ほか 編，食感創造ハンドブック，サイエンスフォーラム（2005），p. 166, 図5］

いという塑性の特徴をもつ流動であるため，塑性流動ともよばれる。降伏応力は分散質が気体の泡沫においてもみられ，ホイップクリームが「硬い」ようにふるまい，静置していると形を保っていられるのはこの降伏応力による。エマルションのマヨネーズも降伏応力以上の力が加わらない限り流れない。

　ホイップクリームは気泡が小さい，すなわち細かい泡沫の方が「硬い」ようにふるまう。マヨネーズでは同じ配合であれば，マヨネーズ中の油滴が小さいものの方が「硬い」ようにふるまう。電動に比べて手動の攪拌で作製したマヨネーズは油滴が大きくなりやすい。プラスチック容器に充填された市販のマヨネーズの平均粒径は2〜3 μmである。

　マヨネーズやケチャップは高速で流動させると粘度が低下するが，静置によって粘度が回復する。この現象をチキソトロピーとよぶ。チキソトロピーは，ずり速度だけでなく時間にも依存する現象である。一方，静置しただけでは粘度はほとんど回復しないが，遅い流れを加えると粘度の回復が加速される現象をレオペクシーとよぶ。レオペクシーは時間にも依存するずり粘稠化である。ダイラタンシーは，ずり速度の増加とともに粘度が増加する現象のことを指し，そのような流体をダイラタント流体とよぶ。デンプン濃厚分散液がダイラタント流体の例である。

10.3.3◇粘弾性

　粘弾性とは粘性と弾性の両方をあわせもつ性質である。金属やセラミックのような固体では，微小な歪みに対してフックの法則に従う応答を示し，応力は歪みに比例して大きくなり時間に依存しない。一方，液体の応答は時間に依存し，応力は歪みの速度に比例して大きくなり，歪みの量には依存しない。粘弾性体の応力は時間と歪みの両方に依存する。

　粘弾性は応力緩和やクリープにより確認できる。完全な弾性体では歪みが与えられるとただちにそれに対応する応力が発生し，その値は時間によらず一定であるが，粘弾性体では時間とともに応力が徐々に減少する。この現象を応力緩和という。一方，一定の荷重を与えたときに歪みが時間とともに増加していく現象をクリープという。以下に述べる，動的粘弾性測定での貯蔵弾性率および損失弾性率と周波数との両対数プロットはその物質の粘弾性を特徴づける情報を与える。

　応力緩和やクリープの測定は，静的粘弾性測定とよばれる。一方，周期的に変化する応力あるいは歪みを与えたときに，どのような歪みあるいは応力が生じるかを調べる方法は動的粘弾性測定とよばれる。

　物体に正弦波的な応力あるいは歪みを与えると，物体は与えられた応力あるいは歪みと同じ周波数の振動をする。理想的な弾性体であれば，これによって生じる歪みあるいは応力は位相のずれがなく，与えられた応力あるいは歪みと同位相で振動する（**図10.10**(a)）。振動で与えられた仕事は力学的エネルギーとして保存され，そのエネルギーは変形のた

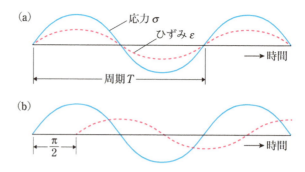

図10.10 理想的な弾性体(a)と粘性体(b)における応力(実線)と歪み(点線)の正弦的変化

めに利用される。理想的な粘性体では応力と歪みの位相がπ/2ずれており，与えられた仕事はすべて熱エネルギーになり損失する（**図10.10**(b)）。粘弾性体では粘性があるために，位相のずれが生じ，与えられたエネルギーの一部は熱エネルギーとして損失される。歪みと同位相の応力成分を歪みの大きさで除したものを貯蔵弾性率，歪みより位相がπ/2だけ進んだ応力成分を歪みの大きさで除したものを損失弾性率という。貯蔵弾性率は弾性項であり，損失弾性率は粘性項である。縦振動により得られる弾性項と粘性項をそれぞれ貯蔵ヤング率と損失ヤング率とよび，E'とE''とで表す。ずり振動により得られる弾性項と粘性項をそれぞれ貯蔵剛性率と損失剛性率とよび，G'とG''とで表す。なお，図10.10は理想的な固体（弾性体）(a)と液体（粘性体）(b)における結果であり，実際の食品（粘弾性体）では点線が(a)と(b)の中間にくることが多い。

　動的粘弾性測定では，与える振動の周波数によっては短時間で動的弾性率を測定することや，測定時に与える変形を微小で済ませることも可能であることから，変形による物質の変化を最小限に抑えることができ，時々刻々変化する食品の粘弾性挙動を調べるのに適している。例えば，豆乳ににがりを添加した後に形成される豆腐の硬さの変化を見ることができる。

　また，動的粘弾性測定はゲルかゾルかの判定にも有効である。液状，半固形状食品の貯蔵剛性率G'および損失剛性率G''の振動の角周波数依存性を調べると，希薄溶液，濃厚溶液，降伏応力のある液体，ゲルでは**図10.11**のような違いがみられる。希薄溶液では，G'よりもG''の方が常に大きく，周波数の増加にともないG'もG''も著しく増加する（**図10.11**①）。濃厚溶液では，低周波数領域においてG'の方がG''より小さいが，高周波数領域ではG'の方がG''より大きくなる（**図10.11**②）。降伏応力のある液体では，広い周波数範囲においてG'の方がG''より大きく，G'もG''もわずかに周波数依存性を示し，周波数の増加によりわずかに増加する（**図10.11**③）。キサンタンガムの溶液が，降伏応力のある液体の典型的な例である。キサンタンガムは増粘剤として，ソースや

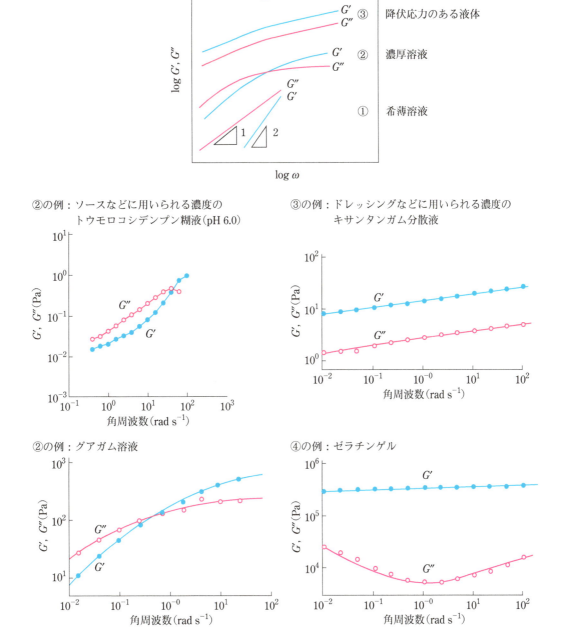

図10.11 液状,半固形状食品の貯蔵剛性率 G' および損失剛性率 G'' の角周波数依存性

ドレッシングなどに利用されている。ゼリーなどのゲルでは,G' の方が G'' より1桁程度以上大きく,G' も G'' も周波数依存性がなく,特に低周波数領域で G' が平坦部を示す(図10.11④)。このようなゲルにおいては,ある程度以上のずり応力を加えると,マクロにもゲルが破壊されてしまい,網目構造も破壊されてしまうので,流動させて再び G' と G''

の周波数依存性を測定することはできない。

10.3.4 ◇ 大変形

　形状を保持できる食品について，一定の速度で伸張・圧縮して破壊に至るまでの応力−歪み曲線を測定すると，破壊時の応力と歪みが得られる。破壊時の応力（破壊応力）は，弾性率とは異なる硬さの指標である。破壊時の歪み（破壊歪み）は，食品のもろさ，伸びやすさに関係し，破壊歪みが小さいほどもろく，大きいほど伸びやすい，しなやかな食品といえる。物質を変形していくとわずかな変形では力を除くと元に戻るが，さらに変形させて弾性限界を越えると力を除いても元に戻らず永久変形を生じ，破壊に至ることがある。このような変形を塑性変形とよぶ。一方，永久変形を生じずに破壊に至る破壊挙動もあり，ゼラチンゲルや寒天ゲルにみられる（**図10.12**）。破壊に至るまでの応力−歪み曲線において，歪みゼロから破壊歪みまでの曲線の下の面積は，破壊に要するエネルギーに相当し，破壊エネルギーとよばれる。この場合の単位はJ/m^3となる。破断エネルギーは「硬さ」と相関が高いとして，破壊応力と同様に硬さの指標とされることがある。

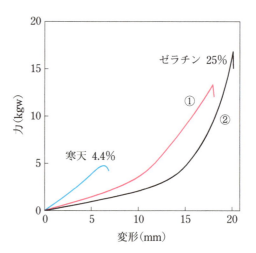

| **図10.12** | **寒天（4.4%）ゲルまたはゼラチン（25%）ゲルを圧縮するときの力と変形の関係**

寒天ゲルやゼラチンゲルでは破壊時に力が最大となる。塑性変形を示す破壊では，破壊に至るまでに力の極大がみられ，その後は再び力が増加し，ある点で破壊が生じる。ゼラチンでは，①と②の曲線が約50%ずつの確率で観測された。試料中のわずかな気泡や傷などの構造欠陥が破壊挙動に影響を及ぼした例である。試料の形状は直径20 mm，高さ30 mmの円柱，圧縮速度は10 mm/min，測定温度は15℃。
［西成勝好ほか 編，食感創造ハンドブック，サイエンスフォーラム（2005），p. 160，図9］

10.4 ◆ テクスチャー

10.4.1 ◇ テクスチャーとは

　テクスチャーは食品の物理的性質を人が感知した結果であり，食品とヒトの両方の要因が絡みあうため，その評価は難しい。呈味成分のように甘い，苦いといった特定の言葉で表現しにくいことも評価を難しくしている。官能評価では言葉でテクスチャーを表現することになるが，頻繁に調べられているであろう「硬さ」を例にとってみても，食品の力学的性質には弾性率や破断応力，破断エネルギーなど複数の指標が存在するため，ヒトにとっての「硬い」という感覚がどの硬さの指標と対応しているのかが問題になる。また，そもそもそれらの物性値でテクスチャーを評価できるのかという問題もある。咀嚼(そしゃく)のように食品を繰り返し圧縮し，そのときの荷重値の変化を調べることを**テクスチャープロファイルアナリシス**(texture profile analysis, TPA)という。TPAでの硬さ(hardness)は「1回目の破断時の荷重」と定義されているが，これは食品の大きさや形状に左右される値である。TPAでの硬さは物質固有の値(物性値という)ではなくてもテクスチャーと関係があるため，同一条件で測定すればテクスチャーの評価・制御に利用できる。実際にえん下困難者用食品の許可基準はTPAで得られる数値を採用している。将来的には，測定で得られるさまざまな物性値とテクスチャーとの関係を明らかにしていくことで食品の組成や構造に基づいてテクスチャーを制御することができると考えられるが，現在はそこまでには至っていない。

10.4.2 ◇ テクスチャープロファイルアナリシス(TPA)

　テクスチャーの代表的な評価方法は，食品を2回繰り返し圧縮する試験によって得られる力と変形の関係から，口腔内で感知される力学特性を評価する方法である。この方法が最初に提案された試験では，ヒトの歯に似た治具を並べた「歯」が上から下へ弧を描いて降りるという食品咀嚼の模擬実験において，その「歯」にかかる力を検出するというものであった。しかし，簡単のため材料試験において汎用されている一軸圧縮試験機に置き換えた実験方法が多く採用されるようになっている。

　一軸圧縮試験機で行う2回繰り返し圧縮試験では，台の上に設置した固体または半固体試料をプランジャーで圧縮する，あるいは試料より面積の小さいプランジャーを貫入させることにより，力と変形の関係を観測する(**図10.13**(a))。プランジャーの最下端と台との距離をクリアランスとよぶ。プランジャーが降下し試料と接触すると力が検出され始め，さらに降下すると力は徐々に増加する。最大の力を示した後，試料が壊れると力は減少し始める(**図10.13**(b))。あらかじめ設定したクリアランスの位置まで降下した後，プランジャーを引き上げると，プランジャー

> **Column**
>
> ## テクスチャーの研究に基づいた商品化
>
> テクスチャーの研究成果をもとに商品化した例としてはグミ菓子や裂きチーズ，うどん，冷麺，ビスケットなどがある。いずれも条件を変えて試験的に作製した食品についてTPAで評価を行い，その結果と実際の官能評価などによる結果をあわせて，商品化に成功している。当然ながら，テクスチャーだけではなく，味そのものも重要である。また，食品の温度や，食品を摂取する温度・湿度などといった環境も味覚に影響する。
>
> テクスチャーは比較的新しい研究分野であり，これを意識した新しい食品の開発が盛んに行われている。また，高齢者の誤えんを防ぎながら，おいしく，栄養面でも優れ，健康増進に役立つような食品が求められていることもあり，テクスチャーに関する研究は現在盛んに行われている。

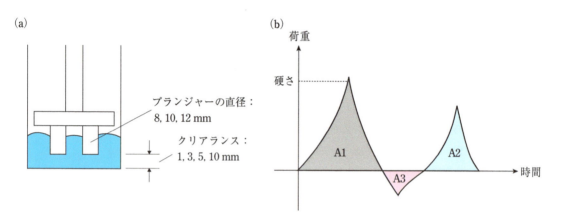

図10.13 一軸圧縮試験の模式図（a）および測定により得られる荷重と時間の関係（b）
プランジャーの形に決まりはなく，あくまでも一例である。

に付着した試料から下へ引き戻すような力がはたらく。引き上げた後に再度プランジャーを降下させるとクリアランスより上まで変形が回復している試料では，降下にともない最初の降下の場合と同様に力が検出される。

2回繰り返し圧縮試験で評価できる性質は，硬さ（hardness），もろさ（brittleness），付着性（adhesiveness），凝集性（cohesiveness）などである。硬さは1回目の圧縮をしていくときに示される最大の力と関係し，もろさはA1のピークの位置，破壊歪みと対応している値と関係する。食品によってはA1のピークの前に小さなピークが現れ，これをもろさとよんでいる場合があるので注意を要する。付着性は面積A3と定義されている。A3はプランジャーを持ち上げるときに試料から引き戻される力に起因すると考えられる。せんべいやクッキーなどは破壊後に砕片となってプランジャーにくっつかなければ付着性の値はゼロに近くなり，米飯や納豆などはプランジャーを引き戻そうとする力がはたらき，この値は大きくなる。凝集性はA2/A1で定義されていて，A2＝A1，すなわ

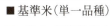
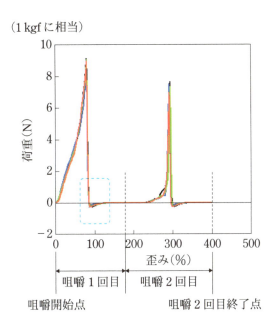
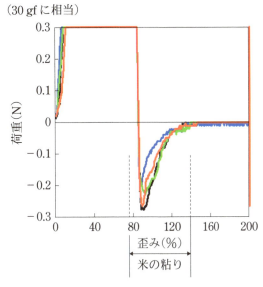

図10.14 一軸圧縮試験による米飯のテクスチャーの測定例
右図は左図の点線で囲んだ部分の拡大図。
［一般社団法人 おいしさの科学研究所 理事長 山野善正氏の私信による］

ち凝集性が1となるゴムのような試料は食品構成要素のつながりが強いとか，まとまりが良いなどと解釈されている．しかし，これは食品自体が形状を保っているものに限り言えることで，容器に入れた液状食品について凝集性の値を求めて議論すべきではない．

図10.14に米飯の測定例を示す．付着性が大きい米飯を一般的に日本人が好むために，米の品種評価に用いている例である．右側の拡大図に示すように，品種により付着性が異なることがわかる．基準米のA3の形，すなわち付着性を再現するブレンド割合を検討し，再現できた割合でブレンド米として商品化された．しかし，付着性のみで米飯の好ましさを一概に表現できるとは限らないため，官能評価を含めた他の評価法による結果とあわせて総合的に判断する必要がある．

2回繰り返し圧縮試験を行う機器は，テクスチュロメータとよばれる．特別用途食品であるえん下困難者用食品には，テクスチュロメータで測定した硬さ，付着性，凝集性についての基準値が設けられている（次頁のコラムを参照）．

Column

えん下困難者用食品の硬さ，付着性，凝集性の基準値

　試料を直径 40 mm，高さ 20 mm（試料がこぼれる可能性がない場合は高さ 15 mm でも可）の容器に高さ 15 mm に充填し，直線運動により物質の圧縮応力を測定することが可能な装置を用いて，直径 20 mm，高さ 8 mm の樹脂性のプランジャーを用い，圧縮速度 10 mm/s，クリアランス 5 mm で 2 回圧縮測定する。測定は，冷たくして食するまたは常温で食する食品は 10±2℃ および 20±2℃，温かくして食する食品は 20±2℃ および 45±2℃ で行う。

　このときの硬さは，単位体積当たりの力で示されており，プランジャーの底面積から算出しているが，試料を充填するカップはプランジャーよりも大きく，プランジャーのまわりにも試料が接触する形で試験される。そのため，試料にプランジャーを侵入させる際にプランジャーにかかる抵抗は，厳密にはプランジャーの床面積にかかる力だけとはいえず，物性として議論するにはかなり複雑な要因を考慮する必要がある。

規格[1]	許可基準I[2]	許可基準II[3]	許可基準III[4]
硬さ （一定速度で圧縮したときの抵抗） （N/m^2）	$2.5×10^3 \sim 1×10^4$	$1×10^3 \sim 1.5×10^4$	$3×10^2 \sim 2×10^4$
付着性（J/m^3）	$4×10^2$ 以下	$1×10^3$ 以下	$1.5×10^3$ 以下
凝集性	$0.2 \sim 0.6$	$0.2 \sim 0.9$	―

[1] 常温および喫食の目安となる温度のいずれの条件であっても規格基準の範囲内であること。
[2] 均質なもの（例えば，ゼリー状の食品）
[3] 均質なもの（例えば，ゼリー状またはムース状などの食品）。ただし，許可基準Iを満たすものを除く。
[4] 不均質なものも含む（例えば，まとまりのよいおかゆ，軟らかいペースト状またはゼリー寄せなどの食品）。ただし，許可基準Iまたは許可基準IIを満たすものを除く。

第11章

食品の機能性

11.1 ◆ 食品の保健的利用を管理する法律

11.1.1 ◇ 食品の分類と保健機能食品の位置づけ

　私たちが摂取する飲食物は，厚生労働省「医薬食品局」によって監督されており，食品と医薬品に区分されている（図11.1）。医薬品などは「医薬品，医療機器等の品質，有効性及び安全性の確保等に関する法律（医薬品医療機器等法）」（旧 薬事法）に規定されている。食品は「食品衛生法」[*1]に規定され，食品衛生法の遵守の下に安全性が担保されている。健康食品は，広く健康の保持又は増進に係る効果などを表示して販売される食品全般を指す（健康食品は便宜的に利用している名称であって，日本では法律で定義されていない）が，健康食品の中でも，食品の三次機能（生体調節機能）による疾病予防や健康の維持・増進が期待できる旨の機能性の表示（ヘルスクレーム）ができるものが**保健機能食品**（Food

*1　食品衛生法については，12.1節を参照。

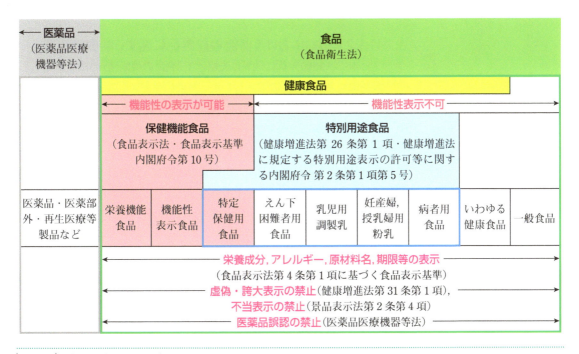

図 11.1　保健機能食品の位置づけ
カッコ内は規定する法律・法令。医薬品医療機器等法は医薬品，医療機器等の品質，有効性及び安全性の確保等に関する法律，景品表示法は虚偽誇大表示や不当景品類及び不当表示防止法。

*2 食品表示法：食品の表示は従来，食品衛生法，JAS法（旧 農林物資の規格化及び品質表示の適正化に関する法律）および健康増進法の3つの法律で定められており，非常に複雑であったことから，食品の表示に係る規定を一元化した法律であり，消費者庁の管轄にある。事業者にも消費者にもわかりやすい表示を目指した具体的な表示ルールが食品表示基準に定められている。

*3 健康増進法：我が国における急速な高齢化の進展および疾病構造の変化にともなう，国民の健康維持と現代病予防を目的として制定された法律であり，厚生労働省の管轄にある。国民の栄養の改善その他の国民の健康の増進を図るための対策などによって，国民保健の向上を図ることを目的としている。

*4 特定領域研究：日本の学術研究分野の水準向上・強化につながる研究領域，地球規模での取り組みが必要な研究領域，社会的要請の特に強い研究領域を特定して，一定期間，研究の進展などに応じて機動的に推進し，対象となる研究領域を格段に発展させることを目的として行われる研究である。

with Health Claims, FHC）であり，「食品表示法」*2 および食品表示基準内閣府令第10号に規定されている。現在，日本における保健機能食品は，**特定保健用食品**（Food for Specified Health Uses, FOSHU），**栄養機能食品**（Food with Nutrient Function Claims, FNFC），**機能性表示食品**（Food with Function Claims, FFC）の3つである。このうち，特定保健用食品は，特別用途食品（11.1.3項D）の1つとして位置づけられており，「健康増進法」*3 第26条第1項（旧 栄養改善法）・健康増進法に規定する特別用途表示の許可等に関する内閣府令第2条第1項第5号にも規定されている。一方，健康食品のうち，保健機能食品以外が"いわゆる健康食品"であり，栄養補助食品，健康補助食品，栄養調整食品などが該当する。

食品の販売にあたっては，食品表示法（平成25年法律第70号）第4条第1項の規定に基づく食品表示基準（平成27年内閣府令第10号）に則って，栄養成分や原材料名，期限などについて，必要な表示を行わなければならない。保健機能食品の健康保持増進効果の表示について，その保健の効果を超えて過剰な効果を表示した場合は，健康増進法に抵触する（11.1.4項参照）。健康食品全般において，実際のものより著しく優良または有利であると誤認させる表示は，食品表示法違反となり，機能や効果，また有効成分の含有量などの範囲を超えて誇大に表示した場合は，「不当景品類及び不当表示防止法（景品表示法）」によって罰せられる。また，たとえ保健機能食品であっても，その食品の摂取だけで治療効果があるような表示をした場合，医薬品医療機器等法にも違反する。そのため，食品の表示については詳細な理解が必要である。

11.1.2 ◇ 日本における保健機能食品に関する制度の変遷

日本では1980年代に世界に先駆けて「食品の機能性」の概念が誕生し，保健機能食品制度の創設が行われ，社会のニーズにあわせて変遷を遂げている（**表11.1**）。第二次世界大戦後の高度経済成長とともに，食料不足や栄養失調などの問題が解消された後，1980年代には飽食の時代が到来し，その弊害として偏食や栄養過多などを要因とする生活習慣病が社会問題となった。そして，医療費の高騰などを背景として国民の健康に対する関心が高まり，食生活の改善によって身体の機能を調節し，生活習慣病を予防しようという考え方が広まった。一方，食品による生体調節機能が明らかにされ，さらに，規制緩和の流れや食薬区分の見直しによって，食品に機能性をうたうことが可能となった。一方で，いわゆる健康食品に関する情報が氾濫し，消費者への不正確な情報提供や不適切な表示などによる健康危害の問題を解決する必要性が出てきた。

そのような背景から，文部省（現 文部科学省）特定領域研究*4「食品機能の系統的解析と展開（1984〜1986年）」が実施され，その成果に基づき，食品の「三次機能」という概念が提唱された。すなわち，栄養機能を一次機能，おいしさ，色，香り，テクスチャーなどの感覚機能を二

| 11.1 | 食品の保健的利用を管理する法律 | 199

表11.1 **保健機能食品に関する制度の変遷**
[内閣府，「特定保健用食品」制度のあゆみを参考に作表]

年	月	内　　容	管轄
1984年～1986年		特定領域研究「食品機能の系統的解析と展開」の実施 食品の三次機能（生体調節）の提唱：「機能性食品」の出現	文部省
1988年～1990年		第二次特定領域研究「食品の生体調整機能の解析」の推進	
1991年	7月	「特定保健用食品制度」の施行（「特別用途食品」の1つとして位置付け）：栄養改善法第12条及び施行規則の一部改正 「機能性食品」から「特定保健用食品：個別許可型」へ	厚生省
1993年	6月	特定保健用食品標示許可第1号誕生（2品目） ・（株）資生堂「ファインライス」　・森永乳業（株）「低リンミルクL.P.K.」	
2001年	4月	「保健機能食品制度」の施行（「栄養機能食品」の制定：規格基準型） 医薬品の範囲に関する基準の改正：錠剤，カプセルなどの形状規制が外れる	厚生労働省
2003年	5月	健康増進法の施行により，栄養改善法廃止	
	7月	食品安全基本法の制定により内閣府「食品安全委員会」が発足 特定保健用食品の「新規関与成分，保健の用途」などの申請に係る安全性について審議 再許可等申請制度の導入：リニューアルなど軽微な変更やOEM申請	
2004年	7月	コーデックス「栄養および健康強調表示の使用に関するガイドライン」の採択	
2005年	2月	特定保健用食品の区分拡大：「条件付き特定保健用食品」，「疾病リスク低減表示」，「規格基準型」の新設	
	7月	コーデックス「健康強調表示の科学的実証に関する勧告」の採択	
2009年	9月	厚生労働省から消費者庁へ移管 審議会機能については，内閣総理大臣の諮問を受け答申を行う形として，消費者委員会に設置	消費者庁
2013年		機能性表示食品制度の先行モデル「農林水産物やその他加工品の開発，機能性をもつ農林水産物・食品開発プロジェクト」の展開 「北海道食品機能性表示制度」の施行	
2015年	4月	食品表示法の施行：「機能性表示食品制度」の施行	

次機能とし，それらに加えて，生体調節機能（生体防御，疾病の予防・回復，体調リズムの調整，老化抑制など）を三次機能とし，三次機能を有する食品が**機能性食品**（functional food）と定義された。この特定領域研究を機に，食品の三次機能研究が一層盛んになり，1991年に栄養改善法および同施行規則の一部改正により食品の三次機能の表示制度として世界初となる「特定保健用食品制度」が施行され，食品の機能性表示が可能となった。2年後の1993年に，アトピー性皮膚炎患者を対象とした低アレルゲン化米[*5]，および食事由来のリンの摂取を制限されている慢性不全患者を対象とした低リンミルク[*6]が特定保健用食品，いわゆる「トクホ」として誕生した。ただし，これらは病人が摂取することを目的とした食品であり，1997年には特定保健用食品から個別許可型の病者用食品に移行した。

　その後，薬事法に基づく医薬品の判断基準の緩和により，ビタミン，ミネラルおよびハーブ類について，摂取量あるいは形態による制限が撤廃され，錠剤，カプセルなどの形状が食品で認められた。その結果，2001年には新たに保健機能食品制度が発足し，特定保健用食品は形状

[*5] 低アレルゲン化米：米をタンパク質分解酵素で処理し，アレルゲンの1つであるグロブリンを分解し，ほぼ100％除去したもの。（株）資生堂と東京大学農学部，横浜市立大学医学部の共同研究により開発された。

[*6] 低リンミルク：慢性腎不全患者向けのミルクとして，リン（牛乳の約1/5），カリウム，ナトリウムを低減した粉ミルクで，森永乳業（株）が開発した。現在では，カルシウム，鉄，各種のビタミンが配合されている。

＊7　OEM (original equipment manufacturer)申請：他社ブランドですでに特定保健用食品として申請・許可された商品と同じ内容（関与成分および機能）のものを自社ブランドで申請すること。

＊8　コーデックス：「食品規格」を意味するラテン語「コーデックス・アリメンタリウス(Codex Alimentarius)」に由来する，国際的な食品規格のこと。コーデックス委員会はFAOとWHOが1963年に設立した，食品の国際基準を作る組織で，さまざまな食品に関連する問題について29の部会に分かれて規格・基準等の策定のための検討を行っている。我が国もコーデックス委員会に参加している。

＊9　健康強調表示の科学的実証に関する勧告は「栄養及び健康強調表示の使用に関するガイドライン」を補足する勧告として，2009年に採択された。健康強調表示をする際の科学的根拠として，よくデザインされたヒト試験によって根拠を得ることの重要性や網羅的な根拠を検証する必要性が示された。

規制が外れ，さらに，ビタミンとミネラル類の表示について，栄養素機能表示にあたる「栄養機能食品制度」が導入された。2003年5月には，当制度を規定する栄養改善法が廃止され，健康増進法に引き継がれた。2003年7月には，内閣府「食品安全委員会」が発足し，再許可等申請制度（リニューアルなど軽微な変更やOEM申請＊7）が導入された。現在，許可食品数の約半分が同制度を利用したものである。さらに，2004年には，国連食糧農業機関(Food and Agriculture Organization of the United Nations, FAO)／世界保健機関(World Health Organization, WHO)による国際的な食品規格であるコーデックス(CODEX)＊8の栄養および健康強調表示（栄養素機能表示，その他の機能表示，疾病のリスク低減表示）の使用に関するガイドライン＊9を採択し，翌年には，特定保健用食品の区分が拡大し，「条件付き特定保健用食品」「疾病リスク低減表示」「規格基準型」が新設された。さらに2009年9月に内閣府の外局である消費者庁が発足し，許可申請などの業務が厚生労働省から移行した。つまり，特定保健用食品の管轄は，創設時（1991年）の厚生省（2001年から厚生労働省）から，消費者庁に移行した。2013年には，機能性表示食品制度の先行モデルとして，「農林水産物やその他加工品の開発，機能性をもつ農林水産物・食品開発プロジェクト」が展開され，国際戦略総合特区として「北海道食品機能性表示制度」が先行して施行された。それらの成果に基づき，2015年4月に食品表示法が施行されるとともに「機能性表示食品制度」が創設された。当制度により，これまで消費者庁の許可が必要であった機能性表示が，一定の条件を満たせば，生鮮食品（農林水産物）であっても，事業者の事前届出によって可能となった。特定保健用食品の開発は莫大な時間と費用を要するのに対して，目的が類似する機能性表示食品は新制度であるものの，著しく登録数が増加している。

　こうした保健機能食品には，国の許可などの必要性や食品の目的および機能に違いがある（**表11.2**）。なかでも，特定保健用食品と機能性表示食品は「特定の保健の目的が期待できる旨」を表示できる点で類似しているが，相違点の理解が必要である。

11.1.3 ◇ 保健機能食品

A. 特定保健用食品(トクホ)(1991年7月施行)

　1991年の制度発足当時の特定保健用食品は，栄養改善法に規定されていたが，その後，表11.1に示す変遷を遂げてきた。現在の特定保健用食品は，「健康増進法（平成14年法律第103号）第26条第1項又は第29条第1項の規定に基づき，食生活において「特別の用途」の一つである「特定の保健」の目的（おなかの調子を整えたりするのに役立つなど）で摂取をする者に対し，その摂取により当該保健の目的が期待できる旨を表示することができる食品」である。つまり，特別用途食品の1つとして位置づけられている。ただし，医薬品と誤解されるような疾病の診断，治療

11.1 │ 食品の保健的利用を管理する法律 │ 201

表11.2 │ **保健機能食品の分類と特徴**

名　称	特定保健用食品	機能性表示食品	栄養機能食品
目　的	身体の調子を整え，病気を未然に防ぐ	健康の維持および増進に役立てる	栄養素を十分に確保できない場合に補給・補完する
対象者	健康に不安がある人（病者ではない）	疾病に罹患していない人（未成年者・妊産婦・妊娠を計画している人・授乳婦を除く）	ビタミンやミネラルなどの栄養素の補給・補完が必要な人
制度・国の審査	個別許可型（一部規格基準型）国が有効性・安全性を審査 消費者庁長官が許可 1　特定保健用食品 2　特定保健用食品（規格基準型） 3　特定保健用食品（疾病リスク低減表示） 4　条件付き特定保健用食品 5　特定保健用食品（再許可等）	届出制：消費者庁へ発売60日前までに（一定要件を満たせば事業者責任で表示）	規格基準型（自己認証）
表　示	成分・機能表示，疾病リスク低減表示 例）中性脂肪が気になる方に適した食品です。	成分・機能表示 例）中性脂肪を減らす作用のあるEPA, DHAは，中性脂肪が高めの方の健康に役立つことが報告されています。	国が定めた栄養機能表示 例）n-3系脂肪酸は，皮膚の健康維持を助ける栄養素です。
対象成分	食物繊維（難消化性デキストリンなど），オリゴ糖，茶カテキン，乳酸菌など（表11.3）	特別用途食品，栄養機能食品，アルコール飲料，塩分などの過剰摂取につながるものは除く，定量および定性確認が可能で作用機序が明確なもの	ビタミン13種類，ミネラル6種類，n-3系脂肪酸（表11.7）
対象食品	加工食品，カプセルなどのサプリメント形状も可能	生鮮食品，加工食品，サプリメント形状の加工食品（容器包装されたもの）	加工食品，錠剤カプセル形状食品（カリウムは除く），生鮮食品
表示事項（加工食品共通）	名称，保存の方法，消費期限または賞味期限，原材料名，添加物，内容量または固形量および内容総量，栄養成分の量および熱量，食品関連事業者の氏名また名称および住所，製造所または加工所の所在地，製造者の氏名（法人にあっては，その名称）		
表示事項（保健機能食品関連）	特定保健用食品である旨 許可を受けた表示の内容 栄養成分（関与成分を含む）の量および熱量 関与成分について栄養素等表示基準値が示されているものにあっては，1日当たりの摂取目安量に含まれる当該関与成分の栄養素等表示基準値に対する割合 許可証票（図11.2）	機能性表示食品である旨 科学的根拠を有する機能関与成分および当該成分または当該成分を含有する食品が有する機能性 栄養成分の量および熱量（1日当たりの摂取目安量当たりの量） 1日当たりの摂取目安量に含まれる機能性関与成分の量 届出番号 食品関連事業者の連絡先 機能性および安全性について，国による評価を受けたものでない旨 疾病の診断，治療，予防を目的としたものではない旨 疾病に罹患している者，未成年，妊産婦（妊娠を計画している者を含む）および授乳婦に対し訴求したものではない旨（生鮮食品を除く） 疾病に罹患している者は医師，医薬品を服用している者は医師，薬剤師に相談したうえで摂取すべき旨 体調に異変を感じた際は速やかに摂取を中止し医師に相談すべき旨	栄養機能食品である旨および当該栄養成分の名称 栄養成分の機能 消費者庁長官の個別の審査を受けたものではない旨 1日当たりの摂取目安量に含まれる機能に関する表示を行っている栄養成分の量が，栄養素等表示基準値に占める割合 栄養素等表示基準値の対象年齢および基準熱量に関する文言 特定の対象者に対し注意を必要とするものにあっては，当該注意事項
	1日当たりの摂取目安量，摂取の方法，摂取をするうえでの注意事項，バランスのとれた食生活の普及啓発を図る文言，調理または保存の方法に関し特に注意を必要とするものにあっては当該注意事項		

Column

特定保健用食品の科学的根拠と治験

特定保健用食品や新薬の開発は，*in vitro* に始まり，培養細胞や動物を用いた*in vivo* での関与成分の作用，作用機序，体内動態（吸収，分布，代謝，排泄）や毒性に関する試験を実施した後，ヒト試験（薬の場合は治験）に進む。ヒト試験は，「無作為化比較試験(randomized controlled trial, RCT)」によって客観的に評価されなければならない。これは，被験者を無作為に振り分け，試験を実施する者の作為が入り込む余地をなくし，試験の結果に偏り（バイアス）が生じることを防ぐ役割がある。また，プラシーボ（思い込み）効果を回避するために，対象成分のみを含まない同じ形態の「プラセボ（偽薬）」を比較対照群に与えた検証が重要である。この際，試験実施者によるバイアスを避けるために，試験の実施者および被験者の両者がいずれの食品が本物か疑似食品であるかを把握していない「二重盲検(double-blind)」で実施することで，厳密な効果の把握につながる。そのため，ヒト試験は「二重盲検無作為試験(double-blind RCT)」で実施する必要がある。このように厳密にデザインされたdouble-blind RCTにおいて，統計学的に有意差が検出された場合に，保健の効果を有する科学的根拠があると考えられ，さらに，効果，摂取量，過剰摂取時および長期摂取時における安全性が確認された場合に，特定保健用食品の申請が可能となる。

一方，医薬品の場合は，薬としての発売認可までに３つの段階（フェーズ）を経て安全性や有効性を順番に確認しながら開発が進められる。第１相（フェーズ１）は，少人数の健康成人を対象に，安全性の確認と物質の体内動態を評価する。第２相（フェーズ２）は，比較的少人数の患者で，安全性・有効性と投与量・投与間隔などとの関係を検討する。第３相（フェーズ３）は，多数の患者を対象に，既存の類似薬もしくはプラセボとの比較を行い，薬の候補物質に関する有効性と安全性，使い方を確認する。その後，各フェーズの結果をもとに審議を経て承認された場合，医薬品として販売することが可能となる。さらに，市販後に第４相（フェーズ４）として臨床試験が実施され，フェーズ３までに十分捕捉できなかった副作用情報や，経験のない併用薬による安全性の評価などが行われ，有害事象の有無の判断資料となる。

特定保健用食品の場合は，フェーズ１や２などの段階的なヒト試験を行う義務はなく，疾病には罹患していないが，ある事象が気になる被験者に対して，ヒト試験のフェーズ３に相当する試験を実施するが，フェーズ４も不要である。特定保健用食品は食経験のある食品や食品素材を対象にすることが多く，また穏やかな効果を利用することから，新薬の開発ほどハードルは高くない。しかし，成分抽出素材などは本来の食品と異なる性質を有することや，他の食品や薬との相互作用も考えられるため，フェーズ４に相当する試験や監視体制の整備などの必要性が考えられる。

*10　販売しようとしている食品の保健の効果を検出するために，過去には肥満度や血糖値などが著しく高い被験者を選び，効果があったとする商品があった。しかし，特定保健用食品の対象は病者ではなく事象が気になるもしくは境界域の者であることから，「特定保健用食品の審査等取扱い及び指導要領（消食表第621号別表1）」に，保健の用途別に被験者の基準が公表されている。

や予防に関する表現は認められない。病者ではないが健康に不安がある方を対象にしている。生理的機能や特定の保健機能を示す有効性および安全性などに関する国の審査を受け，科学的な根拠の存在が確認された範囲内で，特定の保健の用途を表示することについて，消費者庁長官により許可，または承認された食品である*10。2001年から錠剤やカプセル形状が認められ，一般的な食品という概念はなくなったが，カプセル形状の特定保健用食品の認可例はない。

特定保健用食品は，従来の個別評価型，疾病リスク低減表示，規格基

11.1 | 食品の保健的利用を管理する法律 | 203

> **Column**
>
> ## 特定保健用食品の失効届
>
> 　許可などを行った食品について、許可などを受けた者が当該商品の販売、製造を中止したときには失効届を出す必要がある。しかし、許可品目のうち、その多くが販売されていないにもかかわらず、失効届が提出されていない。2016年9月に企業に実施した関与成分の調査では、1,465の許可品目のうち、市場に流通する食品が366品目、失効予定品目が196品目（その後、ほとんどの失効届が提出された）であった。しかし、903品目は未販売であり、長期間売られていない商品については、失効届を提出することを周知し、特定保健用食品の実態把握が進められている。2017年の累計実質許可品目数の減少には、その影響も反映されている。

準型、条件付き特定保健用食品の4つ（申請区分としては、再許可型を含めて5区分）に分類され、許可を受けた特定保健用食品には許可マークが付されている（図11.2）。ただし、条件付き特定保健用食品のマークは、個別評価型、疾病リスク低減表示、および規格基準型の3つとは異なる。許可・承認品目[*11]の一覧は消費者庁のホームページに掲載されており、1991年の制度開始以降増加の一途を辿ったが、機能性表示食品制度（後述）の創設や許可食品の失効の届出などもあり、2017年度は前年度と比べて、新規および総許可数ともに減少した（図11.3）。2018年10月24日現在、1,065品目（このうち、承認は1件）に達している（表11.3）。

[*11] 「許可品目」と「承認品目」：許可品目は、日本で販売する食品について、日本で「特定保健用食品」と表示する場合に、許可を得た品目を指す。承認品目は、外国で「特定保健用食品」と表示した食品を製造し、それを輸入して日本で発売する場合に、承認を得た品目を指す。健康増進法第26条および第29条に規定されている。

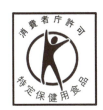

特定保健用食品（疾病リスク低減表示・規格基準型を含む）に適用

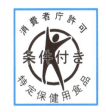

条件付き特定保健用食品のみに適用

図11.2 特定保健用食品の許可マーク

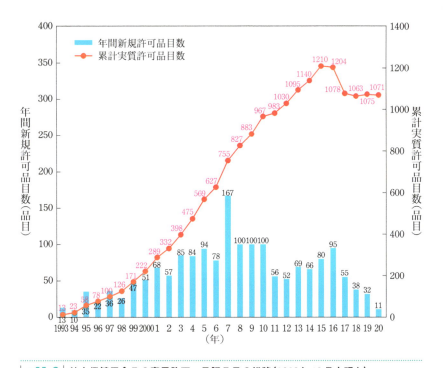

図11.3 特定保健用食品の表示許可・承認品目の推移（2020年12月末現在）

累計実質許可品目数＝累計許可品目数－同失効品目数
[財団法人日本健康・栄養食品協会, http://www.jhnfa.org/topic386.pdf]

204 | 第11章 | 食品の機能性

表11.3 | 表示許可・承認されている特定保健用食品（2018年10月24日現在）

[消費者庁，特定保健用食品許可（承認）品目一覧より作成]

	保健の用途の表示内容		代表的な関与成分		許可件数	分類別割合（%）
1	お腹の調子を整える食品	オリゴ糖類	乳果オリゴ糖，イソマルトオリゴ糖，ガラクトオリゴ糖，ポリデキストロース，キシロオリゴ糖，大豆オリゴ糖		360	33.8
		乳酸菌類	乳酸菌，ビフィズス菌			
		食物繊維類	寒天由来の食物繊維，低分子化アルギン酸ナトリウム，難消化性デキストリン，小麦ふすま由来の食物繊維，サイリウム種皮由来の食物繊維			
		オリゴ糖類および食物繊維類（複数の成分）	ガラクトオリゴ糖，ポリデキストロース			
		その他の成分	プロピオン酸菌による乳清発酵物（DHNA）			
2	おなかの調子に気をつけている方，体脂肪が気になる方のための食品		コーヒー豆マンノオリゴ糖（マンノビオースとして）		6	0.6
3	コレステロールが高めの方に適する食品		キトサン，植物ステロールエステル，植物ステロール，低分子化アルギン酸ナトリウム，大豆タンパク質，ブロッコリー・キャベツ由来SMCS，茶カテキン		90	8.5
4	コレステロールが高めの方に適する食品，おなかの調子を整える食品		低分子化アルギン酸ナトリウム，サイリウム種皮由来の食物繊維		22	2.1
5	血圧が高めの方に適する食品		カゼインドデカペプチド（VY），ラクトトリペプチド（IPP, VPP），サーデンペプチド（バリルチロシンとして），ローヤルゼリーペプチド（VY, IY, IVY），海苔オリゴペプチド（AKYSY），杜仲葉配糖体，コーヒーポリフェノール（クロロゲン酸），燕龍茶フラボノイド，γ-アミノ酪酸，酢酸		104	9.8
6	ミネラルの吸収を助ける食品	貧血気味の人に適する食品	CCM（クエン酸リンゴ酸カルシウム），CPP（カゼインホスホペプチド）		2	0.2
7	おなかの調子を整える食品，ミネラルの吸収を助ける食品		乳果オリゴ糖，フラクトオリゴ糖		2	0.2
8	骨の健康が気になる方に適する食品		MBP®（乳塩基性タンパク質），カルシウム【疾病リスク低減表示】，大豆イソフラボン，ビタミンK$_2$，ポリグルタミン酸		38	3.6
9	虫歯の原因になりにくい食品	虫歯になりにくい	キシリトール，パラチノース，還元パラチノース，エリスリトール，茶ポリフェノール，緑茶フッ素		89	8.4
		歯を丈夫で健康にする	キシリトール，リン酸一水素カルシウム，CPP-ACP（乳タンパク質分解物），フクロノリ抽出物（フノランとして）			
		口内環境を整える	リン酸化オリゴ糖カルシウム（Pos-Ca）			
	歯の健康維持に役立つ食品	カルシウムの吸収を助ける	CCM，CPP，ビタミンK$_2$，フラクトオリゴ糖，ポリグルタミン酸			
		カルシウムの維持に役立つ	大豆イソフラボン			
		歯ぐきの健康を保つ	ユーカリ抽出物，カルシウム，大豆イソフラボン			
10	血糖値が気になる方に適する食品		L-アラビノース，難消化性デキストリン，小麦アルブミン，グアバ葉ポリフェノール，難消化性再結晶アミロース，ネオコタラノール，大麦若葉由来食物繊維		185	17.4

11.1 | 食品の保健的利用を管理する法律 | 205

表11.3 | 表示許可・承認されている特定保健用食品（2018年10月24日現在）（つづき）

	保健の用途の表示内容		代表的な関与成分	許可件数	分類別割合(%)
11	中性脂肪や体脂肪が気になる方のための食品	中性脂肪を抑える食品	DHA，EPA，ウーロン茶重合ポリフェノール，グロビンタンパク分解物（VVYPとして），難消化性デキストリン，β−コングリシニン，モノグルコシルヘスペリジン，高分子紅茶ポリフェノール	61	5.7
		体脂肪がつきにくい食品	ウーロン茶重合ポリフェノール，クロロゲン酸類，ケルセチン配糖体，コーヒー豆マンノオリゴ糖，茶カテキン，リンゴ由来プロシアニジン，中鎖脂肪酸	71	6.7
12	血中中性脂肪が高めの方，体脂肪が気になる方のための食品		ウーロン茶重合ポリフェノール	2	0.2
13	血糖値と血中中性脂肪が気になる方のための食品		難消化性デキストリン	7	0.7
14	体脂肪が気になる方，コレステロールが高めの方のための食品		茶カテキン	8	0.8
15	お腹の脂肪，お腹周りやウエストサイズ，体脂肪，肥満が気になる方のための食品		葛の花エキス（テクトリゲニン類として）	14	1.3
16	内臓脂肪が多めの方のための食品		茶カテキン	1	0.1
17	肌が乾燥しがちな方のための食品		グルコシルセラミド	3	0.3
	合　計			1065	100

　特定保健用食品の市場は，2017年度は6,586億円であり，整腸作用の用途が過半数を占め，次いで中性脂肪・体脂肪関係が続いている。食品の種類では，乳製品が過半数を占め，次いで清涼飲料水である。容器包装（またはその添付文書）には，表11.2に示す表示事項を表示しなければならない。

(i)特定保健用食品

　従来の個別評価型の特定保健用食品であり，個別に生理的機能や特定の保健機能を示す有効性および安全性などに関して国の審査を受けた食品である。許可食品全体の約半数を占めている。

(ii)特定保健用食品（規格基準型）：standardized FOSHU

　特定保健用食品としての許可実績が十分であるなど科学的根拠が蓄積されている関与成分について規格基準を定め，消費者委員会の個別審査なく，事務局において規格基準に適合するか否かの審査が行われたうえで許可される特定保健用食品である。具体的には，食物繊維，オリゴ糖，難消化性デキストリンの3つの成分が認められている。さらにこれらが機能別に計4区分に分類されている（**表11.4**）。

(iii)特定保健用食品（疾病リスク低減表示）：reduction of disease risk FOSHU

　関与成分の疾病リスク低減効果が医学的・栄養学的に確立されており，

206 | 第11章 | 食品の機能性

表11.4 | 特定保健用食品（規格基準型）制度における規格基準

［消費者庁，食品表示基準 第259号（平成26年10月30日）別添3］

区分	関与成分	1日摂取目安量	表示できる保健の用途摂取上の注意事項	摂取上の注意事項
Ⅰ（食物繊維）	難消化性デキストリン（食物繊維として）	3〜8g	○○（関与成分）が含まれているのでおなかの調子を整えます。	摂り過ぎあるいは体質・体調によりおなかがゆるくなることがあります。多量摂取により疾病が治癒したり，より健康が増進するものではありません。他の食品からの摂取量を考えて適量を摂取して下さい。
	ポリデキストロース（食物繊維として）	7〜8g		
	グアーガム分解物（食物繊維として）	5〜12g		
Ⅱ（オリゴ糖）	大豆オリゴ糖	2〜6g	○○（関与成分）が含まれておりビフィズス菌を増やして腸内の環境を良好に保つので，おなかの調子を整えます。	摂り過ぎあるいは体質・体調によりおなかがゆるくなることがあります。多量摂取により疾病が治癒したり，より健康が増進するものではありません。他の食品からの摂取量を考えて適量を摂取して下さい。
	フラクトオリゴ糖	3〜8g		
	乳果オリゴ糖	2〜8g		
	ガラクトオリゴ糖	2〜5g		
	キシロオリゴ糖	1〜3g		
	イソマルトオリゴ糖	10g		
Ⅲ（食物繊維）	難消化性デキストリン（食物繊維として）	4〜6g*	食物繊維（難消化性デキストリン）の働きにより，糖の吸収をおだやかにするので，食後の血糖値が気になる方に適しています。	血糖値に異常を指摘された方や，糖尿病の治療を受けておられる方は，事前に医師などの専門家にご相談の上，お召し上がり下さい。摂りすぎあるいは体質・体調によりおなかがゆるくなることがあります。多量摂取により疾病が治癒したり，より健康が増進するものではありません。
Ⅳ（難消化性デキストリン）	難消化性デキストリン（食物繊維として）	5g*	食事から摂取した脂肪の吸収を抑えて排出を増加させる食物繊維（難消化性デキストリン）の働きにより，食後の血中中性脂肪の上昇をおだやかにするので，脂肪の多い食事を摂りがちな方，食後の中性脂肪が気になる方の食生活の改善に役立ちます。	摂り過ぎあるいは体質・体調によりおなかがゆるくなることがあります。多量摂取により疾病が治癒したり，より健康が増進するものではありません。他の食品からの摂取量を考えて適量を摂取して下さい。

* 1日1回食事とともに摂取する目安量

*12 カルシウムと葉酸については，第6章を参照。

疾病リスク低減表示を認める特定保健用食品であり，カルシウムと葉酸の2つの成分が許可されている（**表11.5**）*12。ただし，現在のところ，葉酸を含む特定保健用食品は保健の目的の性質上，ヒト試験が困難であるために存在しない。

(ⅳ)条件付き特定保健用食品：qualified FOSHU

特定保健用食品の審査で要求している有効性の科学的根拠のレベルには届かないが，一定の有効性が確認される食品を，限定的な科学的根拠（**表11.6**）である旨の表示をすることを条件として，許可される特定保健用食品である。許可表示の仕方は，「○○を含んでおり，根拠は必ずしも確立されていませんが，△△に適している可能性がある食品です。」とする。2018年10月24日現在，1件のみが承認されている。

| 表11.5 | 疾病リスク低減表示が許可される関与成分 |

［消費者庁，食品表示基準第259号（平成26年10月30日）別添4］

関与成分	特定の保健の用途に係る	摂取をする上での注意事項	1日摂取目安量	
			下限値	上限値
カルシウム（食品添加物公定書等に定められたもの又は食品等として人が摂取してきた経験が十分に存在するものに由来するもの）	この食品はカルシウムを豊富に含みます。日頃の運動と適切な量のカルシウムを含む健康的な食事は，若い女性が健全な骨の健康を維持し，歳をとってからの骨粗鬆症になるリスクを低減するかもしれません。	一般に疾病は様々な要因に起因するものであり，カルシウムを過剰に摂取しても骨粗鬆症になるリスクがなくなるわけではありません。	300 mg	700 mg
葉酸（プテロイルモノグルタミン酸）	この食品は葉酸を豊富に含みます。適切な量の葉酸を含む健康的な食事は，女性にとって，二分脊椎などの神経管閉鎖障害を持つ子どもが生まれるリスクを低減するかもしれません。	一般に疾病は様々な要因に起因するものであり，葉酸を過剰に摂取しても神経管閉鎖障害を持つ子どもが生まれるリスクがなくなるわけではありません。	400 μg	1000 μg

| 表11.6 | 条件付き特定保健用食品制度における科学的根拠の考え方 |

試験 作用機序	無作為化比較試験		非無作為化比較試験（危険率5%以下）	対照群のない介入試験（危険率5%以下）
	危険率5%以下	危険率10%以下		
明確	特定保健用食品	条件付き特定保健用食品	条件付き特定保健用食品	
不明確	条件付き特定保健用食品	条件付き特定保健用食品		

B. 栄養機能食品（2001年4月施行）

栄養機能食品は，食品衛生法第21条第1項の規定に基づき，日常生活の乱れや加齢などの影響によって日常の食生活で不足しがちな特定の栄養成分（ビタミン・ミネラルなど）の補給を目的とし，その特定の栄養成分を含むものとして国が定める基準に従ってその栄養成分の機能を表示した食品である。対象食品は，消費者に販売される容器包装に入れられた一般用加工食品および一般用生鮮食品（鶏卵以外）である。コーデックスの栄養素機能表示を制度化したもので，その機能表示はコーデックスの表示例など，国際的に定着しているもの，学会などで認められているものであって，国民が容易に理解できるものとされている。体の健全な成長，発達，健康の維持に必要な栄養成分の補給・補完の目的で摂取する食品（加工食品，サプリメント形状を含む）が対象となる。表示が認められた栄養成分は，ミネラル6種類，ビタミン13種類，およびn–3系脂肪酸である（**表11.7**）[*13]。このうち，カリウム，ビタミンK，n–3系脂肪酸は2015年4月に追加された。カリウムは，過剰摂取のリスク（腎機能低下者において，最悪の場合，心停止）を回避するため，錠剤・カプセルなどの食品は対象外となっている。当該食品は規格基準型であって，国（消費者庁）への許可申請や届出の必要がなく，許可マークはない。1日当たりの摂取目安量に含まれる当該栄養成分量が定められた上・下限値の範囲内にある必要がある。この範囲の設定は，下限値については日本人の食事摂取基準の1/3と規定され，上限値は過剰摂取による健康障

*13　ビタミン，ミネラルについては，第6章も参照。

第11章 | 食品の機能性

表11.7 栄養機能食品の規格基準と栄養機能表示，注意喚起表示

［消費者庁，食品表示基準（平成27年内閣府令第10号）別表第11より作成］

栄養成分	1日当たりの摂取目安量に含まれる栄養成分量		栄養機能表示	注意喚起表示
	下限値	上限値		
n-3系脂肪酸	0.6 g	2.0 g	n-3系脂肪酸は，皮膚の健康維持を助ける栄養素です。	本品は，多量摂取により疾病が治癒したり，より健康が増進するものではありません。1日の摂取目安量を守ってください。
亜鉛	2.64 mg	15 mg	亜鉛は，味覚を正常に保つのに必要な栄養素です。 亜鉛は，皮膚や粘膜の健康維持を助ける栄養素です。 亜鉛は，タンパク質・核酸の代謝に関与して，健康の維持に役立つ栄養素です。	本品は，多量摂取により疾病が治癒したり，より健康が増進するものではありません。 亜鉛の摂り過ぎは，銅の吸収を阻害するおそれがありますので，過剰摂取にならないよう注意してください。 1日の摂取目安量を守ってください。乳幼児・小児は本品の摂取を避けてください。
カリウム*1	840 mg	2,800 mg	カリウムは，正常な血圧を保つのに必要な栄養素です。	本品は，多量摂取により疾病が治癒したり，より健康が増進するものではありません。1日の摂取目安量を守ってください。腎機能が低下している方は本品の摂取を避けてください。
カルシウム	204 mg	600 mg	カルシウムは，骨や歯の形成に必要な栄養素です。	本品は，多量摂取により疾病が治癒したり，より健康が増進するものではありません。1日の摂取目安量を守ってください。
鉄	2.04 mg	10 mg	鉄は，赤血球を作るのに必要な栄養素です。	
銅	0.27 mg	6.0 mg	銅は，赤血球の形成を助ける栄養素です。 銅は，多くの体内酵素の正常な働きと骨の形成を助ける栄養素です。	本品は，多量摂取により疾病が治癒したり，より健康が増進するものではありません。1日の摂取目安量を守ってください。乳幼児・小児は本品の摂取を避けてください。
マグネシウム	96 mg	300 mg	マグネシウムは，骨や歯の形成に必要な栄養素です。 マグネシウムは，多くの体内酵素の正常な働きとエネルギー産生を助けるとともに，血液循環を正常に保つのに必要な栄養素です。	本品は，多量摂取により疾病が治癒したり，より健康が増進するものではありません。多量に摂取すると軟便（下痢）になることがあります。1日の摂取目安量を守ってください。乳幼児・小児は本品の摂取を避けてください。
ナイアシン	3.9 mg	60 mg	ナイアシンは，皮膚や粘膜の健康維持を助ける栄養素です。	本品は，多量摂取により疾病が治癒したり，より健康が増進するものではありません。1日の摂取目安量を守ってください。
パントテン酸	1.44 mg	30 mg	パントテン酸は，皮膚や粘膜の健康維持を助ける栄養素です。	
ビオチン	15 μg	500 μg	ビオチンは，皮膚や粘膜の健康維持を助ける栄養素です。	
ビタミンA*2	231 μg	600 μg	ビタミンAは，夜間の視力の維持を助ける栄養素です。 ビタミンAは，皮膚や粘膜の健康維持を助ける栄養素です。	本品は，多量摂取により疾病が治癒したり，より健康が増進するものではありません。1日の摂取目安量を守ってください。 妊娠3か月以内又は妊娠を希望する女性は過剰摂取にならないよう注意してください。
ビタミンB₁	0.36 mg	25 mg	ビタミンB₁は，炭水化物からのエネルギー産生と皮膚や粘膜の健康維持を助ける栄養素です。	本品は，多量摂取により疾病が治癒したり，より健康が増進するものではありません。1日の摂取目安量を守ってください。
ビタミンB₂	0.42 mg	12 mg	ビタミンB₂は，皮膚や粘膜の健康維持を助ける栄養素です。	

栄養成分	1日当たりの摂取目安量に含まれる栄養成分量		栄養機能表示	注意喚起表示
	下限値	上限値		
ビタミンB$_6$	0.39 mg	10 mg	ビタミンB$_6$は，タンパク質からのエネルギーの産生と皮膚や粘膜の健康維持を助ける栄養素です。	本品は，多量摂取により疾病が治癒したり，より健康が増進するものではありません。1日の摂取目安量を守ってください。
ビタミンB$_{12}$	0.72 μg	60 μg	ビタミンB$_{12}$は，赤血球の形成を助ける栄養素です。	
ビタミンC	30 mg	1,000 mg	ビタミンCは，皮膚や粘膜の健康維持を助けるとともに，抗酸化作用を持つ栄養素です。	
ビタミンD	1.65 μg	5.0 μg	ビタミンDは，腸管でのカルシウムの吸収を促進し，骨の形成を助ける栄養素です。	
ビタミンE	1.89 mg	150 mg	ビタミンEは，抗酸化作用により，体内の脂質を酸化から守り，細胞の健康維持を助ける栄養素です。	
ビタミンK	45 μg	150 μg	ビタミンKは，正常な血液凝固能を維持する栄養素です。	本品は，多量摂取により疾病が治癒したり，より健康が増進するものではありません。1日の摂取目安量を守ってください。 血液凝固阻止薬を服用している方は本品の摂取を避けてください。
葉酸	72 μg	200 μg	葉酸は，赤血球の形成を助ける栄養素です。 葉酸は，胎児の正常な発育に寄与する栄養素です。	本品は，多量摂取により疾病が治癒したり，より健康が増進するものではありません。1日の摂取目安量を守ってください。 葉酸は，胎児の正常な発育に寄与する栄養素ですが，多量摂取により胎児の発育が良くなるものではありません。

表11.7 栄養機能食品の規格基準と栄養機能表示，注意喚起表示（つづき）

*1 カリウムについては，過剰量のリスク（腎機能低下者において，最悪の場合，心停止）を回避するため，錠剤・カプセルなどの食品は対象外とする。
*2 ビタミンAの前駆体であるβ–カロテンについては，ビタミンA源の栄養機能食品として認めるが，その場合の上限値は7,200 μg，下限値1,620 μgとする。また，ビタミンAの前駆体であるβ–カロテンについては，ビタミンAと同様の栄養機能表示を認める。この場合，「妊娠3ヶ月以内又は妊娠を希望する女性は過剰摂取にならないように注意してください」とする旨の注意喚起表示は，不要とする。

害を予防する観点から導入された耐容上限量から国民が実際に食事から摂取している栄養摂取量を差し引いたものを基準値設定の基本とし，この考えで求められた値と医薬部外品の最大分量のうち低い方の数値としている。表示は，食品表示基準に基づくが，栄養機能表示，共通の注意喚起表示とともに，特に注意を要する栄養成分として，亜鉛，カリウム，銅，マグネシウム，ビタミンA，ビタミンKについての注意喚起表記が必要である。

C. 機能性表示食品（2015年4月1日施行）

2015年に食品表示法の制定にともない，事業者の責任において，機能性関与成分によって特定の保健の目的（疾病リスクの低減に係るものを除く）が期待できる旨を科学的根拠に基づいて包装容器に表示するとして，機能性表示食品制度が施行された。対象者は，疾病に罹患していない人（未成年者，妊産婦（妊娠を計画している人を含む）および授乳婦

を除く）である。対象となっている関与成分としては，難消化性デキストリン（血中中性脂肪や血糖値の上昇を抑制する作用），ドコサヘキサエン酸（DHA）・イコサペンタエン酸（EPA）（血中中性脂肪の上昇を抑制），γ-アミノ酪酸（GABA）（血圧が高めの方に適した機能），イソフラボン（体脂肪を減らす），ビフィズス菌（便通改善効果）などの特定保健用食品と共通する成分に加え，ヒアルロン酸ナトリウム（肌のうるおい），ルテイン（眼の健康）などの機能が表示されている。ただし，食事摂取基準が定められた栄養素および食品表示基準別表第9に掲げられた成分は関与成分の対象外である。対象食品は，生鮮食品を含め，すべての容器包装された食品である。生鮮食品としては，ミカン（β-クリプトキサンチン）*14や大豆もやし（大豆イソフラボン），米（GABA），カンパチ（DHA・EPA），リンゴ（リンゴ由来プロシアニジン）が届け出られている。注意すべき点として，特別用途食品，栄養機能食品，アルコールを含有する飲料，ナトリウム・糖分などを過剰摂取させる食品は対象外である。発売日の60日前までに消費者庁長官に届け出る必要があり，それら情報は消費者庁のウェブサイトで公開される。そのため，特定保健用食品よりも情報が入手しやすい。ただし，特定保健用食品とは異なり，消費者庁長官の個別の許可を受けたものではない。したがって，機能性表示食品であることの表示は必要であるが，特定保健用食品のような許可マークはない。届出事項は，表示の内容，食品関連事業者に関する基本情報，安全性の根拠に関する情報（食経験があること），機能性の根拠に関する情報，生産・製造および品質の管理に関する情報，健康被害の情報収集体制，その他必要な事項である。機能性の有無は，最終製品を用いた臨床試験もしくは最終製品または機能性関与成分に関する研究レビュー（システマティックレビュー）*15のいずれかを用いて総合的に判断される。

　届出一覧は消費者庁のホームページに掲載されており，2018年10月24日現在，1,549件に達している。その年度別内訳は，2015年度307件（うち撤回44件），2016年度620件（うち撤回43件），2017年度452件（うち撤回10件）であり，制度施行3年ですでに特定保健用食品の許可数を追い越している。最近の傾向として疲労とストレスの緩和，脂肪と糖の吸収の抑制，脂肪と糖の吸収の抑制および整腸といったダブルもしくはトリプル表示の商品が増えている。現在届け出られている機能性表示食品の科学的根拠は，機能性関与成分に関する研究のシステマティックレビューでの評価が95％程度を占めており，最終製品の臨床試験はわずか5％程度である。

　このように機能性表示食品は，特定保健用食品と異なり，最終製品の臨床試験が必須ではなく，国の審査がなく，事業者の科学的根拠の提示にかかる時間や費用負担が少ないことから登録数が著しく増加しているが，施行から3年が経過し本制度に対する課題も見つかっている。課題の解決のために，行政による監視・検証体制の整備の充実，健康被害情

*14　ミカンは生鮮食品を対象とした機能性表示食品の第1号であり，関与成分の届出機能は，「骨代謝の働きを助けることにより骨の健康維持に役立つ」などの骨関係である。現在，複数の産地のミカンやミカン果汁飲料が届け出られている。

*15　システマティックレビュー：データベースのキーワード検索によって論文を抽出して絞り込む統計学的手法。

11.1 | 食品の保健的利用を管理する法律 | 211

Column

機能性表示食品制度の課題と事業者倫理

安全性の重要な根拠となる「食経験」の定義があいまいで，特定保健用食品の審査過程で安全性の問題が指摘された成分を機能性関与成分として含む食品が機能性表示食品として受理されるなどの矛盾が生じている。さらに，最終製品を用いた臨床試験において，作用機序が不明，査読付き論文か不明確，群間有意差がない，対象者数が少ない，摂取期間が短いなどの科学的根拠に問題のある食品もある。システマティックレビューを機能性の根拠とする商品では，レビュー結果が必ずしも最終製品に当てはまらない，提出された分析法では機能性関与成分の含有量を定量できない，含有量が表示の範囲外である，ロット間での大きなばらつきなどにより品質が担保されていないなどの問題がある。機能性関与成分が明確でない「植物エキスおよび分泌物」などの混合物においても，一定の条件をクリアすれば対象食品として認められることになった。制度施行から2年間は届出食品の撤回率が高く，撤回理由のうち，機能性の根拠が脆弱，関与成分が医薬品成分として知られているため医薬品との誤解を招くおそれがある，などの理由によるものは，制度の根幹を揺るがす深刻な問題である。事業者の倫理が厳しく問われる制度であり，事業者は社会的使命を担って商品を発売することが前提となる。一方，消費者も十分な情報を得て自ら商品を選択し，適切に利用していくことが重要である。

報の収集・評価の標準化，保健機能食品制度に関する理解促進と活用能力の向上に向けた消費者教育の充実，さらに事業者の責務として消費者の誤認を招かない表示や品質管理が求められている。本制度は創設から期間が短く，課題が山積している。そのため，今後も継続的な審議が必要であり，制度の変化を注視する必要がある。

D. 特別用途食品

特別用途食品とは，健康増進法第26条に規定される，「乳児，幼児，妊産婦，病者などの発育，健康の保持・回復など特別の用途に適する旨について表示する食品」である。特別用途食品には，病者用食品，妊産婦・授乳婦用粉乳，乳児用調製乳，えん下困難者用食品および特定保健用食品が含まれる（図11.4）。特別用途食品（特定保健用食品を除く）は，表示について国（消費者庁長官）の許可を受ける必要がある。表示の許可に当たっては，許可基準があるものについてはその適合性を審査し，許可基準のないものについては個別に評価を行っている。2018年4月1日施行の最新の基準などの詳細は，平成30年8月8日付消食表第403号 別添 特別用途食品表示許可基準並びに特別用途食品の取扱い及び指導要領に掲載されている。対象食品には，許可マーク（図11.4）が付されている。

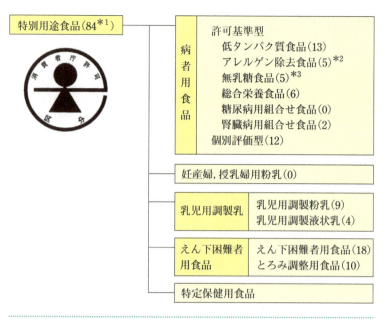

図11.4 特別用途食品の分類

区分欄には，乳児用食品にあっては「乳児用食品」と，幼児用食品にあっては「幼児用食品」と，妊産婦用食品にあっては「妊産婦用食品」と，病者用食品にあっては「病者用食品」と，その他の特別の用途に適する食品にあっては，当該特別の用途を記載する。カッコ内は表示許可件数（2022年6月17日現在）。

*1 特定保健用食品の許可件数を除いた総数。アレルゲン除去食品および無乳糖食品として許可しているもの3件については，それぞれの食品群で計上しているため，許可品数は81件。
*2 無乳糖食品としても許可しているもの3件を含む。
*3 アレルゲン除去食品としても許可しているもの3件を含む。

11.1.4 ◇ 虚偽・誇大広告などの禁止

いわゆる健康食品は世の中に数多く出回っており，過剰な表示などによる混乱や健康被害などが報告されている。健康食品を販売する際には，適切な表示を行う必要があり，健康の保持増進の効果の表示が不適切である場合，健康増進法，景品表示法および食品表示法の禁止事項に抵触する。健康増進法第31条第1項では，「何人も，食品の健康の保持増進の効果等について，著しく事実に相違する表示又は著しく人を誤認させるような表示」を禁止している（誇大表示の禁止）。消費者庁は，健康増進法に違反して表示した者に対して，勧告および勧告に係る措置をとることを命じることができ，命令に違反した者には懲役または罰金が科される（健康増進法第32条第2項，第36条第2項）。さらに，景品表示法第5条第1号は，「一般消費者に対し，実際のものや競合事業者のものよりも著しく優良であると示す不当な表示」を禁止している（優良誤認表示の禁止，有利誤認表示の禁止）。消費者庁は，表示違反が認められた事業者に対して改善措置命令ができ，それに違反した者は，景品表示法第36条の規定に基づき，懲役もしくは罰金が科される，あるいはこれらが併科される。また，そのような優良と誤認させる表示は，食品表示法にも抵触する。さらに，特定保健用食品であっても，医師または歯科医師の診断，治療などによることなく疾病を治癒できるかのような表示は，

11.1 | 食品の保健的利用を管理する法律 | 213

Column

違法となる可能性がある表示

特定保健用食品においても「血圧が高めの方に適した食品です」として許可された商品の許可表示を逸脱して，「血圧低下作用」と誇大表示をし，さらに「薬に頼らずに」とする広告表現によって，健康増進法で禁止する「健康の保持増進の効果について著しく人を誤認させるような表示である」として違反勧告が出されている。一方で，関与成分の含有量が基準値を満たさず，事業者がそのことを把握しながらも販売を続けた悪質性から，特定保健用食品の許可取り消しが行われた商品も存在する。また，体験談の使用方法が不適切である打消し表示の問題もあげられている。「カロリーを気にせず食べられる！ガマンしなくていいって！」という体験談型の強調表示が行われている商品で，「個人の感想です。効果には個人差があります。」という打消し表示に気づいても，一般消費者は大体の人に効果があると認識するようだ。体験談の表示にあたっては，商品の性能に適切に対応するものを選び，打消し表示がなくても消費者が正しく認識できるような強調表示が求められる。さらに，打消し表示を記載する場合は，しっかり大きく記載することが必要である。違反になるか否かは総合的に判断されるが，健康食品の表示は慎重に考えなければならない。

医薬品医療機器等法にも違反する。これらの不当表示を防止するためのガイドライン「いわゆる健康食品に関する景品表示法及び健康増進法上の留意事項について」（2016年6月30日公布）が示されている。当ガイドラインには，いわゆる健康食品に限らず，特定保健用食品，機能性表示食品，栄養機能食品などの保健機能食品について，各制度の健康の保持増進効果などの範囲を超えて表示した場合に問題となる表現についても具体例が示されている。

消費者庁では，インターネット販売の健康食品の広告などに対して定期的に監視業務を行っている*16。2017年4月から2018年3月までの期間に381事業者，425商品に対して健康増進法第31条第1項の規定に違反するおそれのある文言などがあり，事業者に対して表示の改善要請が出され，改善された。また，2017年度特定保健用食品に係る関与成分及び機能性表示食品に係る機能性関与成分に関する検証事業（買上調査）の結果，特定保健用食品および機能性表示食品100品目のうち2品目について，関与成分などが申請など資料の記載どおり適切に含有されていなかったことが明らかになった。ただし，上記2品目のうち機能性表示食品である1品目は生鮮食品または単一の農林水産物のみが原材料である加工食品であり，表示値を下回る可能性がある旨の表示がなされていた（届出ガイドラインではこの表示方法は認められている）。他のもう1品目の特定保健用食品については，精度が高い分析方法では含有量を満たしていたが，分析方法変更の報告を怠り，精度が低い分析方法での実施により下回る結果になったことを企業側は説明している。ただし，当該商品はすでに製造・販売を終了しており，特定保健用食品の取り消しには至っていないものの，消費者庁に30日以内に原因究明の調査報告書

*16 ロボット型全文検索システムを用いた検索キーワードによる無作為検索を行い，検索されたサイトを目視により確認している。3ヶ月ごとに改善要請件数および改善件数が消費者庁のホームページで公表されている。2017年までは，要請後も改善がみられないものが存在していたが，個別の調査を実施することによって最終的にはすべて改善に至っている。

214 | 第11章 | 食品の機能性

＊17 「健康食品」の安全性・有効性
情報：https://hfnet.nibiohn.go.jp/, 素
材情報データベース：https://hfnet.
nibiohn.go.jp/contents/indiv.html

の提出が指示されている。このような，監視体制は制度に対する消費者
の信頼性の向上につながるものと考えられる。なお，消費者にとって健康
食品に関する信頼できる情報源として，国立健康・栄養研究所の「健康
食品」の安全性・有効性に関する素材情報データベース＊17が活用できる。

11.2 ◆ 生体調節機能を有する成分

　ここでは，特定保健用食品として許可されている代表的な関与成分に
よる生体調節の作用機序について記述する。

11.2.1 ◇ おなかの調子を整える食品

　整腸作用は，特定保健用食品の許可件数がもっとも多い保健機能であ
る（表11.3）。オリゴ糖類，食物繊維類および乳酸菌類が関与成分である。
　ヒトの腸内には約1,000種類，約100兆個もの細菌が存在し，生体に
有益なはたらきをするビフィズス菌（*Bifidobacterium*）や乳酸菌（*Lactoba-*
cillus, Lactococcus）などの有用菌，タンパク質を代謝してアンモニアや
硫化水素などの腐敗物質や発がん性物質を産生する有害なはたらきをす
るウェルシュ菌（*Clostridium perfringens*）などの有害菌，さらに環境に
よって有用菌にも有害菌にも変化しうるバクテロイデス（*Bacteroides*
fragilis）などの日和見菌から構成される腸内細菌叢（腸内フローラ）を形
成している。ヒトは，出生時は無菌状態であるが，生後間もなく細菌が
定着し始め，乳児期に有用菌が増加し，離乳以降に成人の細菌叢となっ
て安定し，有用菌：有害菌：日和見菌がおよそ2：1：7の割合となる。
有用菌は，栄養素の分解や合成に加え，腸内細菌の増殖に適した環境・
温度などを提供している。しかし，加齢や疾病によって腸内フローラの
構成が破綻して有害菌の割合が増えるため，ビフィズス菌などの有用菌
を増やし，腸内フローラを改善することが健康維持につながる。ビフィ
ズス菌などの有用菌はプロバイオティクス（probiotics）とよばれ，一方，
プロバイオティクスが生育できる環境を整えて増殖を促進する各種オリ
ゴ糖や食物繊維などの成分をプレバイオティクス（prebiotics）とよぶ。
さらに，両者をあわせてシンバイオティクス（synbiotics：synは「一緒に」
という意味）と定義されている。
　乳酸菌は，大腸でオリゴ糖や水溶性食物繊維を資化し，酪酸，酢酸，
乳酸などの短鎖脂肪酸（有機酸）を生成する。これらの有機酸によって腸
内が酸性になると悪玉菌の増殖が抑制され，有用菌の増殖を促進する。
また，これらの有機酸は大腸壁を刺激して腸の蠕動を促し，正常な便通
をもたらす。難消化性の各種オリゴ糖はプレバイオティクスとして作用
し，腸内環境の改善にはたらく。難消化性デキストリン，グアーガム分
解物＊18，ポリデキストロース，低分子アルギン酸ナトリウムなどの水
溶性食物繊維は，腸内細菌による資化に続く腸内の酸性化を通して整腸

＊18 グアーガム分解物：2018年以
降，グアーガム分解物を関与成分とす
る特定保健用食品は失効した。原因の
発端は，大手食品会社や製薬会社の商
品に対する買上調査において，関与成
分量が表示値を下回ったことである。
買上調査以前の関与成分調査では，申
請された分析方法において含有量は満
たされていたが，関与成分調査の分析
方法は古く，新しい分析方法では低値
を示した。そのため，違反との認定は
されなかったが，品質の高さを訴求し
てきた製薬会社は自主的に失効届を提
出した。

作用を示す。小麦ふすま[19]に含まれる難溶性食物繊維は水分を吸収して膨潤し，排便量を増やすことで腸の蠕動運動を刺激して排便を促し，整腸作用をもたらす。サイリウム[20]種皮由来の食物繊維は，水溶性，難溶性食物繊維のいずれのはたらきももつ。

11.2.2 ◇ 血糖値が気になる方のための食品

　食事由来の主な糖質は，デンプン，スクロース，ラクトースである。デンプンは，唾液や膵液アミラーゼによりマルトースなどに分解された後，他の二糖類とともに，小腸上皮細胞の膜上に存在するα-グルコシダーゼ（マルターゼ，グルコアミラーゼ，スクラーゼ，イソマルターゼ）により消化されて，グルコースとしてフルクトースおよびガラクトースとともに吸収される。血糖値は，血糖値を降下させるインスリン，上昇させるグルカゴン，アドレナリン，コルチゾール，成長ホルモンなどの各種ホルモンにより正常値内に制御される。食後に血糖値が上昇すると，グルコースやガラクトースは小腸上皮細胞のナトリウム依存性グルコース輸送担体（sodium glucose co-transporter, SGLT）の一種であるSGLT 1によって，フルクトースはナトリウム非依存性のグルコース輸送担体（glucose transporter, GLUT）の一種であるGLUT 5によって細胞内へ取り込まれる。次いで，GLUT 2を介して血中に放出され，肝臓に取り込まれる。血糖値が上昇すると，インスリンが放出され，血糖値降下作用を示す。特定保健用食品の関与成分には，糖を分解する酵素を阻害することで糖質の吸収を遅らせ，食後の血糖値の上昇を抑制する作用を示す成分が多い。

　図11.5に食品成分による血糖値の制御機構を示す。難消化性デキストリンは，砂糖やデンプンと一緒に摂取すると胃の水分で膨らみ，胃から腸へ進むスピードを遅らせ，吸収を緩やかにすることで食後の急激な血糖値の上昇を抑制する。大麦若葉由来食物繊維は小腸では粘り気のあるゲル状となって食物の拡散を妨ぐため，分解酵素が作用しにくい。グァバ葉ポリフェノールは，α-アミラーゼおよびα-グルコシダーゼを阻害する。サラシア[21]に含まれるネオコタラノールもα-グルコシダーゼ阻害活性を示す。小麦アルブミンは，唾液と膵液中のα-アミラーゼを阻害する。L-アラビノースはスクラーゼを阻害して糖の分解・吸収を抑えるとともに，L-アラビノース自体は分解されず，残ったスクロースとともに大腸まで達し，食物繊維と同様のはたらきも期待できる。

11.2.3 ◇ コレステロールが高めの方のための食品

　コレステロールは，細胞膜の構成成分である。胆汁酸やステロイドホルモンなどの材料でもあり，体内で合成され，その血中濃度は厳密に調節されている。食事由来のコレステロールは，体内で合成される量の1/3〜1/7程度であり，摂取量によって肝臓での合成量が調節される。

[19]　小麦ふすま：「小麦ブラン」ともよばれ，小麦粒のおよそ15％を占める硬い表皮部分（果皮，種皮，糊粉層からなる）のことで，主にセルロースやヘミセルロースなどの不溶性の食物繊維を約40％含有し，鉄，マグネシウム，亜鉛，銅などのミネラルも含む。

[20]　サイリウム：インド原産のオオバコ科の植物で，植物の学術名はプランタゴ・オバタ（*Plantago ovata*）。英名がサイリウム（*Psyllium*）であることから，サイリウムとよばれている。

[21]　サラシア：インドやスリランカなど南アジア地域に自生するデチンムル科のサラシア属の植物（*Salacia reticulata, Salacia oblonga, Salacia chinensis*など）の総称。インドに古くから伝わる伝承医学（アーユルヴェーダ）において，糖尿病や肥満の治療に用いられてきた。

216 | 第11章 | 食品の機能性

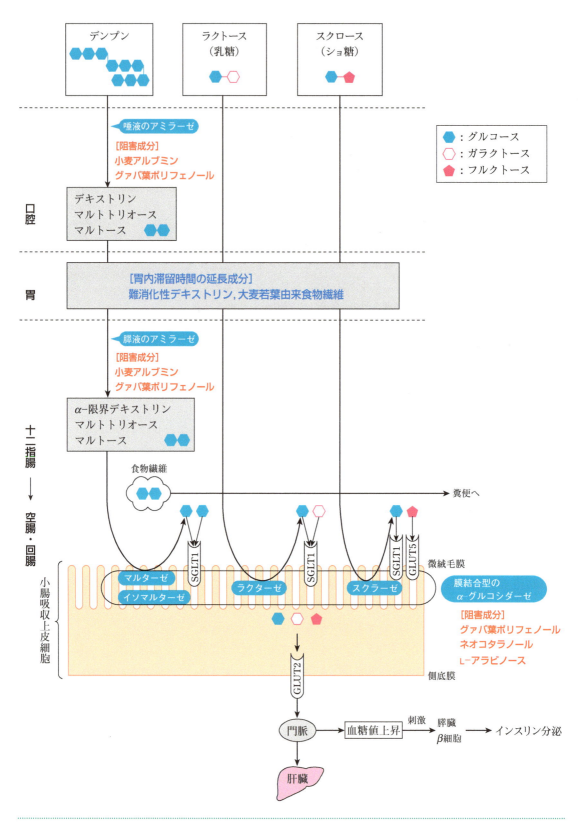

図11.5 | 食品成分による血糖値上昇の抑制機構

コレステロールは，肝臓で胆汁酸に変換され，胆汁として十二指腸に分泌される。摂取された中性脂肪やコレステロールは，胆汁酸が形成するミセルに取り込まれた後，小腸上皮細胞から吸収される。一方で，胆汁酸の一部は肝臓に再吸収される。血中のコレステロール濃度を低下させるために，腸管内でコレステロールを吸着したり，胆汁酸と結合してミセルを破壊し，コレステロールの吸収を抑制する，あるいは，胆汁酸の排泄を促進することで余分なコレステロールを体外に排出する。また，胆汁酸の再吸収を抑制したり，肝臓でのコレステロールから胆汁酸への変換を亢進させる(高める)ことによってもコレステロールの肝臓への取り込みが増加し，血中コレステロールは低下する。

図11.6に食品成分による血中のコレステロール濃度の制御機構を示す。植物ステロールは，構造がコレステロールに類似しており(構造は図4.7参照)，胆汁酸ミセルへのコレステロールの取り込みを競合的に阻害する。その結果，コレステロールの吸収が抑えられ，血中LDLコレステロールや中性脂肪を低減する。胆汁酸ミセルに取り込まれた植物ステロールは，小腸上皮細胞に吸収された後，再び腸管内に排出され，最終的に糞便として排泄される。大豆タンパク質は，大豆タンパク質が消化される段階で生成した疎水性の強いタンパク質加水分解物(ペプチド)が，腸管内で胆汁酸などと結合してミセルを破壊することでコレステロールの吸収を抑制する。ガレート型の茶カテキン(構造は図8.9参照)

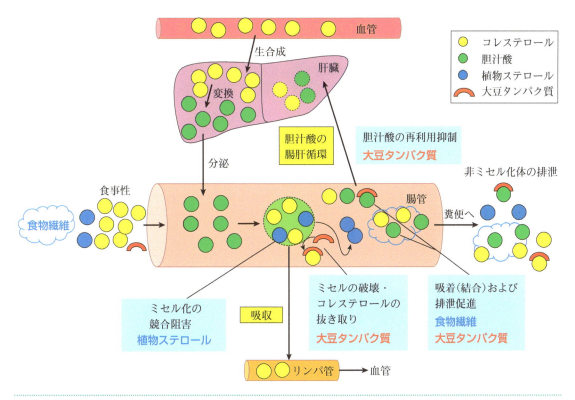

図11.6 食品成分によるコレステロール低下メカニズム

や陽イオン性のポリマーであるキトサン（構造は図3.19参照）も同様に作用する。低分子化アルギン酸ナトリウムやサイリウム種皮由来の食物繊維は，食物繊維の粘性によって，コレステロールや胆汁酸を吸着したり，胆汁酸の再吸収を阻害して排泄を促進する作用を発揮する。これら2つの成分は整腸作用の項に記したように，おなかの調子を整える食品とのダブルヘルスクレームの特定保健用食品としても利用されている。また，ブロッコリー・キャベツ由来のアミノ酸であるS-メチルシステインスルホキシド（SMCS）は，コレステロールから胆汁酸への代謝における律速酵素であるコレステロール7α-ヒドロキシラーゼを活性化し，糞便中への胆汁酸の排泄を促進することによって，血中LDLコレステロール濃度を低下させる。

11.2.4 ◇ 血圧が高めの方のための食品

交感神経が緊張すると血管が収縮して血圧が上昇し，反対に副交感神経がはたらくと血管が弛緩し，血圧が降下する。また，血圧はホルモンによっても調節されており，そのうちレニン・アンジオテンシン系では，主に肝臓から分泌されるアンジオテンシノーゲンがレニンによってアンジオテンシンIに変換され，次いでアンジオテンシン変換酵素（ACE）の作用によって，強い昇圧作用を示すアンジオテンシンIIに変換される。また，ナトリウム利用ホルモンによる血圧上昇も生じる。さらに，血管平滑筋による血管の収縮・拡張の自己調節も関与している。

図11.7に食品成分による血圧上昇・降下機構を示す。ペプチド類（カゼインドデカペプチド，ラクトトリペプチド，サーデンペプチド）は，ACE活性を阻害することによりアンジオテンシンIIの生成量を低下させ

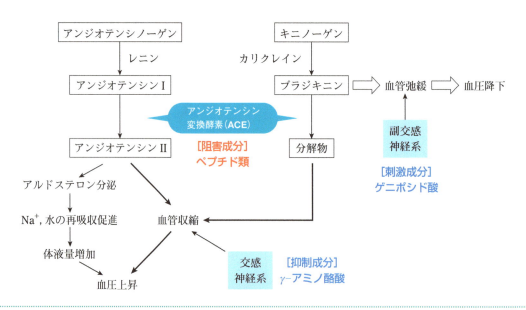

図11.7 食品成分による血圧上昇・降下機構
赤字はレニン・アンジオテンシン系，青字は自律神経系に作用する食品成分。

るとともに，血圧を下げるブラジキニンの分解が抑制され，それらのダブル効果で血圧上昇が抑制される。血圧に関与する特定保健用食品は，これらと同様にACE阻害により効果を示すものが多い。杜仲葉配糖体（ゲニポシド酸，**図11.8**）は副交感神経を刺激し，動脈の筋肉が刺激されて血管が弛緩することで血圧を降下させる。γ-アミノ酪酸（GABA，構造は図5.8参照）は末梢神経において交感神経の伝達物質であるノルアドレナリンの分泌を抑えることにより，血管収縮を抑えて血圧上昇を抑制する。

| 図 **11.8** | **ゲニポシド酸の化学構造**

11.2.5 ◇ ミネラルの吸収を助ける食品

　カルシウムは胃酸によって可溶化された後，十二指腸で吸収されるが，リン酸と不溶性の塩を形成すると吸収率が大きく低下する。そのため，吸収を高めるために腸管での可溶化が重要である。

　クエン酸リンゴ酸カルシウム（calcium citric acid malic acid, CCM）は，これら3つの成分を一定の比率で配合したものである。さらに酸性からアルカリ性まで広いpH範囲で溶けるように改良しており，カルシウムの吸収がよく，さらに，カルシウムと鉄の同時摂取における，カルシウムの鉄による吸収阻害を抑える。カゼインホスホペプチド（CPP）は，牛乳タンパク質であるカゼインの酵素分解物であり，腸管内でカルシウムをCPPのリン酸基と結合させることで，カルシウムが遊離のリン酸と結合して不溶性の塩を生成することを防ぎ，小腸下部での溶解性カルシウムの量を増加させてカルシウムの吸収を高める。フラクトオリゴ糖は難消化性のため，大腸まで到達して短鎖脂肪酸の産生を促進し，腸内のpHを低下させてカルシウムの溶解性を高め，吸収を促進する。

11.2.6 ◇ 骨の健康が気になる方のための食品

　骨には体内のカルシウムの99％が蓄えられており，残りの1％は血液などの体液や筋肉などの組織に存在する[22]。体内のカルシウムが不足すると，貯蔵庫である骨から補充される。骨は骨芽細胞による骨形成（骨の石灰化）と破骨細胞による骨吸収（骨の血中への溶出）を繰り返し，絶えず生まれ変わっている。女性ホルモンのエストロゲンは破骨細胞のはたらきをコントロールし，カルシウムの過剰溶出を防いで骨形成を促進する。加齢により，エストロゲンや骨形成ホルモンのカルシトニンなどが低下すると骨吸収が促進し，カルシウムが血中に溶出して骨量が減少する。さらに，血中カルシウム濃度が高いと腸によるカルシウムの吸収が減少し，長期の骨量低下が続くと骨粗鬆症になる。

　図11.9に食品成分による骨代謝の制御機構を示す。大豆イソフラボンはエストロゲンと構造が類似しており，植物性（フィト）エストロゲン[23]として知られている。特に，ダイゼイン[24]の腸内細菌による代謝産物であるエクオールは他より強いエストロゲン様作用を示す（**図11.10**）。女性は閉経を境にエストロゲンの分泌が減少し，骨からカ

＊22　カルシウムについては，6.2.5項を参照。

＊23　植物性エストロゲンについては，第12章241頁のコラムも参照。

＊24　ダイゼイン：大豆に含まれているイソフラボンの一種で，大豆では配糖体のダイジンとして存在している。消化吸収の過程で非配糖体（アグリコン）のダイゼインに変換される。大豆には，ダイジンのほかに，ゲニスチン（アグリコンはゲニステイン）なども含まれている。イソフラボンについては，8.1.4項Cも参照。

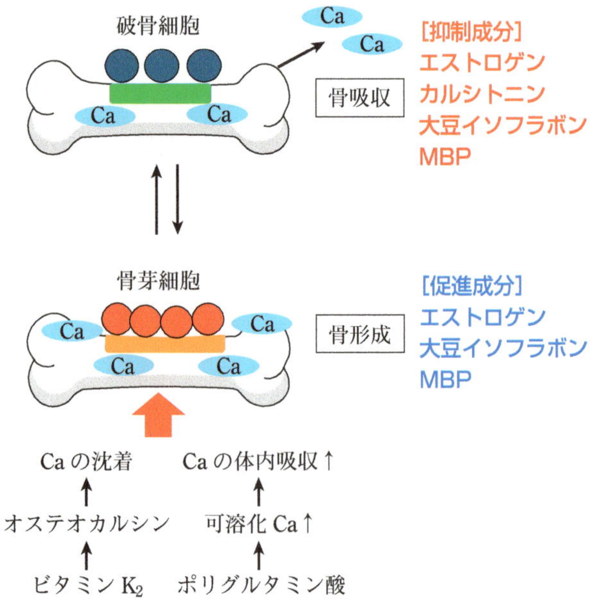

220 | 第11章 食品の機能性

破骨細胞

骨吸収

[抑制成分]
エストロゲン
カルシトニン
大豆イソフラボン
MBP

骨芽細胞

骨形成

[促進成分]
エストロゲン
大豆イソフラボン
MBP

Caの沈着　　Caの体内吸収↑

オステオカルシン　　可溶化Ca↑

ビタミンK₂　　ポリグルタミン酸

| 図11.9 | 食品成分による骨代謝の制御機構

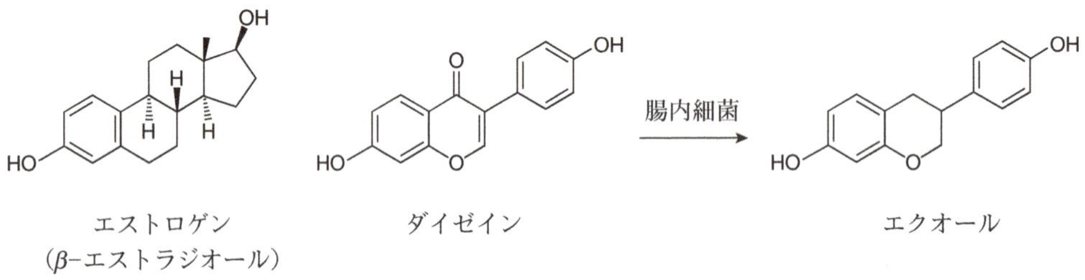

エストロゲン
（β-エストラジオール）

ダイゼイン

腸内細菌

エクオール

| 図11.10 | エストロゲンと大豆イソフラボン

ルシウムが過剰に溶出して骨粗鬆症になりやすいが，大豆イソフラボン
の摂取は骨吸収を抑え，骨のカルシウムを維持するのに役立つ。ただし，
日本人の約半数はエクオール産生菌非保有者であるためエクオールを産
生できない。そのため，産生菌保有者と非保有者で摂取基準が大きく異
なるはずであるが，その点については未解決であり，他の機能性成分の
方が対象者を限定しない効果が期待できる。乳塩基性タンパク質（MBP）
は，骨芽細胞のはたらきを活発にし，骨へのカルシウムの取り込みを促
進し，骨の形成を助ける。また，破骨細胞のはたらきを調節して，骨か
らのカルシウムの溶出を抑える。ビタミンK₂（メナキノン-7）は骨にカ
ルシウムを沈着させるオステオカルシンを活性化し，骨形成を助ける。
ビタミンK₂は腸内細菌によっても少しは合成されるが，納豆菌によっ
て多く生産される。ポリグルタミン酸は粘性により小腸でのカルシウム
とリン酸などとの不溶物の生成を防止して，可溶性のカルシウムを増加
させ，カルシウムの体内への吸収を促進する。

11.2.7 ◇ 虫歯の原因になりにくい食品・歯の健康維持に役立つ食品

スクロースは，口腔内細菌のミュータンスレンサ球菌(*Mutans streptococci*)によって資化され，酵素により粘着性の不溶性グルカンをつくり，歯の表面に強く付着して歯垢(プラーク)を形成する。プラークには細菌が棲みつきやすく，糖を使って乳酸，ギ酸や酢酸などの有機酸を生成し，pHが約5.7以下になるとカルシウムやリンで構成される歯のエナメル質表面が溶け出し(脱灰)，う歯(虫歯)になる。

糖アルコール(キシリトール，マルチトール，エリスリトール，還元パラチノース)は，細菌が利用できない甘味料であり，菌の増殖を抑えて虫歯を予防する。茶ポリフェノールは，細菌の増殖を抑制し，さらに不溶性グルカンの合成を阻害し，菌体の歯の表面への付着を防止する。緑茶フッ素は，歯の表面をコーティングし，耐酸性作用を示す。キシリトールとフクロノリ抽出物[25]はカルシウムと複合体を形成し，唾液による再石灰化を促進させる。リン酸一水素カルシウムやカゼインホスホペプチド-非結晶リン酸カルシウム複合体(CPP-ACP)は，カルシウムとリン酸を供給して再石灰化を促進して，歯を丈夫にする。大豆イソフラボンは，前項で述べた骨への作用と同様に，歯を支える歯槽骨への作用により，歯ぐきの健康を保つ。ユーカリ抽出物は，歯周病原性細菌に対する抗菌作用，歯垢形成にかかわる付着性不溶性グルカンの合成酵素の阻害，および歯周病の発症にかかわるタンパク質分解酵素の活性阻害によって歯垢の生成を抑え，歯ぐきを健康に保つ。

[25] フクロノリ：日本および南西諸島の海に生息するカヤモノリ目フクロノリ属の褐藻(*Colpomenia sinuosa*)。関与成分は，硫酸基を有する酸性多糖類のフノラン。

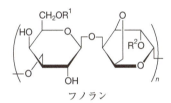

フノラン

11.2.8 ◇ 食後血中中性脂肪の上昇しにくい・体脂肪がつきにくい食品

食事として摂取された中性脂肪(トリアシルグリセロール)は，胆汁酸の作用で乳化された後，膵リパーゼにより遊離脂肪酸と2-モノアシルグリセロールまで分解される。そして，ミセルを形成して吸収された後に，小腸上皮細胞内でトリアシルグリセロールに再合成され，キロミクロン[26]に取り込まれて血中中性脂肪として全身に行きわたる(図11.11)。油脂を摂取すると，血中の中性脂肪が一時的に上昇し，過剰な中性脂肪はやがて体脂肪として蓄積される。肝臓での中性脂肪の合成を抑制することで空腹時の血中中性脂肪を減少させたり，小腸での中性脂肪の再吸収を抑制したりすることにより，食後の血中中性脂肪の上昇を抑制できる。

中鎖脂肪酸は，炭素数が8～10の脂肪酸であり，母乳やヤシ油などに含まれる。普通の植物油に含まれる長鎖脂肪酸がトリアシルグリセロールに再合成されてキロミクロンに取り込まれた後，リンパ管経由で血液循環し，脂肪組織，筋肉，肝臓に運ばれて蓄積され，必要に応じて分解されてエネルギーとなるのに対し，中鎖脂肪酸は消化吸収が約4倍速く，

[26] キロミクロン：血漿中のリポタンパク質の一種で，小腸で吸収された脂質をリンパ管を経由して血中を循環し，脂肪組織へ運搬するための複合体粒子である。トリグリセリド(84～89％)，リン脂質(7～9％)，遊離コレステロール(1～3％)，コレステロールエステル(3～5％)，タンパク質(1～2％)で構成される。

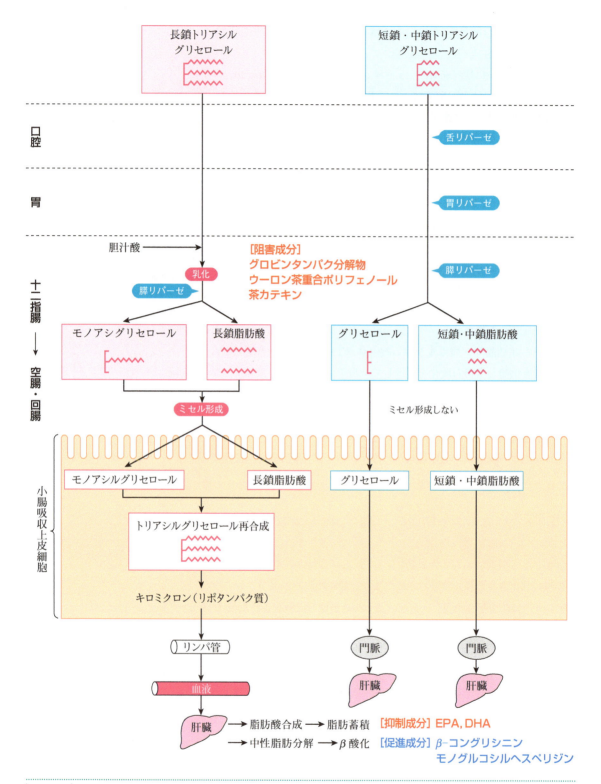

図 11.11 中性脂肪の消化・吸収と食品成分による制御機構

門脈を経て直接肝臓に運ばれ，速やかに分解されてエネルギーとなるため，体内に蓄積しにくい。これは，中鎖脂肪酸を含むトリアシルグリセロールが主に舌リパーゼや胃リパーゼによりグリセロールと脂肪酸に分解されて吸収された後，トリアシルグリセロールへの再合成に関与する酵素の基質特異性のために，中鎖脂肪酸は再合成に利用されず，トリアシルグリセロール量が減るためである。また，直接ミトコンドリア膜を通過してβ酸化を受けやすいことや，食後の熱産生を増大することも知られている。

EPAやDHAは青魚に多く含まれるn–3系不飽和脂肪酸である。EPAは，肝臓での脂肪酸および中性脂肪の合成の抑制ならびに分解の促進などにより中性脂肪値を下げる。グロビンタンパク分解物（オリゴペプチド）や茶カテキンおよびカテキンの重合体であるウーロン茶重合ポリフェノールは，膵リパーゼの活性を抑制することで中性脂肪の吸収を抑える。茶カテキンはコレステロールが高めの方に適する食品とのダブルヘルスクレームとしても利用されている。また，エピガロカテキンガレートなどの緑茶カテキンがβ酸化関連酵素の活性化による体脂肪および食事性脂肪の消費を促進する特定保健用食品もある。β–コングリシニンは，β酸化の促進や脂肪酸合成の抑制に加えて，腸管内で脂肪を吸着し，エマルション化して排泄することで中性脂肪の吸収を抑制する。モノグルコシルヘスペリジンは，ヘスペレチン（構造は図8.8（b）参照）として吸収され，これが肝臓におけるグルコースからの中性脂肪の合成を抑制し，また，分解を促進することにより，血中中性脂肪を減少させる。難消化性デキストリンやコーヒー豆マンノオリゴ糖は，消化管での脂質の消化吸収を抑制し，脂質の一部を糞便とともに排泄させる。

11.2.9◇ お腹の脂肪，お腹周りやウエストサイズ，体脂肪，肥満が気になる方のための食品

マメ科クズ（*Pueraria lobata subsp. thomsonii*）の花の熱水抽出物の葛の花エキスの有効成分は，イソフラボンのテクトリゲニン類であり，中性脂肪の合成抑制，脂肪の分解促進，さらに脂肪燃焼を促進する。

11.2.10◇ 肌が乾燥しがちな方のための食品

肌の老化やトラブルの多くは，脱水，酸化，紫外線誘発ダメージによるものであると考えられる。こんにゃくいもや米胚芽由来のグルコシルセラミドは消化管内で加水分解されてグルコースとセラミドとなり，さらにセラミドはスフィンゴイド塩基と脂肪酸に加水分解される。そのスフィンゴイド塩基は，角層細胞を包む膜状の構造の形成促進，セラミドの再構築およびタイトジャンクションの機能亢進により，経表皮水分蒸散量を抑制し，皮膚バリア機能を改善して肌の水分を逃しにくくする。これは，比較的新しく許可された機能である[27]。

＊27　肌が乾燥しがちな方のための食品は比較的新しい機能であるためか，製品はまだ発売されていない。一方，特定保健用食品の許可取得以前に制度がスタートした機能性表示食品としての商品は販売されている。

第12章

食品の安全性

　食品は日常的に摂取するものであり，食品の安全性は常に確保されているものと一般の消費者は信じがちである。しかし実際には，病原性微生物などによる食中毒は時に重篤な症状をともなって毎年のように発生する。また，それ以外にも野草の取り違えや異臭騒ぎなど，食の安全を脅かすさまざまな事例が発生している。さらに言えば，いわゆる健康食品やサプリメントなど，典型的な食品とは異なる食品が一般的に利用されるようになった現代社会においては，適切な摂取量や摂取法を守らなければ，過剰症や医薬品との不適切な相互作用などにより人体に負の影響をもたらしてしまうこともある。安全な食品を選ぶためには食品に付随するリスクを正しく認識する必要がある。

　食品の安全性を確保し，危害の発生を防止するための知識や技術・手段が食品衛生である。一般的に食品衛生においては，栄養失調や過剰摂取など栄養の摂取に関連するもの以外の飲食物による健康障害をもたらす危害が対象となる。人類がこれまでに経験した食品に由来する健康障害（**食性病害**とよばれる）には，食品自体が原因のもの（内因性食性病害）と外来異物が原因のもの（外因性食性病害）がある（**表12.1**）。内因性食性病害の原因物質となるのは，人体にとって有毒な化学物質や人体の生理作用を引き起こす化学物質であるが，天然のさまざまな動植物中に存在している。天然の動植物を食品として用いる場合，このような成分は除去あるいは調理加工により不活化して食用にする。強い毒性の動植物は食用には適さないとみなされるが，誤ってあるいは故意に摂取するこ

| 表12.1 | 食性病害の原因となりうる化学物質や微生物・ウイルス |

分　類	種　類		代表的な化学物質
内因性	自然毒		アルカロイド，青酸配糖体，きのこ毒（ムスカリン，イボテン酸など）
	生理作用成分		食物アレルゲン，ヒスタミンなど
外因性	生物的	微生物	病原性細菌，ウイルス
		寄生虫	原虫，回虫ほか
		タンパク質	異常プリオン
	人為的		残留農薬，工場排出物（重金属など），放射性降下物，容器からの溶出物など
誘起性	加工貯蔵中に物理化学的反応により生成		過酸化物，ニトロソアミン，アクリルアミドなど

とによる食中毒の事例が散見される。外因性食性病害の原因には，食品に混入した病原性微生物や寄生虫による直接的なものや，腐敗などによって生じる物質により引き起こされる間接的なものがある。このような生物学的危害に加えて，環境や容器包装に由来する有害化学物質による食品汚染も食性病害の原因となる。さらには，食品の加工貯蔵中に誘発された成分の化学変化により，人体に有害な成分が生じることもある。このように，食品の安全性確保のためには，その原因となる化学物質について正しい知識をもつことが重要である。

　また近年では，遺伝子組換え食品などの人類が過去に食経験をもたない食品が開発され，長期にわたる摂取が人体に与える影響を懸念する声もある。さらに，東日本大震災に端を発した原発事故により，放射能汚染された食品への懸念も広がった。

　本章では，このような多岐にわたる食品の危害を想定して安全性を確保するために，どのような法律や制度が整備されているかを紹介するとともに，人体へ有害影響を引き起こしうる食品に混入するさまざまな化学物質について簡単に紹介する。なお，病原性微生物や寄生虫による食中毒については本書では扱わないので，食品衛生全般に関しては巻末に紹介する文献を参照してほしい。

12.1 ◆ 食品の安全性を管理する法律

12.1.1 ◇ 我が国における法律と行政機関

　我が国における食品衛生を主として司る法律は，1947年に制定された「食品衛生法」である。食品衛生法は飲食に起因する衛生上の危害の発生を防止し，国民の健康の保護を図ることを目的としている（第1条）。食品衛生法は厚生労働省が所管しており，食生活の多様化によるさまざまな事故の発生にともない改定されながら，食品の安全性を守るための指導と監視を行う際の基本であり続けている。食品衛生法が対象とするのは，すべての飲食物（ただし医薬品，医薬部外品を除く，第11章参照）だけでなく，食品添加物，食品に使う器具や容器包装，食器や食材に使う洗浄剤，乳幼児が口にするおもちゃなども含まれる（第4条，第62条）。

　食品衛生法以外にも，農作物の生産段階を農林水産省の管轄の下に管理する「農林物資の規格化及び品質表示の適正化に関する法律（以下JAS法）」など，食品に関連する法規は複数存在する。しかし，現代社会においては，消費者が食品を入手するまでの生産から販売に至る一連の過程において食品の安全性を担保することは，個々の法律でそれぞれの管轄が対応すべき問題ではなくなってきている。そこで，2003年に，食品の安全性の確保に関する施策を総合的に推進することを目的とし（第1条），「食品安全基本法」が制定された。食品安全基本法の下，内閣府に属する食品安全委員会が新たに設置され，食品衛生を包括的に所

管することとなった。食品安全基本法には，行政の施策の策定に係る基本的な方針（第6条，第7条），食品関連事業者の責務と役割（第8条）などが示されている。消費者もまた関係者として食品の安全性確保に積極的な役割を果たすことが求められている（第9条）。

　さらに，消費者保護の立場から衣食住における安全を一層確保する目的で，2009年には消費者庁ならびに消費者安全委員会が設置され，あわせて「消費者安全法」が制定された。実際に食品を手にする消費者がその品質や安全性について得られる主な情報は，食品に表示された賞味期限や原材料などである。しかし，これまで表示することが義務付けられていた食品の名称や保存方法，製造者名などの一般項目に加え，食品衛生法では使用している食品添加物名やアレルギーの特定原材料名を，JAS法では原産地や農林物質の品質にかかる情報を，健康増進法（第11章参照）では栄養成分表示をそれぞれ規定していたため，商品によって表示されている内容にはばらつきがあった。そこで，2013年に「食品表示法」が制定された。食品表示法の施行により，それぞれで定めていた食品の表示に関する規定が統合され，包括的かつ一元的な表示が定められた。第11章で取り上げた機能性表示も食品表示法に則って定められており，適切な用法・用量や注意喚起もあわせて表示することが求められている。

12.1.2 ◇ 国際的な対応

　現代社会の食生活では，輸入食品が大きな割合を占めるようになっている。我が国では空港や港に食品衛生監視員が設置され，輸入食品の検疫を行って不良な食品の排除を行っている。輸入食品はそれぞれの生産国の法律によって食品の品質や安全性が管理されているため，国ごとの制度の違いが貿易上の問題となることがある。例えば，動物用医薬品としての成長ホルモンの使用制限や，食品添加物の使用基準には国ごとの違いがある。近年では，BSE（狂牛病）に関する食肉牛の検査基準の違いが米国からの牛肉輸入の停止につながり，貿易摩擦へと発展した例もある（後述）。

　このような国際的な食品貿易問題を解決するための政府間組織として，消費者の健康保護，食品の公正な貿易の促進などを目的として開催される国際食品規格委員会（コーデックス委員会）がある[*1]。コーデックス委員会に加え，例えば食品添加物に関する問題の解決のためには，FAO/WHO合同食品添加物専門家委員会（Joint FAO/WHO Expert Committee on Food Additives, JECFA）が組織されるなど，それぞれの問題について組織される委員会により国際的な議論がなされている。JECFAは食品添加物の安全性について，A1（安全性評価が終わり，1日摂取許容量（acceptable daily intake, ADI）が設定された，または設定の必要がないとされたもの）からC2（健康に与える影響を考慮して，特定用途に制限され

*1　コーデックス委員会については，200頁*8を参照。

たもの)にランク付けを行っており，我が国では，A1ランクであるものについて，科学的資料をもとにして食品安全委員会による食品健康影響評価が行われた後，薬事・食品衛生審議会で審議が行われる。前述のBSE問題にあたっては，国際獣疫事務局(Office des Internationale Epizooties, OIE：通称World Organization for Animal Health)による国際基準も開示されている。

　加工食品における食品の安全性を確保するための手段として国際的に認められているのが，HACCP(Hazard Analysis and Critical Control Point, 危害分析重要管理点方式)である。HACCPは，最終製品の検査により安全を確保するのではなく，製造工程におけるさまざまな危害を予測し，その危害の管理に必須な工程部分を厳密に監視・評価・記録することによって，最終製品の品質と安全性を担保しようという手法である。我が国では，HACCPに従って製造するものを，「総合衛生管理製造過程」として承認している。また工業製品の国際的な品質管理規格であるISO(International Organization for Standardization，国際標準化機構)規格においても，食品の製造過程にHACCPを組み込んだISO22000シリーズが公表されており，食品製造における国際的な標準規格となってきている。

12.1.3 ◇ リスク分析

　食品の安全性を確保するため，**リスク分析**という手法が広く採用されている。リスク分析は，「食品安全に関する意思決定の過程に科学的なアプローチを導入するものであり，これによって食品を媒介とする疾病が減少し，食品の安全性が継続して改善される」(FAO『食品安全リスク分析―第一部―概観および枠組マニュアル―暫定版』より)ことが期待されている。コーデックスの定義によれば，リスク分析は**リスク評価**，**リスク管理**，**リスクコミュニケーション**の三要素から構成される。リスク評価とは，食品に由来する危害要因(ハザード)として懸念されるものを検討し，またその健康への影響を科学的に評価することである。我が国においては食品安全委員会などがリスク評価を担当する。リスク管理とは，リスク評価の結果や消費者の健康保護などの要因を考慮しながら適切な政策や予防管理手段を選択する過程である。我が国においては，厚生労働省や農林水産省などがリスク管理を担当する。リスクコミュニケーションは，消費者を含むすべての関係者間でリスクに関する情報や意見を双方的に交換することであり，リスク評価結果の説明やリスク管理に関する説明なども含まれる。消費者とのリスクコミュニケーションにおいては，消費者庁や消費者委員会がコミュニケーションを促す役割を担っている。各省庁の役割は**図12.1**にも示した。

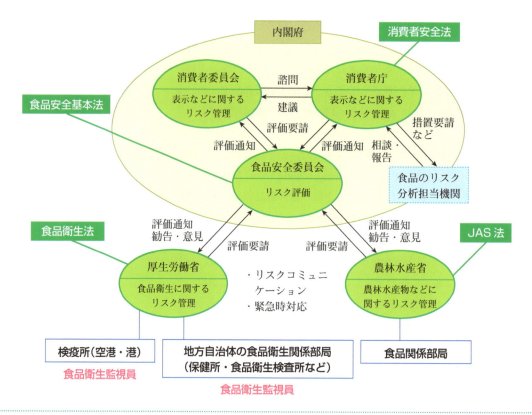

図12.1 食品衛生に関わる法律と所管する行政組織

12.2 ◆ 食品の安全性に影響を与える食品や化学成分

12.2.1 ◇ 有毒動植物に含まれる化学物質

A. 自然毒

　食品によっては，もとより人体に有害な化学物質をもつものがあり，こうした「自然毒」による食中毒は，発生件数は少ないものの，致死性が高いという特徴がある。

　植物性の自然毒（図12.2）には，下痢や嘔吐を引き起こすサポニン類[*2]や，胃腸炎やしびれなどの神経症状を引き起こすさまざまなアルカロイド類がある。これら以外にも，心血管系に作用するジギトキシンを含むジギタリス（コンフリー，キツネノテブクロ）など，民間薬としても利用される薬用植物が誤って過剰に摂取されてしまう場合もある。有毒植物の代表は毒きのこである。毒きのこは，消化器系に作用し腹痛や下痢を引き起こすものと，脳神経に作用し幻覚や麻痺を引き起こすものがある。消化器系への作用を示す成分としては，環状ペプチドであるアマトキシン，副交感神経を興奮させるムスカリンなどがある。中枢神経に作用する毒成分の代表はイボテン酸とその脱炭酸生成物であるムッシモール，あるいはシロシンやシロシビンである。また，じゃがいもの発

[*2] サポニン：ステロイドやトリペルテノイドの配糖体であり，植物界に広く存在する。界面活性作用を有するため，細胞膜が破壊される。

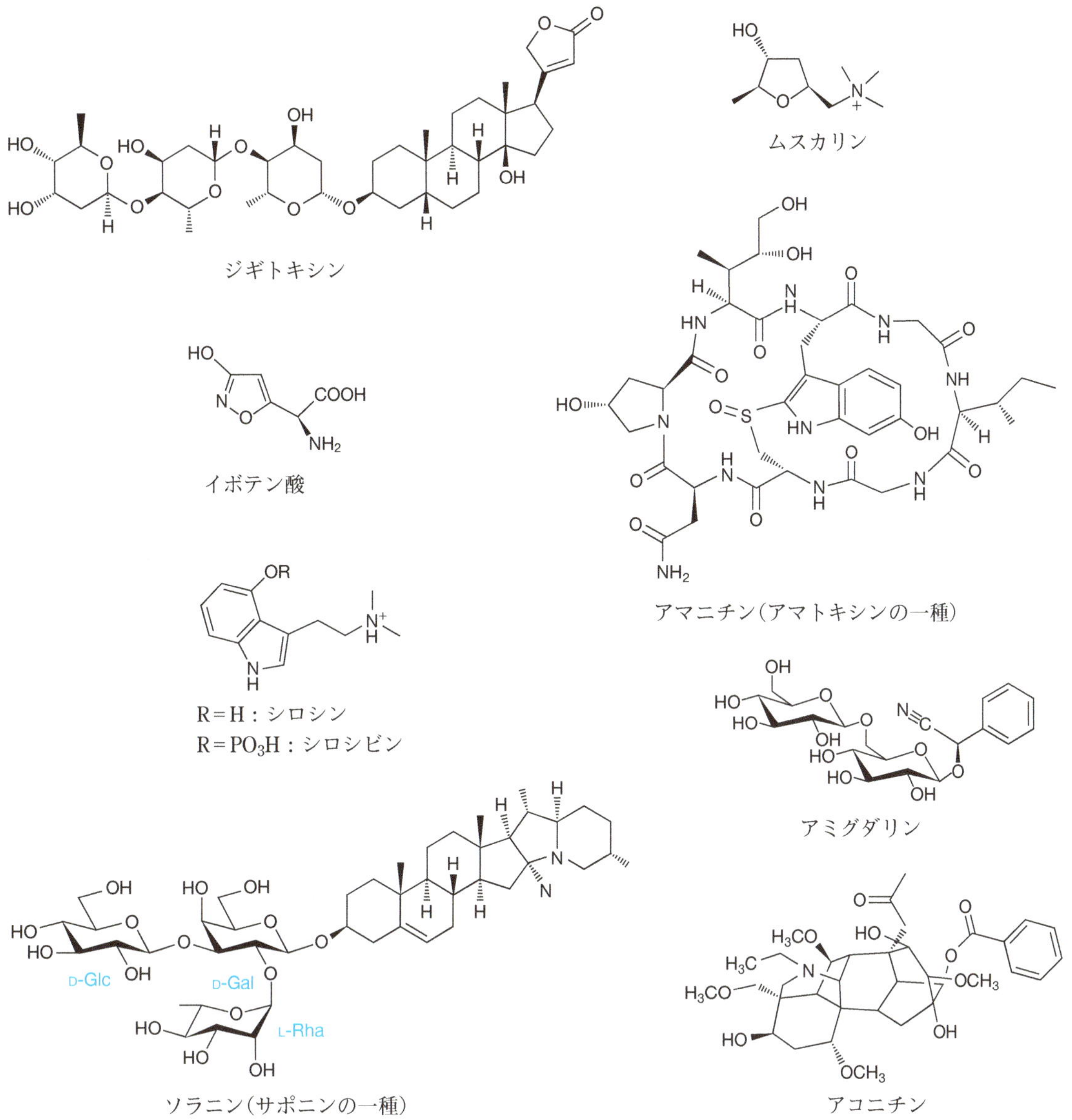

12.2 食品の安全性に影響を与える食品や化学成分 | **229**

ジギトキシン

ムスカリン

イボテン酸

アマニチン（アマトキシンの一種）

R＝H：シロシン
R＝PO₃H：シロシビン

アミグダリン

ソラニン（サポニンの一種）

D-Glc D-Gal L-Rha

アコニチン

| 図**12.2** | 植物に含まれる自然毒の化学構造

　芽部や緑色部に含まれるソラニン類による中毒事件は，最近小学校など
で報告されている。生ウメやビルマ豆は，それぞれアミグダリン，フォ
ゼオルナチンという青酸配糖体を含むことで有名である。毒性植物とし
て有名なトリカブトにはアコニチンが含まれているが，食べられる野草
であるニリンソウとの取り違えによる食中毒の報告例がある。
　一方，動物性食品の場合，有毒なもののほとんどは海産物である
（**図12.3**）。有毒魚としてもっとも有名なフグの毒であるテトロドトキ
シンは，脂溶性が高く，また熱や酸にも安定なため，調理などで除去す
ることが難しく，有毒部位は食べることができない。フグは以前，自ら

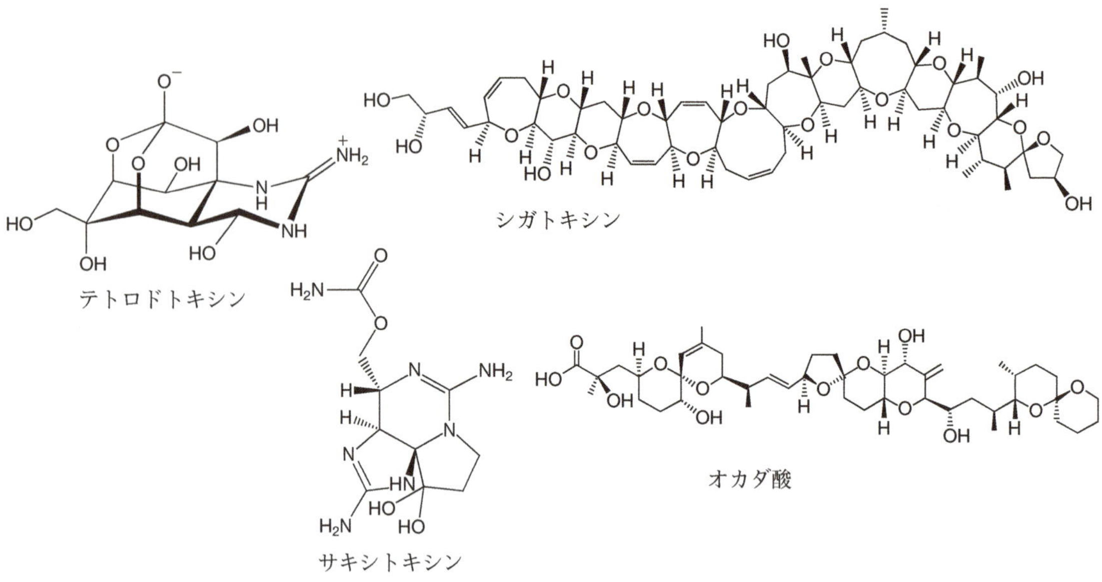

図12.3 海洋生物に蓄積している自然毒の化学構造

毒を生合成していると思われていたが，現在では有毒渦鞭毛藻の一種がテトロドトキシンを合成し，これが食物連鎖によってフグの内臓や組織に蓄積することが明らかになっている。そのため，養殖フグには毒がないか，あっても非常に弱い。熱帯魚には毒性をもつものが多く，シガテラ毒はその代表的なものである。シガテラ毒の代表的な原因物質であるシガトキシンは，摂取するとドライアイスセンセーションとよばれる温度感覚異常をもたらすことで有名である。その他の誘導魚，貝類なども，同様に海洋性の藻類が生合成する毒性化学物質を食物連鎖によって蓄積している。春先に潮干狩りで捕れるアサリやハマグリなどは，サキシトキシンなどの麻痺性貝毒を蓄積することがあり，自治体による定期検査の結果，規制値を超えた貝毒が検出されると，沈静化するまで該当する範囲では貝を採取することができない。また二枚貝の種類によってはオカダ酸やジノフィシストキシンなどの下痢性貝毒を蓄積するものもある。

B. 異常プリオン

　狂牛病として知られるBSE（bovine spongiform encephalopathy，牛海綿状脳症）は1986年に英国で牛の病気として見いだされた。その後，ヒトの変異型クロイツフェルト−ヤコブ病（CJD）がBSE牛を摂取したことによって引き起こされる可能性が指摘され，調査の結果，BSE牛の脳や内臓に蓄積した異常プリオンが原因であることが明らかにされた。

　正常型のプリオンは，細胞表面糖タンパク質であり，脳に多く発現している。銅イオンと結合する領域を有し，脳機能や神経の維持に関与し

12.2 | 食品の安全性に影響を与える食品や化学成分 | **231**

Column

調理加工中に生じる有害成分

酸化により生じる過酸化脂質（4.3節参照），アミノ−カルボニル反応から生じるアクリルアミド（8.2.4項，図8.27参照）など，調理加工中に化学反応が起こり，生体に有害な成分が生じることは珍しくない。食品と喫煙は発がんの原因の8割以上を占めているともいわれる。このような調理加工中に発生するものの中には，摂取量が多ければ発がん物質として作用するものも多い。代表的なものはベンゾ[a]ピレンなどの多環芳香族炭化水素（PAH）である。これはタールや魚のコゲなどに含まれる成分であるが，そのままで発がん性を示すわけではない。脂溶性の高い外来異物であるPAHは，体内に入ると解毒代謝を受けて水溶性が高められ排出が促されるが，このときの反応（第一相解毒反応とよばれる）によりヒドロキシ基が付加されることで，DNA（グアニンのアミノ基）との付加体形成能が付与されてしまうのである。また，野菜に含まれていたり発色剤として使用される亜硝酸は，酸性下で窒素化合物と反応するとニトロソアミンを形成することがあるが，日常的な摂取量から発がん性を示すほどの量のニトロソアミンができることは考えにくい。また，タンパク質の過熱やアミノ−カルボニル反応（図8.26参照）により変異原性をもつヘテロサイクリックアミンができることもある。

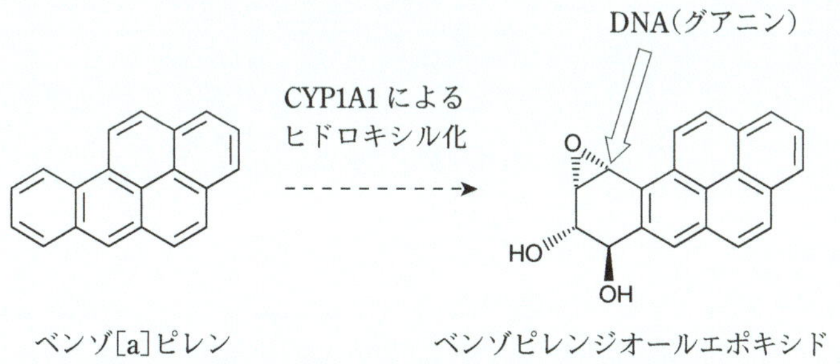

CYP1A1による
ヒドロキシル化

DNA（グアニン）

ベンゾ[a]ピレン　　　　　　ベンゾピレンジオールエポキシド

| 図 | **ベンゾピレンのヒドロキシル化反応およびDNAとの反応**

CYP1A1は，脂溶性の外来異物や薬物の水溶性を高める生体応答（第I相反応）を行う酵素群（チトクロムP450）の一種である。

ていると報告されているが，その生理機能はまだ完全には解明されていない。正常型とは高次構造が異なる変異型プリオン（＝異常プリオン）は分子内にβシート構造が多く，プロテアーゼに対する抵抗性を示すため，消化されずに細胞内に蓄積し，さらに異常プリオンは正常型プリオンにはたらきかけ，異常な立体構造を伝搬することがわかってきた（図12.4）。このことをプリオンの感染とよぶ。BSEの場合，スクレイピー（羊の伝達性海綿状脳症）によって病死した羊から作られた肉骨粉を混ぜた餌で飼育されたことで牛に感染し，さらにBSE牛を摂取したヒトに感染してCJDを引き起こす。スクレイピー，BSE，CJDのような異常プリオンによって引き起こされる神経変性疾患をプリオン病とよぶ。プリオン病は発症までの潜伏期間が長く，安全な食肉を得るために牛を何歳から検査すべきかについて，国や地域により対応が異なったことにより，一時期は米国産牛肉が輸入停止され，ほとんどの牛丼店からは牛丼がな

> **Column**
>
> ## 食用油初のトクホの顛末
>
> ジアシルグリセロール（1,2-ジアシルグリセロールおよび1,3-ジアシルグリセロールの3：7の混合物）のうち，割合が高い1,3-ジアシルグリセロールは，リパーゼにより1または3-モノアシルグリセロールまで分解されるが，2-モノアシルグリセロールは生成しない。そのため，小腸上皮細胞内の2-モノアシルグリセロールを用いるトリアシルグリセロール合成酵素系の基質が不足し，中性脂肪への再合成の量が減り，血中中性脂肪の増加が抑えられる。当該成分は，他の食用油に比べて体脂肪が付きにくい食用油初のトクホとして注目され，食用油市場のトップを占めていた。しかし，製造する際の脱臭工程で，体内において発がん性物質へと分解される可能性があるグリシドール脂肪酸エステル（グリシドールはエポキシ基とヒドロキシ基をもつ化合物）が通常の油脂よりも10～180倍多く生成されることが明らかになり，消費者の間に不安が広がったため，最終的に販売企業側がトクホの認可を自主返上し，2009年に失効した。しかし，グリシドール脂肪酸エステルの生成は，日常摂取する油でも起こりうるため，安全性を問題視する科学的根拠としては弱いものであった。このことは，食品素材を抽出・濃縮するという過程を経て製品化される商品に対する安全性の本質にかかわる課題を残した。

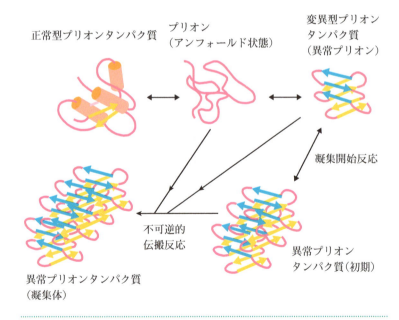

| 図12.4 | 推定される異常プリオンの産生機構
［J. Collinge, *Annu. Rev. Neurosci.*, **24**, 519（2001）］

くなった。また，BSE牛が大量発生していた時期にヨーロッパに旅行した人は輸血への協力を拒否された時期もある。その後世界的にBSE牛の徹底的な処分が行われた結果，BSEの蔓延は見かけ上終息している。しかし，潜伏期間の長さなどから撲滅に至ったかどうかは不明であり，引き続き注意を払うことが重要である。

C. カビ毒

　食品を劣化させる微生物には細菌類やウイルスに加えて，カビや酵母などの真菌類がある。一部のカビは人体にとって害となる化学物質（カビ毒，マイコトキシンともいう）を産生する。細菌が食中毒の原因となることとは異なり，カビ自体は食品成分を劣化させるものの人体に毒性を示すことはない。しかしカビ毒は，長期にわたり摂取すると発がん性を示す可能性があると懸念されている。天然でもっとも強い発がん性物質として，**図12.5**に示す*Aspergillus flavus*などが産生するアフラトキシン（その中でもB1）が知られている。我が国にはアフラトキシンを産生するカビは生育していないが，熱帯・亜熱帯地域からの輸入食品においては混入が懸念されるため，我が国では落花生および落花生を含有する食品について10 ppb（アフラトキシンの検出限界）以上のアフラトキシンが検出されてはならない。落花生以外にも特にオーガニックの食品（ハーブなど）にはアフラトキシンが混入していることがあり，現在ではすべての食品に同様の規制が適用されている。

　アフラトキシン以外のカビ毒として，小麦に対しては*Fusarium*属のカビ（アカカビ）が産生するデオキシニバレノールの暫定基準値が，リンゴ果汁に対しては*Penicillium*属（アオカビ）の一種が産生するパツリンの規格基準が設定されている。

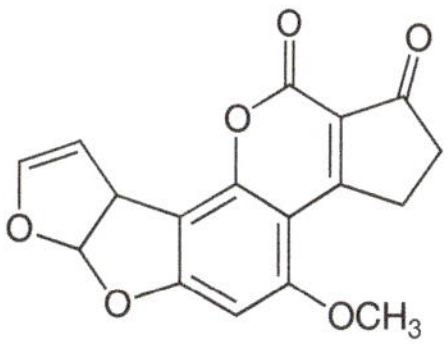

アフラトキシン B1

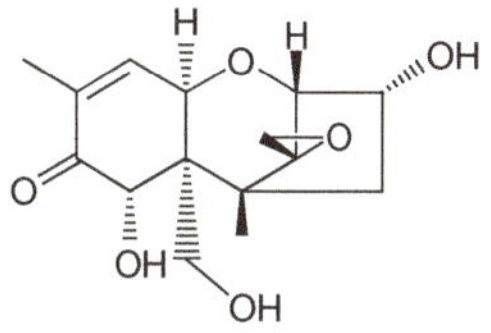

デオキシニバレノール

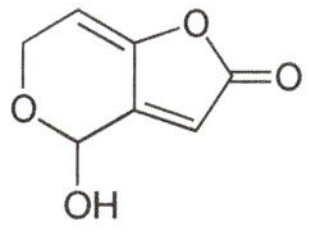

パツリン

図12.5 代表的なカビ毒の化学構造

D. アレルゲンとアレルギー症状誘発物質

　上記以外にも食品成分の中には，人体にとって過剰な生理応答を引き起こすものがある。代表的なものが食物アレルギーを引き起こすタンパク質（食物アレルゲン）である。そのタンパク質を摂取したときにアレルギー応答を引き起こすかどうかには個人差があるが，特に発症例が多く，重篤度の高い症状を引き起こす7品目（エビ，カニ，小麦，そば，卵，乳，落花生）については，「特定原材料」として表示の義務がある。

　また，海産物の中には，ヒスタミンを多く含むものもある。ヒスタミンは，腐敗の過程でヒスチジンが分解されて生じる（**図12.6**）。ヒスタミンを多量に含む食品を摂取すると，アレルギー様食中毒が引き起こされる。

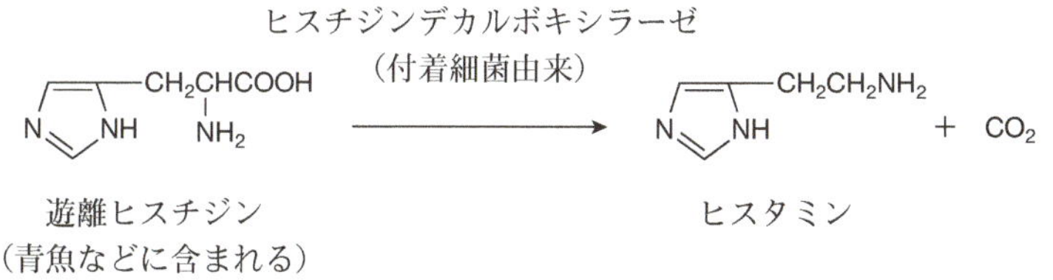

ヒスチジンデカルボキシラーゼ
（付着細菌由来）

遊離ヒスチジン
（青魚などに含まれる）

ヒスタミン

$+ \quad CO_2$

図12.6 ヒスチジンからヒスタミンへの変換反応

12.2.2 ◇ 環境汚染と食品汚染（放射能汚染を含む）

　我が国における大規模な食中毒事件のうち，環境汚染が原因の公害病として知られている例として水俣病とイタイイタイ病がある。これらはそれぞれ有害重金属である水銀とカドミウムが工場から違法に排出され，周辺の水環境を汚染したことによって引き起こされた。水銀は食物連鎖によって魚介類に蓄積されるため，近海の魚を摂取した人々は水銀中毒を引き起こした。無機水銀は急性毒性が強いものの，腸管吸収率が低いが，水俣病においては，吸収率の高いメチル水銀（有機水銀）が工場から自然界に排出された。これが食物連鎖の結果として人体に取り込まれ，亜急性および慢性の中毒症状として，神経障害を引き起こした。水銀は多くの魚介類に微量ではあるが含まれているため，食物連鎖の上位にいる大型魚類においては高レベルでの蓄積が懸念されている。そのため妊婦は胎児への影響をできるだけ小さくするためにマグロなどの大型魚類を頻繁に摂取しないように指導される[*2]。

　イタイイタイ病の原因となったカドミウムはさまざまな工業分野で使用されている。カドミウムの含有レベルが高い土壌で作られた農作物は蓄積レベルも高く，日本人が日常的に摂取してしまうカドミウムの約半分は米由来である。イタイイタイ病は，工場廃液によって汚染された川の周辺の水田で作られた米を摂取していたあるいは川の水を飲料水として飲んでいた人々に引き起こされたカドミウム中毒である。カドミウムはカルシウムと同様の機構で体内に取り込まれてしまうため，カルシウムのはたらきを阻害することとなり，慢性的には骨軟化症や腎臓障害を引き起こす。

　近年の環境汚染に由来する食品汚染として人々の不安材料となったのは，東日本大震災後の原発事故による放射性同位体の拡散にともなう食品の放射能汚染である。私たちは普段より宇宙からの放射線や天然に微量に存在する自然放射線にさらされており，震災の前から食品中の放射性物質の暫定基準が定められていた。東日本大震災での原発事故により大量に放出されてしまった放射性ヨウ素と放射性セシウムの土壌や水源への蓄積が，過剰に食品へと移行蓄積することが懸念されたため，政府は食品中の放射能の量についての暫定値を見直すこととなった。コーデックス委員会が定めている年間線量1 mSvをふまえ，放射性物質を含む食品の割合の仮定値を50%と高く見積もったうえで，セシウム以外の放射性元素による影響を考慮し，食品中の放射性セシウムの新たな基準値が**表12.2**のように定められた[*3]。また，食品安全委員会が「小児の期間については感受性が成人より高い可能性」を指摘したため，子どもの摂取量が多い牛乳ならびに乳児用食品は一般食品と区別して設定された。これらの値は世界的な基準値よりも相当低く設定されている[*4]。現在では，設定値を上回る食品原材料は，野生動物や栽培できない植物のごく一部にみられる程度であり，日常目にする食品により，年間

[*2]　ただし，現段階では日常生活における水銀摂取が健康に悪影響を及ぼしたという報告例はない。

表12.2　食品中の放射性セシウムの現行の基準値

食品群	基準値 (Bq/kg)
飲料水	10
牛　乳	50
乳児用食品	50
上記以外の一般食品	100

[*3]　摂取したBq（放射性物質量）に，固有の実効線量係数（^{137}Csの場合は1.3×10^{-5} mSv/Bq）を乗じて実効線量mSv（放射線による全身の被曝量を表す）を求める。

[*4]　コーデックス委員会ではすべての食品で1000 Bq/kg以下という設定にしている。また，食品の汚染の割合は10%と仮定している。

1 mSvを超える放射性物質を摂取する可能性はきわめて低い。また，半減期の短いヨウ素については食品中の基準値は設定されていない。もともと日本人は海藻類から非放射性ヨウ素を日常的に摂取しているため，過去の例（チェルノブイリ原発事故など）より比較的発がん性のリスクは低いとの見解もあるが，ヨウ素の蓄積しやすい臓器である甲状腺におけるがんの発症率など，放射性物質曝露による人体への影響については，継続的な調査が行われている。

12.2.3 ◇ 輸入食品の安全性：農薬の影響と遺伝子組換え食品
A. 残留農薬

　農薬は，除草剤や殺虫剤，または農作物の生理機能（成長や熟成など）の調節のために使用される薬剤であり，場合によっては人体に有毒になる化学物質が使われている。我が国では，「農薬取締法」によって農薬を管理しており，また，2006年に「残留農薬等のポジティブリスト制度」が施行されたことにより，残留基準が設定されていない農薬が含まれる食品の流通が禁止となった。

　過去に用いられていたパラチオンなどの有機リン系農薬は，人に対する急性毒性が強いため，現在は使用禁止となっている。またDDT（ジクロロジフェニルトリクロロエタン）などの有機塩素系農薬についても，体内に蓄積しやすく神経障害や染色体異常を引き起こすため，現在では使用が禁止されている。現在の主流は，比較的人体に対する毒性の低いカルバメート系農薬である。

　我が国においては，安全性試験を行い，品質および安全性が確保されたもののみがポジティブリストに登録されており，食品中に残留する農薬の量についても厳しく監視されているため，故意や過失による間違った使い方をしない限りほとんど健康被害をもたらすことはない。

　輸入柑橘類やバナナなどは，輸送の際にカビが発生・繁殖しやすいため，ポストハーベスト農薬とよばれる，収穫後処理農薬が使用されている。我が国では，ポストハーベスト農薬は食品添加物である保存料（防カビ剤（防黴剤））に分類されているため，食品添加物の規制に則り，店頭では表示がつけられており，消費者に対する注意喚起が行われている。

　しかし，農薬による事故事例として，2007年に中国産の輸入冷凍餃子に有機リン系農薬の一種であるメタミドホスが混入していたことによる重篤な食中毒が引き起こされる事例が発生した。調査の結果，このときは故意による混入が原因であったことがわかり，いわゆる残留農薬が原因ではなかった。中国においても有機リン系農薬の野菜などにおける残留基準は厳しく制限されているのだが，その後も輸入野菜から基準値を超える農薬の残留が検出される違反が発生している。

B. 遺伝子組換え食品

　科学技術の進歩により，有用遺伝子を導入して望ましい形質を有する微生物や植物を作り出す遺伝子組換え技術が開発された。この技術により，これまでは交配を重ねたり，さまざまな環境から有用形質をもつ微生物を探索したりすることにより得てきた有用植物や有用微生物を，より効率的に作り出すことができるようになった。例えば，ペチュニアの色素合成酵素を導入して創出した「青いバラ」などがある。遺伝子組換え作物が利用される食品は「遺伝子組換え食品（genetically modified food, GM食品）とよばれる。遺伝子組換え微生物によって製造した食品添加物を利用する例も多くなってきている。我が国では，前述のバラ以外に商業流通している国産の遺伝子組換え作物はない。一方すでに安全性が確認され，販売・流通が認められている輸入品目は，食品で8作物（318品種），添加物で31品種である（2018年10月現在，**表12.3**）。

表12.3 | **現在までに安全性審査の手続を経た旨の公表がなされた遺伝子組換え食品および添加物**
［厚生労働省 医薬・生活衛生局 食品基準審査課2018年10月3日現在のデータ］

	対象品種	付与された性質
食　品 （318品種）	じゃがいも（9品種）	害虫抵抗性 ウイルス抵抗性 アクリルアミド産生低減 打撲黒斑低減
	大豆（28品種）	除草剤耐性 高オレイン酸形質 害虫抵抗性 低飽和脂肪酸高オレイン酸 ステアリドン酸産生
	てんさい（3品種）	除草剤耐性
	トウモロコシ（206品種）	除草剤耐性 害虫抵抗性 高リシン形質 耐熱性 α-アミラーゼ産生 乾燥耐性 組織特異的除草剤耐性 収穫増大の可能性向上
	なたね（21品種）	除草剤耐性 雄性不稔性 稔性回復性
	わた（46品種）	除草剤耐性 害虫抵抗性
	アルファルファ（5品種）	除草剤耐性 低リグニン
	パパイア（1品種）	ウイルス抵抗性
添加物 （31品種）	遺伝子組換え手法により製造される添加物	
	α-アミラーゼ，キモシン，プルラナーゼ，リパーゼ，リボフラビン，グルコアミラーゼ，α-グルコシルトランスフェラーゼ，シクロデキストリングルカノトランスフェラーゼ，アスパラギナーゼ，ホスホリパーゼ，β-アミラーゼ，エキソマルトテトラオヒドロラーゼ，酸性ホスファターゼ，グルコースオキシダーゼ，プロテアーゼ	

主な生産国は米国で，流通する遺伝子組換え食品の生産量の約半分を占める。

　主な遺伝子組換え食品は，除草剤耐性や害虫抵抗性を与える遺伝子を導入して形質転換した植物である。これらは農薬の使用量を最小限にとどめつつ，農作物の収量を最大に保つために開発された。もっとも多いのは，グリホサートという農薬とそれに対する耐性遺伝子をもつ作物の組み合わせであり，これらの作物と農薬のセットは農薬メーカーによって開発された。害虫抵抗性遺伝子としては，トウモロコシなどに利用されているBt遺伝子が有名である。これは，殺虫性タンパク質を発現する枯草菌に由来する遺伝子を，対象とする植物に発現させて殺虫剤の使用量を制限するために開発された。また，オレイン酸高発現大豆から作られた大豆油，熟成を遅らせるよう酵素発現を抑制したトマトなども開発されている。

　遺伝子組換え食品については，使用する農薬を減らし農業にかかる手間を軽減するなどの利点が期待されているが，一方で，害虫や雑草の選択が行われてしまうことによって生態系のバランスを乱したり，これらの植物に由来する外来遺伝子が拡散したりする懸念があるなど環境への影響が明らかになるにはまだまだ時間が必要である。また，導入した遺伝子やベクターに使われる遺伝子に由来するタンパク質が人体に与える影響については，例えば摂取したときにアレルギーなどを引き起こさないか，などの安全性試験が行われている。しかし伝統的に摂取してきた食品と比べて，摂取の歴史が短い遺伝子組換え食品がどのような影響を人類に与えるのかは未知であり，今後も注視していく必要がある。

　食料自給率が低い我が国では，食品の多くを輸入に頼っていることはすでに述べた。そのため，遺伝子組換え食品が輸入される例も増えている。すでに安全性が確認されているものと，未審査のものを区別するため，検疫所では遺伝子検査やタンパク質の分析を行い，安全が確認されたもののみが国内に流通するように制限している。遺伝子組換え食品は，それを使用していることについての表示が義務付けられている。ただし，加工食品に使用されている場合は，全原材料に占める重量の割合が上位3位までのもので，かつ原材料に占める重量の割合が5％以上のものに対しての表示義務であり，これにあたらない場合は表示が省略できることになっている。また油やしょう油など，製造の過程で組み込まれた遺伝子やその遺伝子が作る新たなタンパク質が分解されたり除去されるなどして技術的に検出できない場合には，表示は義務付けられていない。また，遺伝子組換え体の含有量が5％以下のものについても表示が免除されている。そのため，国産業者などは，任意ながらも「遺伝子組換えでない」という表示を行い，差別化を図っている。

　今後は，例にあげたような農薬使用制限のためでなく，機能性を高めた品種の開発も活発になっていくと思われる。現在研究が進められてい

238 | 第12章 | 食品の安全性

Column

ゲノム編集と遺伝子組換え食品

従来の遺伝子組換え食品では，元の植物（または微生物）にアグロバクテリウムなどの外来遺伝子を利用して有用遺伝子を導入していた。このような外来遺伝子の導入には，食品の安全性を脅かす危険性があると指摘されていた一方で，遺伝子組換え食品を遺伝子組換えでない食品と区別することは比較的容易であった。しかし，ゲノム編集技術の発明により，状況は一変すると考えられる。

ゲノム編集は，部位特異的な制限酵素（ヌクレアーゼ）を直接細胞のDNAに作用させることで，狙った遺伝子を数塩基の単位で切断，欠損，置換することが可能となる技術であり，CRISPR/Cas9法が代表的である。ゲノム編集では遺伝子自体の改変が起こるが，外来遺伝子が細胞内に入っていないため，これまでの定義における「遺伝子組換え体」に当てはまらないことになる。また，

編集が完了してしまうと，遺伝子改変の痕跡が残らないため，天然の変異体と区別をすることが困難である。米国農務省は，ゲノム編集により作出した植物について規制を行わないという方針をすでに表明しているが，欧州司法裁判所は2018年7月，ゲノム編集作物についても遺伝子組換え作物と同様の扱いをするべきとの判断を下した。日本では，環境省が外部遺伝子を組み込まずに遺伝子の一部を壊すなどの改変を行った作物については規制をしないという方針を表明している。ゲノム編集の技術自体は，外来遺伝子を導入する従来の手法に比べて人体への影響は少ないものと予想されるが，これまでにない植物が作出され，広まることによる，環境や生態系に及ぼす影響は不明であり，今後の動向を注視していくことが重要であろう。

るものに，低アレルゲン化米や，経口免疫寛容を誘導する目的でスギ花粉タンパク質を組み込んだ米の開発などがある。このような生産者にとってだけでなく，消費者にとっても高付加価値の遺伝子組換え食品が流通するようになったとき，環境や人体への影響といった安全性の問題と，安価で高付加価値な食品の利用によるメリットについて慎重に比較検討していくことが必要となるであろう。

12.2.4 ◇ 内分泌攪乱物質

内分泌攪乱物質は，環境ホルモンともよばれる環境汚染物質の一種である。環境汚染による野生動物の個体数の減少が雄性化や雌性化，繁殖機能の低下などを引き起こしていることが世界各地で指摘されるようになり，調査研究が進められてきた（**表12.4**）。内分泌攪乱作用を有する化学物質にはさまざまなものが知られている。このうち，船舶塗料の防汚剤として使われていた有機スズ化合物（TBTO）は，魚類の奇形の原因となったり，貝類などに対して内分泌攪乱物質として作用していることが強く懸念され，現在では製造，輸入，使用が禁止されている。また，有機塩素系農薬の一種であるDDT（現在は使用禁止）は，肝臓で塩素が1つ外れたDDD（ジクロロジフェニルジクロロエタン）や塩化水素が外れたDDE（ジクロロジフェニルジクロロエチレン）に容易に変換される。さらにメチル化や硫酸化を受けることで，元のDDTよりも強いホルモ

12.2 | 食品の安全性に影響を与える食品や化学成分 | 239

| 表12.4 | 内分泌撹乱物質の野生動物への影響に関する報告 |

[環境省 環境ホルモン戦略計画SPEED'98より改変]

<table>
<tr><th colspan="2">生　物</th><th>場　所</th><th>影　響</th><th>推定される原因物質</th><th>報告した
研究者など</th></tr>
<tr><td>貝　類</td><td>イボニシ</td><td>日本の海岸</td><td>雄性化，個体数の減少</td><td>有機スズ化合物</td><td>Horiguchi et al.
(1994)</td></tr>
<tr><td rowspan="3">魚　類</td><td>ニジマス</td><td>英国の河川</td><td>雌性化，個体数の減少</td><td>ノニルフェノール，人畜由来
女性ホルモン　＊断定されず</td><td>英国環境庁
(1995, 1996)</td></tr>
<tr><td>ローチ
(鯉の一種)</td><td>英国の河川</td><td>雌雄同体</td><td>ノニルフェノール，人畜由来
女性ホルモン　＊断定されず</td><td>英国環税庁
(1995, 1996)</td></tr>
<tr><td>サケ</td><td>米国の五大湖</td><td>甲状腺過形成，個体数減少</td><td>不明</td><td>Leatherland
(1992)</td></tr>
<tr><td>爬虫類</td><td>ワニ</td><td>米フロリダ州
の湖</td><td>オスのペニスの矮小化，卵
の孵化率低下，個体数減少</td><td>湖内に流入したDDTなど有機
塩素系農薬</td><td>Guillette et al.
(1994)</td></tr>
<tr><td rowspan="2">鳥　類</td><td>カモメ</td><td>米国の五大湖</td><td>雌性化，甲状腺の腫瘍</td><td>DDT, PCB　＊断定されず</td><td>Fry et al. (1987)
Moccia et al.
(1986)</td></tr>
<tr><td>メリケン
アジサシ</td><td>米国ミシガン湖</td><td>卵の孵化率の低下</td><td>DDT, PCB　＊断定されず</td><td>Kubiak (1989)</td></tr>
<tr><td rowspan="4">哺乳類</td><td>アザラシ</td><td>オランダ</td><td>個体数の減少，免疫機能の
低下</td><td>PCB</td><td>Reijinders (1986)</td></tr>
<tr><td>シロイルカ</td><td>カナダ</td><td>個体数の減少，免疫機能の
低下</td><td>PCB</td><td>De Guise et al.
(1995)</td></tr>
<tr><td>ピューマ</td><td>米国</td><td>精巣停留，精子数減少</td><td>不明</td><td>Facemire et al.
(1995)</td></tr>
<tr><td>ヒツジ</td><td>オーストラリア
(1940年代)</td><td>死産の多発，奇形の発生</td><td>植物性エストロゲン
(クローバー由来)</td><td>Bennetts (1946)</td></tr>
</table>

＊：最右列の報告などにおいて，原因物質が断定されていないことを表す。

ン様作用を示すものもある。

　代表的な環境汚染物質にダイオキシンがある。ダイオキシンは，ポリ塩化ビニルなどの塩素化合物を焼却すると発生する分子で，ポリ塩化ジベンゾ–p–ジオキシン(PCDD)とポリ塩化ジベンゾフラン(PCDF)の総称である。例として，塩素が4個配位したテトラ塩素化体(TCDDとTCDF)の構造を図12.7に示す。体内に取り込まれたダイオキシンは，細胞内でアリルハイドロカーボン受容体(AhR)に結合することで，女性ホルモンであるエストロゲンによる転写活性化を阻害したり，逆に活性化したりすることが知られている。また，ダイオキシンが薬物代謝系に直接影響することもある。TCDDは内分泌撹乱作用だけでなく催奇形性[*5]や発がん性も示す物質である。我が国で起こった大規模食中毒事件の1つであるカネミ油症事件では，米ぬか油の脱臭工程で熱媒体として利用されていたPCB(ポリ塩化ビフェニル)が油に混入してしまい，これを摂取した消費者に重篤な健康被害をもたらした。PCBのうち，平面状の構造をもつコプラナーPCBは，PCDDやPCDFと同等の受容体に対する結合能を示すため，ダイオキシン類に含まれている。カネ

＊5　催奇形性(さいきけいせい)：化学物質などが胎児や新生児に奇形を生じさせる性質。

240 | 第12章 | 食品の安全性

トリブチルスズ(TBT)

DDT

2,3,7,8-四塩化ダイオキシン
(2,3,7,8-TCDD)

2,3,7,8-四塩化ジベンゾフラン
(2,3,7,8-TCDF)

ノンオルトコプラナー PCB
(3,3,4,4,5-PCB)

フタル酸ジ(2-エチルヘキシル)
(DEHP)

p-ノニルフェノール

ビスフェノールA

| 図 **12.7** | 代表的な内分泌撹乱物質の化学構造

ミ油症事件における傷害の一部はこの分子によるものと考えられている。ポリ塩化ビニル製品の製造の際に可塑剤として使用されているフタル酸ジ(2-エチルヘキシル)は，不揮発性で水に溶けにくく，ダイオキシンとともに，環境中，特に土壌中に含まれている。内分泌撹乱作用や発がん作用などを示すことが懸念されており，現在EUでは特定有害物質使用制限(RoHS)の対象となっている。我が国においても，ポリ塩化ビニルは乳幼児のおもちゃには使用できない。その他の樹脂製容器包装などからも，樹脂の原料として用いられるノニルフェノール(フェノール樹脂)やビスフェノールA(ポリカーボネートやエポキシ樹脂)といった，内分泌撹乱作用が懸念される物質が溶出する。

　環境や生物への影響が懸念され始めてから，多くの化学物質が製造や使用を禁止されたが，これらの化学物質は生分解されることがほとんどなく化学的に安定であるため，使用されなくなってからも長期間環境中に残存し，食物連鎖によって生物濃縮されていく。内分泌撹乱物質は多くが脂溶性であるため，いったん取り込まれると生物体内に蓄積しやすい。内分泌撹乱物質の人類に対する長期に及ぶ影響は現時点では不明といわざるを得ないが，野生動物などから得られた知見を生かし，さらなる環境汚染を防ぐよう未来に向けて努力することが重要であろう。

Column

植物性エストロゲン

内分泌撹乱物質の中には，天然に存在する化学物質もある。植物性エストロゲン（フィトエストロゲン）は，女性ホルモンであるエストロゲン様作用をもつことが知られる化学物質で，イソフラボン類とリグナン類が知られる。1946年に，牧草が少なく，植物性エストロゲンの一種であるクメステロールが大量に含まれているクローバーを大量に食べていたヒツジに流産や不妊症が多発した例がある。一方で現在植物性エストロゲンは，機能性成分として期待されており，骨粗鬆症予防やホルモン依存性がんに対する予防的作用を有するものとして研究や応用が進められている。大豆イソフラボンは，選択的エストロゲン受容体モジュレーター（selective estrogen receptor modulator, SERM）と考えられており，性ホルモン依存性がん細胞に対してはアンタゴニストとして，骨組織に対してはアゴニストとして作用していると推定される。しかしながら，日常的に大豆食品を摂取することのないイタリアでは，大豆イソフラボンの積極的な摂取により閉経後女性の子宮内膜増殖症の発症が増加したとの報告もある。そこで食品安全委員会は，日本人の食経験ならびにイタリアでの事例から，現時点での大豆イソフラボン（アグリコンとして）の安全な1日摂取目安量の上限を70〜75 mg/日と定めている。

最近になって，大豆イソフラボンの一種であるダイゼインの腸内細菌代謝物であるエクオール（図11.10参照）を用いた機能性食品が市場に現れるようになった。エクオール産生菌が単離同定されたことで，サプリメントなどに直接エクオールを添加することが可能となった。ヒトに対するエクオールの有効性が強く期待されており，日本人に対して1日当たり10 mg程度までの摂取をさせた場合には安全性にも問題ないことが示唆されている。エクオール含有食品はごく最近開発されたばかりであり，有効性だけでなく安全性についても引き続き検討される必要がある。

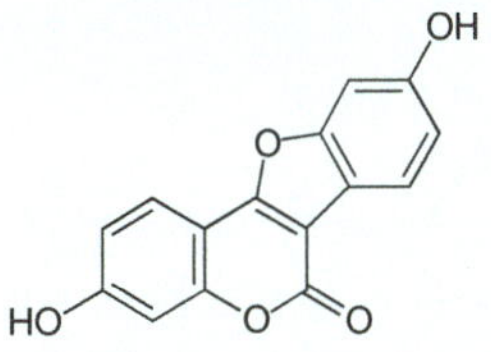

クメステロール

図｜クメステロールの化学構造

参考書・参考資料

［食品化学全般に関する参考書］

- 鬼頭 誠, 佐々木隆造 編, 食品化学, 文永堂出版（1992）
- 寺尾純二, 村上 明 編, 食べ物と健康 I—食品学総論 食品の成分と機能（Visual栄養学テキスト）, 中山書店（2018）
- 宮澤陽夫, 五十嵐 脩 編, 食品の機能化学, アイ・ケイコーポレーション（2010）

［第1章　食品化学とは　に関して］

- 鬼頭 誠, 佐々木隆造 編, 食品化学, 文永堂出版（1992）
  → 食品化学の背景や学問体系について解説されている。
- 辻 英明, 海老原 清, 栄養化学シリーズNEXT食品学総論 第2版, 講談社（2007）
  → 食品の定義や分類について解説されている。
- ビセンテM.ボネット著, 飢餓と援助, 新幹社（1996）
  → 食料問題や飢餓が経済的問題である理由が解説されている。

［第2章　水　に関して］

- 野口 駿, 食品と水の科学, 幸書房（1992）
  → 古い本ではあるが, 食品と水のかかわりを科学的に詳しく解説している良本。
- 久保田昌治, 石谷孝佑, 佐野 洋, 光琳選書⑥食品と水, 光琳（2008）
  → 食品中の水だけではなく, 今回は述べていない飲料水などについても詳しく解説されている。
- O. Miyawaki, "Analysis and control of ice crystal structure in frozen food and their application to food processing", *Food Sci. Technol. Res.*, **7**, 1–7 (2001)
  → 食品の冷凍と氷結晶形成, その状態と制御の仕方について詳細に解説されている。

［第3章　炭水化物　に関して］

- D. L. Nelson, M. M. Cox著, 川嵜敏祐 監修, 中山和久 編集, レーニンジャーの新生化学 第6版, 廣川書店（2015）
  → 糖質の構造, 代謝について詳細に解説されている。

［第4章　脂質　に関して］

- 鬼頭 誠, 佐々木隆造 編, 食品化学, 文永堂出版（1992）
  → 油脂の融点についてわかりやすく述べられている。
- 並木満夫, 中村 良, 川岸舜朗, 渡辺乾二 編, 現代の食品化学 第2版, 三共出版（1985）

→ 化学の視点から油脂の性質などについてわかりやすく解説されている。

［第5章　アミノ酸とタンパク質　に関して］

- 有坂文雄, バイオサイエンスのための蛋白質科学入門, 裳華房（2004）
  → アミノ酸, タンパク質の基礎的な情報が広く解説されており, また, これらの性質を調べる手法に関してもわかりやすく概説されている。
- 五十嵐 脩, 宮沢陽夫 編, 食品の機能科学, アイ・ケイコーポレーション（2010）
  → 食品の主要成分に関して, その化学的性質も含めわかりやすく解説されている。
- B. Alberts, D. Bray, K. Hopkin, A. Johnson, J. Lewis, M. Raff, K. Roberts, P. Walter著, 中村桂子, 松原謙一 監訳, Essential細胞生物学 原書第4版, 南江堂（2016）
  → 基礎的な細胞生物学の内容が解説されている。

［第6章　ビタミンとミネラル　に関して］

6.1　ビタミン

- L. A. Moran, H. R. Horton, K. G. Scrimgeour, M. D. Perry著, 鈴木紘一, 笠井献一, 宗川吉汪 監訳, ホートン生化学 第5版, 東京化学同人（2013）
  → 特に補酵素となるビタミンについて詳しく解説されている。
- 佐藤隆一郎, 長澤孝志 編著, わかりやすい食品機能栄養学, 三共出版（2010）
  → ビタミンの機能について詳しく解説されている。
- 佐々木 敏, 佐々木敏のデータ栄養学のすすめ, 女子栄養大学出版部（2018）
  → 栄養疫学の専門家がビタミンを含めた栄養学や食と健康に関する話題について, 疫学データを示しながら詳しく解説している。
- 国立健康・栄養研究所ホームページ（https://hfnet.nibiohn.go.jp/）:「健康食品」の安全性・有効性情報
  → ビタミンなどの栄養素だけでなく, 健康食品素材や有効成分に関するデータベースが充実している。

6.2　ミネラル

- 滝田聖親, 渡部俊弘, 大石祐一, 服部一夫, 新基礎食品学実験書, 三共出版（2007）
  → 食品化学を習得するときには, その分析方法を理解することも重要である。本章ではミネラルの分析方法を解説するスペースがなかったので, 参考にしてほしい。
- 香川明夫, 七訂食品成分表 2018, 女子栄養大学出版（2018）
  → 食品化学を習得するときには, どの食品にどれぐ

らいの成分が含まれているのかを知ることは重要
である。
- 飯塚美和子，奥野和子，保屋野美智子，基礎栄養
学 改訂9版，南山堂（2015）
　→食品化学は栄養化学と密接に関係している。食べ
た後の食品成分の運命については，本書を参考に
してほしい。
- 伊藤貞嘉，佐々木 敏 監修，日本人の食事摂取基準（2020
年版），第一出版（2020）
　→食品化学で学んだ各成分を，私たちがどれぐらい
摂取すべきかについては，本書で確認してほしい。
- WHO（2004），Iodine status worldwide, WHO Global
Database on Iodine Deficiency
　→コラムで取り上げたヨウ素に関する情報である。
- 石西 伸，岡部史郎，菊地武昭 監修，ヒ素―化学・代
謝・毒性，恒星社厚生閣（1985）
　→コラムで取り上げたヒ素についてまとめられた書
である。

[第7章　味覚成分 に関して]
- 小川 尚，佐藤昌康 編，最新味覚の科学，朝倉書店
（1997）
　→味覚を神経生理学的，化学的，心理学的視点から
多角的に解説している。
- 山本 隆，脳と味覚―おいしく味わう脳のしくみ，共
立出版（1996）
　→味認知にかかわる神経科学的知見が網羅的に解説
されている。
- 橋本 仁，高田明和 編，砂糖の科学，朝倉書店（2006）
　→砂糖をはじめとした甘味料に関して幅広く解説さ
れている。
- 岩井和夫，渡辺達夫 編，改訂増補 トウガラシ―辛味
の科学，幸書房（2008）
　→トウガラシをはじめさまざまな香辛料，特にその
辛味成分について，生物学的，化学的，生化学的，
生理学的ならびに食品学的な知見が系統的にまと
められている。

[第8章　視覚成分 に関して]
8.1　天然色素
- 高宮和彦 編集委員長，色から見た食品のサイエンス，
サイエンスフォーラム（2004）
　→さまざまな天然色素に関する専門的解説書。
- 吉田隆志，有井雅幸 監修，植物ポリフェノール含有
素材の開発―その機能性と安全性，シーエムシー出版
（2007）
　→ポリフェノール類の分類や生合成，機能などを初
歩的な部分から解説してある。

- 斎藤規夫，"花の色とアントシアニンの化学"，蛋白
質 核酸 酵素，**47**, 202-209（2002）
　→アントシアニン色素についてわかりやすく解説さ
れている。

8.2　非酵素的褐変
- H. Jaeger, A. Janositz, and D. Knorr, "The Maillard
reaction and its control during food processing, The
potential of emerging technologies", *Pathol. Biol.*, **58**,
207-213（2010）
　→食品加工におけるアミノ―カルボニル反応がわか
りやすく解説されている。
- F. J. Morales, V. Somoza, and V. Fogliano, "Physio-
logical relevance of dietary melanoidins", *Amino Acids*,
42, 1097-1109（2012）
　→メラノイジンの栄養生理学的影響がわかりやすく
解説されている。
- M. N. Lund and C. A. Ray, "Control of Maillard reac-
tions in foods : strategies and chemical mechanisms",
J. Agric. Food Chem., **65**, 4537-4552（2017）
　→アミノ―カルボニル反応の機構がわかりやすく解
説されている。
- P. Salahuddin, G. Rabbani, and R. H. Khan RH, "The
role of advanced glycation end products in various types
of neurodegenerative disease : A therapeutic approach",
Cell. Mol. Biol. Lett., **19**, 407-437（2014）
　→AGEsの構造と化学的性質がわかりやすく解説され
ている。
- M. W. Poulsen, R. V. Hedegaard, J. M. Andersen, B. de
Courten, S. Bügel, J. Nielsen, L. H. Skibsted, and L. O.
Dragsted, "Advanced glycation endproducts in food
and their effects on health", *Food Chem. Toxicol.*, **60**,
10-37（2013）
　→メラノイジンの栄養生理学的影響がわかりやすく
解説されている。

[第9章　嗅覚成分 に関して]
9.1　天然香気成分
- 外池光雄，香りと五感，フレグランスジャーナル社，
東京（2016）
　→香りを感じるメカニズムが解説されている。
- 東原和成，佐々木佳津子，伏木 亨，鹿取みゆき，に
おいと味わいの不思議―知ればもっとワインがおいし
くなる，虹有社（2013）
　→ワインを題材として，匂いと味わいの関係が解説
されている。
- 長谷川香料株式会社，香料の科学，講談社（2013）
　→香料の歴史と成分について解説されている。

9.2 食品の加熱香気成分

- N. Tamanna and N. Mahmood, "Food processing and Maillard reaction products : Effect on human health and nutrition", *Int. J. Food Sci.*, **2015**, 526762 (2015)
  → 食品加工におけるアミノ–カルボニル反応がわかりやすく解説されている。

- G. P. Rizzi, "The Strecker degradation of amino acids : Newer avenues for flavor formation", *Food Rev. Int.*, **24**, 416–435 (2008)
  → ストレッカー分解がわかりやすく解説されている。

- A. E. Newton, A. J. Fairbanks, M. Golding, P. Andrewesc, and J. A. Gerrard, "The role of the Maillard reaction in the formation of flavour compounds in dairy products — not only a deleterious reaction but also a rich source of flavour compounds", *Food Funct.*, **3**, 1231–1241 (2012)
  → アミノ–カルボニル反応による香気成分の生成がわかりやすく解説されている。

- M. A. van Boekel, "Formation of flavour compounds in the Maillard reaction", *Biotechnol. Adv.*, **24**, 230–233 (2006)
  → アミノ–カルボニル反応による香気成分の生成がわかりやすく解説されている。

- 藤巻正生，倉田忠男，食品の加熱香気，化学と生物，**92**, 85–95 (1971)
  → 食品加工で生成する加熱香気がわかりやすく解説されている。

- 加藤博通，藤巻正生，食品とアミノカルボニル反応，日本醸造協會雑誌，**63**, 817 (1968)
  → アミノ–カルボニル反応による香気成分の生成がわかりやすく解説されている。

［第10章　触覚成分（テクスチャー）に関して］

- 水品善之，菊﨑泰枝，小西洋太郎 編，食品学I. 食べ物と健康—食品の成分と機能を学ぶ，羊土社 (2015)，第6章　食品の物性
  → テクスチャーの官能評価時の評価用語について説明がなされている。

- 西成勝好 監修，食品ハイドロコロイドの開発と応用II，シーエムシー出版 (2015)
  → 食品コロイドに関する最近の研究と商品開発が紹介されている。

- T. Cosgrove 編，大島広行 訳，コロイド科学—基礎と応用，東京化学同人 (2014)
  → コロイドのさまざまな評価法や粘弾性測定の説明がなされている。

［第11章　食品の機能性　に関して］

- 厚生労働省，健康増進法，食品表示法

- 消費者庁，特定保健用食品許可・承認食品データベース，機能性表示食品検索システム
  → トクホや機能性表示食品の最新の数や種類，届出内容を把握できる。

- 消費者庁，健康や栄養に関する表示の制度について
  → 表示方法，表示上の注意点について示されている。

- 清水俊雄，食品機能の表示と科学—機能性表示食品を理解する，同文書院 (2015)
  → 機能性表示食品創設にいたる変遷，食品成分の機能性についてまとまっている。

- 公益財団法人 日本健康・栄養食品協会，特定保健用食品 2017年度版 プレリリース
  → トクホの許可件数，トクホの内容，市場規模調査など，トクホに関する有意義なデータが存在する。

- 寺尾純二，山西倫太郎，髙村仁知，三訂 食品機能学，光生館 (2016)，第3章　疾病予防と機能性成分
  → 食品機能の作用メカニズムが詳細に述べられている。

- 水品善之，菊﨑泰枝，小西洋太郎 編，食品学I. 食べ物と健康—食品の成分と機能を学ぶ，羊土社 (2015)，第4章　食品の三次機能
  → 食品機能の作用メカニズムがイラストでわかりやすく説明されている。

［第12章　食品の安全性　に関して］

- 一色健司 編，食品衛生学 補訂版（新スタンダード栄養・食物シリーズ8），東京化学同人 (2016)
  → 我が国における食品衛生学の第一人者である一色先生の手による教科書。

- 食品安全リスク分析—第一部—概観および枠組みマニュアル—暫定版（2005年 FAO, WHO 発行，食品安全委員会による日本語仮訳）

- J. Collinge, "Prion diseases of humans and animals : Their causes and molecular basis", *Annu. Rev. Neurosci.*, **24**, 519–550 (2001)

- 厚生労働省ホームページ：遺伝子組み換え食品とは

- 環境省ホームページ：化学物質の内分泌かく乱作用，環境ホルモン戦略計画 SPEED'98

- 石見佳子，東泉裕子，腸内細菌が作り出す大豆イソフラボン代謝産物の有用性と安全性，化学と生物，**51**, 74–77 (2013)
  → エクオールについてわかりやすく解説されている。

索　引

欧　文

BSE	230
DDD（ジクロロジフェニルジクロロエタン）	238
DDE（ジクロロジフェニルジクロロエチレン）	238
DDT（ジクロロジフェニルトリクロロエタン）	235, 238
FAO/WHO合同食品添加物専門家委員会（JECFA）	226
GABA→γ-アミノ酪酸	
Glaタンパク質	92
HACCP	227
Hodge経路	156
ISO（国際標準化機構）	227
IUPAC命名法	45
JAS法	225
n-3系不飽和脂肪酸	223
Namiki経路	156, 158
n-X法	45
OEM申請	200
PCB（ポリ塩化ビフェニル）	239
PCDD（ポリ塩化ジベンゾ-p-ジオキシン）	239
TBA反応陽性物質値	51
αヘリックス	66
βシート	66
βストランド	67
γ-アミノ酪酸	59, 65, 85, 210, 219
ω表記	46

和　文

ア

アイソザイム	57
亜鉛	101
アガロース	40
アガロペクチン	40
灰汁（あく）	128
アクチン	77
アクトミオシン	77
アクリルアミド	164, 231
アコニチン	229
アザフィロン	140
味細胞	103
味の閾値	105
アスコルビン酸	58, 81, 162
アスタキサンチン	136
アスタチン	136
アスパルテーム	110
アセスルファルカリウム	111
アナトー色素	139
アノマー	25
アピイン	143
アピゲニン	144
アピジン	86
アフラトキシン	233
油焼け	162
β-アポ-8'-カロテナール	135
アマトキシン	228
アマドリ転位生成物	156, 157
甘味	107
甘味受容体	104, 113
甘味物質	107
アミグダリン	229
アミノ-カルボニル反応	155

アミノ酸	59, 108, 120
アミノ糖	35
γ-アミノ酪酸	59, 65, 85, 210, 219
アミロース	29
アミロペクチン	29
アラニン	108
アラビノース	31, 215
アリイナーゼ	125
アリイン	125
アリシン	84, 125
アリチアミン	84
アリルイソチオシアネート（AITC）	125
アルカロイド	118
アルギニン	120
アルギン酸	41
アルドース	24
アルファ化	31
アルブミン	70, 75
アレルゲン	164, 199, 233
合わせだし	105
アンカフラビン	140
アンジオテンシン	6, 218
安全性	4, 224
安息香酸デナトニウム	121
アントシアニジン	142, 143, 146
アントシアニン	146
アントシアニン系色素	141
アントシアン	146
イオン結合	12
イコサペンタエン酸（EPA）	44, 210, 223
異常プリオン	230
イス型コンホメーション	25
イソケルシトリン	143
イソチオシアネート	122, 124, 172
イソフムロン	120
イソフラボン	142, 144, 146
イソマルトオリゴ糖	37
イソロイシン	60, 108, 120
イタイイタイ病	234
一次機能（食品の）	4
一次構造	66
一重項酸素	56, 90, 137
遺伝子組換え食品	236
イヌリン	29, 40
5'-イノシン酸（5'-IMP）	106, 115, 116
イボテン酸	115, 228
イリドイド	139
ウェルニッケ脳症	84
ウコン色素	140
うま味	112
うま味受容体	104, 117
ウロン酸	36
ウーロン茶重合ポリフェノール	205, 223
栄養機能食品	207
エクオール	241
えぐ味	128
エステル交換	53
エストロゲン	150, 219, 241
エナンチオマー	24
エピカテキン	145, 154
エピカテキンガレート	127, 145
エピガロカテキン	145, 154
エピガロカテキンガレート	127, 145, 223
エピマー	32
エマルション	53, 183
エライジン酸	45

エリソルビン酸	58, 83
エリトリトール	34
エルゴカルシフェロール	89
エルゴステロール	50, 89
塩化ナトリウム	123
塩化マグネシウム	120
えん下困難者用食品	187, 196, 211
塩析	70
塩漬	134
塩分	99, 123
塩味	123
塩味受容体	104, 123
塩溶	69
おいしさ	5
オカダ酸	230
オボアルブミン	75
オボトランスフェリン	75
オボムコイド	75
オボムチン	75
オリゴ糖	29, 36, 108
オリゴペプチド	65, 120
オレイン酸	45
オーロン	149

カ

灰分	95
界面活性剤	13
核タンパク質	71
過酸化物価	51
加水分解性タンニン	146
カゼイン	41, 69, 73, 183, 219
カゼインホスホペプチド（CPP）	98, 219
脚気	84
活性酸素種	55, 83
カップリングシュガー	37
褐変	151, 155
活量係数	18
カテキン	127, 142, 145, 218, 223
カテコラーゼ	151
カード	74
カドミウム	234
加熱乾燥法	21
カビ毒	233
カフェイン	118
カフェー酸	149
カプサイシン	124
カプサンチン	139
カプシエイト	126
かまぼこの足	79
カラギーナン	41
ガラクタン	38
ガラクトオリゴ糖	36
ガラクトサミン	35
ガラクトース	24, 32, 107
ガラス状態	185
辛味	104, 124
辛味受容体	104, 126
カラメル化反応	161
カラメル色素	140
カリウム	99
カルコン	140, 149
カルシウム	96
カルシトニン	97
カールフィッシャー法	21
カルボキシメチルセルロース	39
カルボニル価	51
カルミン酸色素	140
ガレート型カテキン	145
カロテノイド	58, 134
カロテン	134

β-カロテン	58, 88, 135, 138, 141
環境汚染	234
環境ホルモン	238
還元糖	27
緩衝液	63
寒天	40
カンペステロール	49
飢餓	6
規格基準型（特定保健用食品）	205
キサントフィル	134
希少糖	35
キシリトール	221
キシロース	31
キチン	35, 42
キトサン	42
キニーネ	118
機能性	4, 198
機能性食品	7, 199
機能性表示食品	198, 209
機能性表示食品制度	209, 211
キノイダル塩基アニオン	147
基本味	103
ギムネマ酸	107
キモシン	74
狂牛病	230
鏡像異性体	24
強力粉	72
許可品目	203
虚偽広告	212
魚肉	79
キロミクロン	221
銀鏡反応	28
筋原線維タンパク質	76
筋漿タンパク質	76
ギンナン食中毒	85
グアーガム分解物	214
グァバ葉ポリフェノール	215
クエン酸リンゴ酸カルシウム（CCM）	219
ククルビタシン	120
クチナシ色素	139
クメステロール	241
グリアジン	71
グリカン	29
グリケーション	157
グリコーゲン	31
グリコシド結合	27
グリシテイン	145
グリシン	60, 108, 176
クリスタリン	60
グリセリド	43
グリセロリン脂質	48
グリチルリチン	110
クリプトキサンチン	135, 210
グリホサート	237
グルカン	29
クルクミノイド	150
クルクミン	140, 150
グルコサミン	35
グルコシルセラミド	223
グルコース	24, 32, 107, 156, 215
グルコース輸送担体	215
グルコマンナン	29, 40
グルシドール	34
グルタチオン	66, 128
グルタミン酸	61, 107
L-グルタミン酸ナトリウム（MSG）	113
グルテニン	71
グルテリン	70
グルテン	71
クロシン	139

グロブリン ▶70, 72
クロム ▶101
クロロゲン酸 ▶149
クロロフィリド ▶131
クロロフィリン ▶131
クロロフィル ▶98, 129, 141
鶏卵タンパク質 ▶75
血圧 ▶218
結合水 ▶14
血糖値 ▶215
ケトース ▶24
ゲニスチン ▶143
ゲニステイン ▶145
ゲニポシド酸 ▶219
ゲノム編集 ▶238
ケラチン ▶71
ゲル ▶183
ケルセチン ▶144
ケン化 ▶43
ケン化価 ▶50
健康食品 ▶198
健康増進法 ▶198
検知閾値 ▶105
ケンフェロール ▶144
香気成分 ▶5
高級脂肪酸 ▶44
抗酸化シナジスト ▶83
甲状腺ホルモン ▶101
硬タンパク質 ▶71
紅茶 ▶127, 154
高密度リポタンパク質 ▶76
高野豆腐 ▶22
氷 ▶11, 19
こく ▶128
焦げ ▶164
五大栄養素 ▶5
誇大広告 ▶212
コチニール色素 ▶140
コーデックス(委員会) ▶200, 226
コハク酸 ▶115
コバラミン ▶85
コバルト ▶94
コーヒー酸 ▶149
小麦ふすま ▶215
コラーゲン ▶65, 71, 74
孤立電子対 ▶9
コレカルシフェロール ▶89
コレステロール ▶4, 49, 215
コロイド ▶181
コンウェイ法 ▶17, 21
α-コングリシニン ▶73, 223
こんにゃく ▶40

サ

催奇形性 ▶239
最大氷結晶生成温度帯 ▶19
サイリウム ▶215
サキシトシン ▶230
サスペンション ▶182
サッカリン ▶111
サブユニット ▶68
サフロミン ▶140
サポニン ▶228
サルコメア ▶77
酸価 ▶52
酸解離定数 ▶62
酸化劣化 ▶54
三次機能(食品の) ▶5, 198
三次構造 ▶67
三重点 ▶13
サンショオール ▶124
酸味 ▶121

酸味受容体 ▶104, 122
残留農薬 ▶235
ジアステレオマー ▶24
シアニジン ▶146, 147
ジアリルジスルフィド ▶125
塩 ▶123
視覚 ▶5
シガトキシン ▶230
色素タンパク質 ▶71
ジギトキシン ▶228
シクロデキストリン ▶37
死後硬直 ▶77, 79
脂質 ▶4, 43
システマティックレビュー ▶210
自然毒 ▶228
失活 ▶66
シッフ塩基 ▶156
疾病リスク低減表示(特定保健用食品) ▶205
自動酸化 ▶54, 163
β-シトステロール ▶49
シナロシド ▶143
シニグリン ▶125
ジノフィシストキシン ▶230
ジヒドロカルコン ▶149
渋味 ▶104, 127
脂肪 ▶4, 47
脂肪酸 ▶4, 44
シュウ酸 ▶128
自由水 ▶12, 14
収着等温線 ▶17
終末糖化産物(AGEs) ▶157, 166
縮合タンニン ▶146
熟成 ▶79, 115
準結合水 ▶14
準必須アミノ酸 ▶60
蒸気圧曲線 ▶13
条件付き特定保健用食品 ▶206
脂溶性ビタミン ▶81
状態図 ▶13
承認品目 ▶203
消費者安全法 ▶226
少量元素 ▶92
食塩 ▶123
食事摂取基準 ▶3
食事バランスガイド ▶3
食性病害 ▶224
食品安全委員会 ▶200
食品安全基本法 ▶225
食品衛生法 ▶197, 225
食品化学 ▶7
食品成分表(日本食品標準成分表) ▶8, 95
食品の安全性 ▶4, 224
食品の機能性 ▶4, 198
食品表示法 ▶226
植物性エストロゲン ▶219, 241
食物アレルゲン ▶233
食物繊維 ▶38, 214
食用色素 ▶137
食用タール系色素 ▶141, 142
食糧危機 ▶6
ショ糖 ▶33
シロシビン ▶228
シロシン ▶228
ジンゲロール ▶124
深色化反応 ▶147
シンバイオティクス ▶214
水素結合 ▶10
水素添加 ▶53
水分活性 ▶16
水分含量 ▶11, 17, 21

水溶性クロロフィル ▶131
水溶性食物繊維 ▶214
水溶性ビタミン ▶81
スクラロース ▶111
スクロース ▶33, 108, 221
スコービル単位 ▶124
スタキオース ▶37
スチグマステロール ▶49
スチルベン ▶150
ステビオシド ▶109
ステロール ▶49
スーパーオキシドアニオンラジカル ▶83
スピレオシド ▶143
スフィンゴリン脂質 ▶48
ゼアキサンチン ▶135
生体調節機能 ▶5, 214
整腸作用 ▶214
セサミン ▶150
ゼラチン ▶74
セルロース ▶39
セレノシステイン ▶80
セレン ▶101
セロトニン ▶85
全口腔法 ▶105
相殺効果 ▶106
相乗効果 ▶105, 116
ソウマチン ▶109
疎水性相互作用 ▶12
ソラニン ▶118, 229
ゾル ▶183
ソルビトール ▶34, 108

タ

ダイオキシン ▶239
ダイジン ▶143
大豆イソフラボン ▶145, 210, 219, 241
大豆グロブリン ▶73
大豆タンパク質 ▶72
ダイゼイン ▶145, 219
対比効果 ▶106
タウリン ▶65
多環芳香族炭化水素(PAH) ▶231
タキシフォリン ▶144
だし(出汁) ▶112
脱渋 ▶128
多糖 ▶29, 108
ターメリック ▶150
多量元素 ▶92
多量ミネラル ▶94, 96
短鎖脂肪酸 ▶44
単純脂質 ▶43, 47
単純タンパク質 ▶70
炭水化物 ▶1, 4, 23, 173
単糖 ▶24
タンニン ▶127
タンパク質 ▶4, 59, 109
チアミン ▶84
治験 ▶202
茶カテキン ▶146, 217
茶ポリフェノール ▶204, 221
中間水分食品(IMF) ▶19
中級脂肪酸 ▶44
中鎖脂肪酸 ▶44, 221
中性脂肪 ▶47, 221
中性糖 ▶31
中力粉 ▶72
超遠心分析 ▶72
長鎖脂肪酸 ▶44
超微量元素 ▶92
調理加工食品 ▶2

テアニン ▶65, 115
テアフラビン ▶154
テアルビジン ▶154
低アレルゲン化米 ▶199
低級脂肪酸 ▶44
低密度リポタンパク質 ▶76
呈味物質 ▶105
低リンミルク ▶199
デオキシ糖 ▶35
デオキシニバレノール ▶233
テオブロミン ▶118
テクスチャー ▶5, 181, 193
テクスチャープロファイルアナリシス ▶193
鉄 ▶100
テトロドトキシン ▶229
7-デヒドロコレステロール ▶89
デルフィニジン ▶146, 147
テルペン ▶109, 120
転化糖 ▶33
電気抵抗式湿度測定法 ▶21
テンパリング ▶53
デンプン ▶29, 108
α-デンプン ▶31
β-デンプン ▶30
デンプンの老化 ▶22, 31
ドウ ▶71
銅 ▶100
糖アルコール ▶34, 108, 221
等温吸湿脱湿曲線 ▶17
銅クロロフィル ▶131, 141
糖酸 ▶36
糖質 ▶1, 4, 23
糖タンパク質 ▶71
動的粘弾性測定 ▶189
等電点 ▶64
等電点沈殿 ▶69
動物性食品 ▶2
糖誘導体 ▶34
特定保健用食品(トクホ) ▶198, 199, 200, 211
特定保健用食品制度 ▶199
特定領域研究 ▶198
特別用途食品 ▶211
トクホ ▶199
ドコサヘキサエン酸(DHA) ▶44, 210, 223
トコトリエノール ▶58, 90
トコフェロール ▶58, 90
ドーパミン ▶85
トランス脂肪酸 ▶53, 54
トランスフェリン ▶100
L-トリコロミン酸 ▶115
ドリップ ▶19
トリプトファン ▶60, 120
トレハロース ▶33

ナ

ナイアシン ▶88
内分泌撹乱物質 ▶238
ナトリウム ▶99
ナフトキノン ▶91
ナリンギン ▶120, 143
ナリンゲニン ▶144
難消化性デキストリン ▶38, 214, 215, 223
苦味 ▶118
苦味受容体 ▶104, 121
にがり ▶73, 120
肉基質タンパク質 ▶76
肉の熟成 ▶79
ニコチン酸 ▶88

索 引 | 247

二次機能（食品の）	▶5, 66
二重盲検無作為試験	▶202
二糖	▶28, 108
ニトロシルミオグロビン	▶77, 134
ニトロシルミオクロモーゲン	▶76, 134
日本食品標準成分表	▶8, 95
日本人の食事摂取基準	▶3
乳塩基性タンパク質（MBP）	▶98, 220
乳化	▶53, 183
乳酸アシドーシス	▶84
乳酸菌	▶214
乳糖不耐症	▶33
ニュートン流体	▶187
認知閾値	▶105
ネオテーム	▶111
ネオヘスペリジン	▶120
熱酸化	▶57
粘弾性（体）	▶185
農薬	▶235
ノニルフェノール	▶240
ノミリン	▶120
海苔	▶42
糊化	▶22, 31
ノルビキシン	▶139

ハ

麦芽糖	▶32
薄力粉	▶72
発煙点	▶52
発酵食品	▶4
パツリン	▶233
パプリカ色素	▶139
バルク水	▶16
パルミチン酸	▶45
ハワース投影式	▶25
パントテン酸	▶87
ヒアルロン酸ナトリウム	▶210
ビオチン	▶86
光過敏症	▶131
光酸化	▶56
光増感剤	▶56
非還元糖	▶28
ビキシン	▶139
非酵素的褐変	▶155
ヒスタミン	▶233
ヒスチジン	▶60, 120
ヒステリシス	▶17
ヒストン	▶70
ビスフェノールA	▶240
比旋光度	▶24
ヒ素	▶102
ビタミン	▶5, 81, 91, 207
ビタミンA	▶88, 135
ビタミンB₁	▶84
ビタミンB₁₂	▶85
ビタミンB₂	▶84
ビタミンB₆	▶85
ビタミンC	▶58, 81, 91
ビタミンD	▶89
ビタミンE	▶58, 90
ビタミンK	▶91
必須アミノ酸	▶60
必須元素	▶93
必須微量元素	▶102
ヒドロキシプロリン	▶65
非ニュートン流体	▶187
非必須元素	▶93
ビフィズス菌	▶210
非ヘム鉄	▶100

ピペリン	▶124
ヒペロシド	▶143
肥満	▶6
病者用食品	▶211
ピリドキサミン	▶85
ピリドキサール	▶85
ピリドキシン	▶85
微量元素	▶92
微量ミネラル	▶94, 100
ビリルビン	▶36
ファイトアレキシン	▶150
フィッシャー投影式	▶24
フィブロイン	▶71
フィロキノン	▶91
フィンランドショック	▶138
フェオフィチン	▶131
フェオホルバイド	▶131
フェニルアラニン	▶60
フェニルチオカルバミド（PTC）	▶121, 122
フェニルプロパノイド	▶149
フェーリング反応	▶28
フェルラ酸	▶150
フォゼオレナチン	▶229
複合脂質	▶43, 48
複合タンパク質	▶71
フクロノリ抽出物	▶221
不ケン化物	▶44, 49
フコキサンチン	▶136
フコース	▶35
ブシコース	▶35
ブドウ糖	▶24
フードファディズム	▶7, 137
不飽和脂肪酸	▶44, 56, 172
フラクトオリゴ糖	▶36
ブラゼイン	▶109
プラセボ	▶202
フラバノール	▶142, 144
フラバノール	▶145
フラバノン	▶142, 144
フラバノン配糖体	▶120
フラボノイド	▶141
フラボノール	▶142, 144
フラボン	▶142, 144
ブランチング作業	▶155
プリオン病	▶231
フルクタン	▶29
フルクトース	▶24, 32, 107, 111
ブルーミング	▶133
フレイル	▶6
フレーバー	▶5
プレバイオティクス	▶36, 214
プロアントシアニジン	▶127, 146
プロタミン	▶70
プロバイオティクス	▶214
プロビタミンD	▶89
6-n-プロピルチオウラシル（PROP）	▶121, 122
プロラミン	▶70
フロリジン	▶149
ペオニジン	▶147
ペクチン	▶39
ヘスペリジン	▶120, 143
ヘスペレチン	▶144, 223
ベタイン	▶115
ペチュニジン	▶147
ヘテロ多糖	▶29
ベニコウジ色素	▶140
ベニバナ色素	▶140
ペプチド	▶59, 65, 120
ペプチド結合	▶65

ヘマグルチニン	▶73
ヘミクローム	▶133
ヘム	▶132
ヘム鉄	▶100
ヘモクローム	▶133
ヘモグロビン	▶76, 100, 132
ペラルゴニジン	▶147
ヘルスクレーム	▶197
変性	▶68
変旋光	▶25
ベンゾ[a]ピレン	▶231
ヘンダーソン-ハッセルバルヒの式	▶62
変敗	▶54
弁別閾値	▶105
ホイップクリーム	▶73
放射能汚染	▶234
飽和脂肪酸	▶44
ホエータンパク質	▶73
保健機能食品	▶3, 197, 200
保健機能食品制度	▶198
補助味	▶104
ポストハーベスト農薬	▶235
ホモゲンチジン酸	▶128
ホモ多糖	▶29
ポリウロニド	▶42
ポリケタイド	▶142
ポリフェノール	▶141
ポリペプチド	▶65
ポルフィリン	▶129
ポルフィン	▶129
翻訳後修飾	▶59

マ

マイコトキシン	▶233
マグネシウム	▶98
マルチトール	▶35, 108
マルトース	▶32, 108
マルビジン	▶147
マンガン	▶101
マンノース	▶32
満足感	▶5
ミオグロビン	▶76, 100, 132
ミオシン	▶77
ミオシン区タンパク質	▶79
味覚	▶103
味覚受容体	▶103, 104
味覚変革物質	▶107
ミカン	▶210
水	▶9
ミセル	▶183
味噌	▶69
水俣病	▶234
ミネラル	▶5, 92, 207
味蕾	▶103
ミラクリン	▶107
ミロシナーゼ	▶125, 172
無機塩	▶120, 128
ムコ多糖	▶35
無作為化比較試験	▶202
ムスカリン	▶228
ムッシモール	▶228
メイラード反応	▶155
メタアナリシス	▶7
S-メチルシステインスルホキシド	▶218
メト化	▶133
メトミオグロビン	▶77, 133
メトミオクロモーゲン	▶76, 133
メナキノン	▶91
メナジオン	▶91

メラニン	▶152
メラノイジン	▶156, 164
メレンゲ	▶70
毛細管凝縮水	▶17
毛髪湿度測定法	▶21
モナスコルブリン	▶140
モネリン	▶109
モリブデン	▶101

ヤ

融解曲線	▶14
有機スズ化合物	▶238
融点	▶52
油脂	▶47, 50, 221
葉酸	▶87
ヨウ素	▶101
ヨウ素価	▶51
ヨウ素-デンプン反応	▶29
四次構造	▶68

ラ・ワ

ラウールの法則	▶16
ラクトース	▶33, 108
ラジカル	▶54
ラッカーゼ	▶151
ラフィノース	▶37
ラムノース	▶35
卵黄レシチン	▶13
ランダムコイル	▶67
リグナン	▶150
リグニン	▶38, 150
リコピン	▶135
リコペン	▶58
リシン	▶60, 120
リスクコミュニケーション	▶227
リスク評価	▶227
リスク分析	▶227
リノール酸	▶45
リブロース	▶31
リポキシゲナーゼ	▶56, 137, 169
リボース	▶31, 35
リポタンパク質	▶71
リボフラビン	▶84
リモニン	▶120
リモノイド	▶120
硫酸マグネシウム	▶120
利用可能炭水化物	▶23
履歴現象	▶17
リン	▶99
リン酸一水素カルシウム	▶221
リン酸化タンパク質	▶71
リン脂質	▶4
ルチン	▶143
ルテイン	▶135, 210
ルテオリン	▶144
冷凍保存	▶19
レジスタントスターチ	▶39
レシチン	▶13, 53
レスベラトロール	▶150
レチナール	▶88
レチノール	▶88, 135
レニン・アンジオテンシン系	▶218
レプチン	▶6
レンネット	▶74
ロイシン	▶60, 120, 176
ロコモティブシンドローム	▶6
ろ紙ディスク法	▶105
ロスマリン酸	▶150
ロドプシン	▶89
ワイン	▶127, 150, 180
ワックス	▶48

編著者紹介

中村宜督 博士（農学）
（なかむらよしまさ）

1993 年京都大学農学部食品工学科卒業，1998 年同大学院農学研究科博士課程修了。日本学振振興会特別研究員，名古屋大学助手，岡山大学助教授，イリノイ大学シカゴ校特別訪問研究員などを経て，2014 年から岡山大学学術研究院環境生命自然科学学域教授。
読者へひと言：この本を勉強した人の中から，この本の内容を書き換えたり，書き加えたりしたい（そのために食品の研究や開発をしたい）と思う人が出てきてくれたらうれしいです。

榊原啓之 博士（学術）
（さかきばらひろゆき）

1997 年愛媛大学農学部生物資源学科卒業，2002 年神戸大学大学院自然科学研究科博士後期課程修了。フランス国立農学研究所博士研究員，徳島大学大学院ヘルスバイオサイエンス研究部 COE 研究員，静岡県立大学環境科学研究所助教，マックスプランク精神医学研究所訪問研究員，宮崎大学農学部准教授，教授などを経て，2024 年から神戸大学大学院農学研究科教授。
読者へひと言：食品化学は，私たちの生活に密接した奥が深い学問分野です。本書を学び終える頃には，きっと普段の食事に対する考え方が変わっていると思いますよ。

室田佳恵子 博士（農学）
（むろたかえこ）

1993 年京都大学農学部食品工学科卒業，1997 年同大学院博士後期課程中退。2001 年論文博士取得。徳島大学医学部栄養学科助教，ラトガース大学訪問研究員，近畿大学理工学部生命科学科准教授などを経て，2018 年から島根大学学術研究院・農生命科学系（生物資源科学部生命科学科担当）教授。
読者へひと言：食品化学というと成分の化学構造式だけを思い浮かべるかもしれませんが，その予想を大きく上回る，読み応えのある教科書になりました。学部生だけでなく，大学院生や研究者の皆様にもお役に立つこと請け合いです。

NDC498　255 p　26 cm

エッセンシャル食品化学
（しょくひんかがく）

2018 年 12 月 20 日　第 1 刷発行
2025 年 3 月 6 日　第 11 刷発行

編著者　中村宜督・榊原啓之・室田佳恵子
　　　　（なかむらよしまさ　さかきばらひろゆき　むろたかえこ）
発行者　篠木和久
発行所　株式会社　講談社　　　　　KODANSHA
　　　　〒 112-8001　東京都文京区音羽 2-12-21
　　　　　　販　売　(03) 5395-5817
　　　　　　業　務　(03) 5395-3615
編　集　株式会社　講談社サイエンティフィク
　　　　代表　堀越俊一
　　　　〒 162-0825　東京都新宿区神楽坂 2-14　ノービィビル
　　　　　　編　集　(03) 3235-3701
本文データ制作　株式会社　双文社印刷
印刷・製本　株式会社　KPSプロダクツ

落丁本・乱丁本は，購入書店名を明記のうえ，講談社業務宛にお送り下さい。送料小社負担にてお取替えします。なお，この本の内容についてのお問い合わせは講談社サイエンティフィク宛にお願いいたします。定価はカバーに表示してあります。

©Y. Nakamura, H. Sakakibara, K. Murota, 2018

本書のコピー，スキャン，デジタル化等の無断複製は著作権法上での例外を除き禁じられています。本書を代行業者等の第三者に依頼してスキャンやデジタル化することはたとえ個人や家庭内の利用でも著作権法違反です。

Printed in Japan

ISBN 978-4-06-513341-5